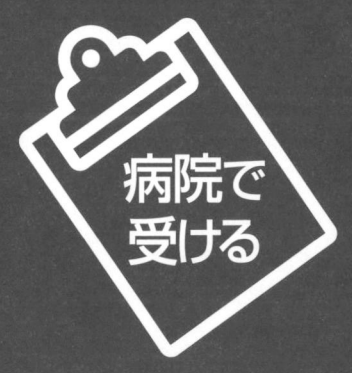

病院で受ける
検査と数値がわかる事典

成美堂出版

もくじ

第1章
健康診断と各種検査の基礎知識

- 検査を受ける目的を理解しよう ……………………… 12
- 健康診断で行われる検査の種類 ……………………… 14
- 人間ドックで行われる検査の種類 ……………………… 16
- 検査結果の見方の基本 ……………………………… 18
- 検査料金の目安 ……………………………………… 20
- 検査を受けるときに注意すること ……………………… 22

> **コラム** 検査で用いられる単位 ……………………… 24

第2章
健康診断で行われる検査

■ 身体の計測など
- 体格指数（BMI） ……………………………………… 26
- 血圧 …………………………………………………… 28

■ 目・耳の検査
- 視力 …………………………………………………… 30
- 聴力 …………………………………………………… 31

■ 血液の検査
- 赤血球数（RBC） ……………………………………… 32
- ヘモグロビン量（Hb／血色素量） ……………………… 34
- ヘマトクリット（Ht） …………………………………… 35
- 白血球数（WBC） ……………………………………… 36
- 血小板数（Plt） ………………………………………… 37
- 総コレステロール（TC） ……………………………… 38
- LDLコレステロール（LDL-C） ………………………… 40

- HDL コレステロール（HDL-C） ... 42
- 中性脂肪（TG／トリグリセライド） ... 44
- 空腹時血糖（BG／BS） ... 46
- グリコヘモグロビン（HbA1c） ... 48
- 尿酸（UA） ... 50
- AST（GOT）／ALT（GPT） ... 52
- γ-GTP ... 54
- 総ビリルビン（T-Bil） ... 56
- 血清総たんぱく（TP） ... 58
- 血清クレアチニン（Cr／CRTNN） ... 60
- 血液尿素窒素（BUN） ... 62

■ 尿・便の検査
- 尿たんぱく（U-Pro） ... 64
- 尿糖 ... 66
- 尿潜血 ... 68
- 便潜血反応（OB） ... 70

■ 画像検査
- 胸部X線 ... 72
- 上部消化管X線造影（胃透視） ... 74
- マンモグラフィー ... 76

■ そのほかの検査
- 心電図（安静時／ECG） ... 78

コラム　血液一般検査と血液生化学的検査 ... 80

第 3 章

人間ドックで行われる検査

■ 血液の検査
- 赤血球恒数（MCV／MCH／MCHC） 82
- 赤血球沈降速度（ESR） 84
- 白血球分画（白血球像／血液像） 86
- 血清たんぱく分画 88
- 血清ナトリウム（Na） 90
- 血清カリウム（K） 91
- 血清クロール（Cl） 92
- 血清カルシウム（Ca） 93
- 血清アミラーゼ（AMY） 94
- アミラーゼアイソザイム 96
- 乳酸脱水素酵素（LDH） 98
- アルカリフォスファターゼ（ALP） 100
- C反応性たんぱく（CRP） 102
- B型肝炎ウイルス（HBV）マーカー 104
- C型肝炎ウイルス（HCV）抗体 106

■ 尿の検査
- 尿比重 108
- 尿沈渣 110
- 尿ビリルビン／尿ウロビリノーゲン 112

■ 画像検査
- 下部消化管X線（注腸） 114
- 上部消化管内視鏡（胃カメラ／GIF） 116
- 下部消化管内視鏡（大腸鏡） 118
- 腹部超音波（腹部エコー） 120
- コンピュータ断層撮影（CT） 122
- 磁気共鳴断層撮影（MRI） 124
- 頸動脈超音波 126

■ 腫瘍マーカー
- おもな腫瘍マーカー 128

■ **呼吸器の検査**
- 肺機能（PFT） ... 132
- 喀痰細胞診 ... 134

■ **そのほかの検査**
- 体組成 ... 136
- 眼圧 ... 138
- 眼底 ... 140
- 脈波伝達速度（PWV） ... 142
- 足関節上腕血圧比（ABI） ... 143
- 子宮頸がん細胞診 ... 144
- ヒトパピローマウイルス（HPV） ... 145
- 膣鏡診／膣拡大鏡診 ... 146

コラム 検体検査と生体検査 ... 148

第4章

そのほかの各種検査と精密検査

■ **血液の検査**
- 網状赤血球 ... 150
- 血液ガス分析（BGA） ... 152
- クレアチンキナーゼ（CK／CPK） ... 154
- 経口ブドウ糖負荷試験（OGTT／GTT） ... 156
- フルクトサミン／グリコアルブミン ... 158
- 1,5 アンヒドログルシトール（1.5AG） ... 160
- 抗 GAD 抗体／抗 IA-2 抗体 ... 162
- ICG ... 164
- 推算糸球体ろ過量（eGFR） ... 165
- 血清エラスターゼ ... 166
- 血清リパーゼ ... 168
- 血清トリプシン ... 169

- コリンエステラーゼ（ChE） ... 170
- アンモニア（NH$_3$） ... 171
- ペプシノゲン（PG） ... 172
- 脳性ナトリウム利尿ペプチド（BNP） ... 173
- 血清鉄（Fe）／総鉄結合能（TIBC） ... 174
- 血清フェリチン ... 176
- 血清リン（P）／血清無機リン（IP） ... 177
- 血清マグネシウム（Mg） ... 178
- 血清亜鉛（Zn） ... 179

■ 血液凝固・線溶の検査
- 出血時間 ... 180
- プロトロンビン時間（PT） ... 181
- 活性化部分トロンボプラスチン時間（APTT） ... 182
- フィブリノーゲン（Fib） ... 183

■ ホルモンの検査
- 甲状腺ホルモン（T$_3$／T$_4$） ... 184
- 甲状腺刺激ホルモン（TSH） ... 186
- 抗 TSH 受容体抗体（TRAb／TSAb） ... 187
- 抗 TPO 抗体 ... 188
- 抗サイログロブリン抗体（TgAb） ... 189
- 免疫活性インスリン（IRI） ... 190
- C-ペプチド活性（CPR） ... 191

■ 尿・便の検査
- 尿量 ... 192
- 尿 pH ... 193
- 尿ケトン体 ... 194
- 寄生虫・寄生虫卵 ... 195

■ アレルギー・免疫の検査
- アレルゲン特異的 IgE（RAST） ... 196
- リウマトイド因子（RF） ... 198
- MMP-3 ... 200

- 抗 CCP 抗体 201
- 皮膚テスト 202
- 抗核抗体（ANA） 204
- そのほかのおもな自己抗体 205
  　　LE テスト／抗 RNP 抗体／抗胃壁細胞抗体／抗 SS-A 抗体／抗 SS-B 抗体
  　　／抗 Sm 抗体／抗 Scl-70 抗体／抗好中球細胞質抗体（ANCA）／抗 Jo-1 抗体
  　　／抗セントロメア抗体（ACA）／抗 DNA 抗体／抗皮膚抗体／抗平滑筋抗体
  　　／抗ミトコンドリア抗体（AMA）／ループスアンチコアグラント（LA）

■ 感染症の検査

- 梅毒血清反応（STS／TPHA） 208
- マイコプラズマ抗体価 210
- 寒冷凝集反応（CA） 211
- インフルエンザ迅速検査 212
- 百日咳菌抗体 213
- クラミジア抗原・抗体 214
- ノロウイルス 215
- ヒト免疫不全ウイルス（HIV） 216
- ヒト T 細胞白血病ウイルス（HTLV-1） 218
- A 型肝炎ウイルス（HAV）抗体 219
- C 型肝炎ウイルス RNA 定量（HCV-RNA 定量） 220
- C 型肝炎ウイルスグルーピング 221
- ヘリコバクター・ピロリ抗体 222
- 呼気テスト 223
- 喀痰抗酸菌塗抹 224
- 喀痰抗酸菌培養 225
- 喀痰結核菌 PCR 226
- クォンティフェロン（QFT） 227

■ 画像検査

- シンチグラフィー 228
- 頭部血管造影 230
- 冠動脈血管造影 231
- 腹部血管造影 232
- 腎盂造影 233

- 内視鏡的逆行性胆道膵管造影（ERCP） ... 234
- SPECT ... 235
- PET ... 236
- 気管支鏡（BF） ... 238
- 腹腔鏡 ... 239
- 膀胱尿道鏡 ... 240
- 関節鏡 ... 241
- 筋電図（EMG） ... 242
- 脳波（EEG） ... 243

■ そのほかの検査

- 血液型 ... 244
- 骨密度（BMD） ... 246
- 細胞診／組織検査 ... 248
- 腰椎穿刺 ... 249
- 負荷心電図 ... 250
- ホルター心電図 ... 252
- アプノモニター ... 254
- 実施頻度の少ない検査 ... 256

  イヌリンクリアランス(Cin)／N-アセチル-β-D-グルコサミニダーゼ(NAG)／黄体形成ホルモン(LH)／黄体ホルモン／ガストリン／カテコールアミン(CA)／基礎代謝量／グルカゴン／経頭蓋超音波ドップラー(TCD)／血清銅(Cu)／抗ストレプトリジン-O（ASO）／抗利尿ホルモン（ADH）／酸性フォスファターゼ（ACP）／心筋トロポニンT（TnT）／成長ホルモン（GH）／チモール混濁反応（TTT）／Dダイマー／テストステロン／トロンボテスト（TT）／肺年齢／ヒト絨毛性ゴナドトロピン（hCG）／フィッシュバーグ濃縮試験／フィブリン分解産物（FDP）／副甲状腺ホルモン（PTH）／副腎皮質刺激ホルモン（ACTH）／プロラクチン（PRL）／ヘパプラスチンテスト（HPT）／補体／マイクログロブリン（MG）／ミオグロビン（Mb）／免疫グロブリン（Ig）／卵胞刺激ホルモン（FSH）／卵胞ホルモン／硫酸亜鉛混濁反応（ZTT）／レニン／アンギオテンシン／アルドステロン／ロイシンアミノペプチダーゼ（LAP）

コラム　「遺伝子診断」とは？ ... 270

第5章

自覚症状別 チャートでわかるおもな検査

- 発熱 ... 272
- 頭痛 ... 274
- 胸痛 ... 276
- 腹痛（上腹部痛） ... 278
- 腹痛（下腹部痛） ... 280
- 関節痛 ... 282
- 腰痛 ... 283
- 吐き気・嘔吐 ... 284
- 下痢・便秘 ... 286
- 血便 ... 288
- 尿量の異常 ... 289
- 排尿の異常 ... 290
- 尿色の異常 ... 291
- 動悸 ... 292
- 息切れ・呼吸困難 ... 293
- 咳・痰・血痰 ... 294
- めまい ... 296
- 貧血 ... 298
- 喀血・吐血 ... 299
- 倦怠感 ... 300
- まひ ... 302
- むくみ ... 304
- 体重の異常 ... 306
- リンパ節のはれ ... 308
- 出血傾向 ... 310

さくいん ... 311

＊本書で紹介している検査の基準値は、日本鋼管病院の検査数値に基づいています。
＊基準値は病院によって異なる場合があります。

はじめに

本書を活用して理想的な治療を

　病院や診療所では、病気の診断をしたり、治療中の病気の経過観察をしたりする目的で、さまざまな検査を行います。病気の早期発見のために実施する健康診断や人間ドックなどでも、いくつもの検査を実施します。

　これらの検査の結果は、医師が活用するとともに検査を受ける人にも伝えられますが、検査数値や検査画像などに異常がみられると伝えられ、あれこれと説明を受けても、一度にはよく理解できないことが多いことでしょう。検査結果に異常がみられない場合はまだしも、異常がある場合に、検査について正しく理解することができていなければ、自分の身体の異常について、医師に質問することすら難しくなります。ただ、医師に身をゆだねて、治療を任せるしかありません。

　一方、自分が受けた各種検査の結果や、そこから導き出された結果（診断）について一定程度の理解があれば、自分に起きている病気のおおまかな状態や行われる治療の必然性などを判断することができ、医師との意思疎通もスムーズになることでしょう。病気の治療は、医師や医療スタッフと患者さんとの緊密な連携があると、より確実に進めることが可能になります。

　本書では、医療施設で実施されているさまざまな検査のうち、とくによく行われている検査を中心に、検査の目的・内容、検査でわかること、数値の見方などを簡潔にまとめてあります。構成も、おもに健康診断で行われる検査、おもに人間ドックで行われる検査、おもに精密検査などで行われる検査、などに分け、本書を利用する皆さんにわかりやすいものとなるように工夫しました。

　また、最後の章では、主要な自覚症状と、その症状がみられる場合に行われる代表的な検査、それにより異常がみられた場合に最も疑われるおもな病気のチャートをまとめてあります。

　本書を十分に活用して、理想的な治療が受けられるよう、心から期待しています。

祝田 靖

第1章

健康診断と各種検査の基礎知識

検査を受ける目的を理解しよう

❗ 病院で受ける検査は、おもに3つの目的で行われます。

検査には3つの種類がある

　医療施設では、さまざまな検査が行われています。検査を受ける目的で分類すると、おもに次の3種類になります。
❶ **身体の異常を調べる検査**
❷ **病気の診断をするための検査**
❸ **治療中・治療後に行う検査**
　そのほか、検査の方法からみた分類法もあります。

❶身体の異常を調べる検査

　病気には、それぞれに特有の自覚症状がありますが、**発病の初期から自覚症状が伴うとは限りません**。とくに高血圧や脂質異常症、糖尿病などの生活習慣病は、それ自体ではほとんど症状がないか、ある程度進行して、はじめて自覚症状が現れてきます。また、死亡原因として特筆されるがんの場合も、ほとんどの場合、発病初期には自覚症状がありません。
　これらの病気は、治療開始が早ければ早いほど治療成績がよくなります。つまり、**発病後の早期発見がきわめて重要**な意味をもつのです。さらに、発病前にその兆候をとらえることも重要です。
　職場や地域、学校で定期的に実施されている**健康診断**は、そのような目的で行われています。つまり、自覚症状の有無に関係なく、静かに進行し始めている病気を、早い段階で見つけ出そうとするための検査です。

　また、全身や脳などを集中的に調べる**人間ドック**も、同じ目的で実施されているものです。
　これらの検査は、**スクリーニング検査**と呼ばれます。スクリーニングとは、「ふるいにかける」という意味です。比較的簡単な手法で実施する検査が中心で、身体への負担も、きわめて小さいものばかりです。近年は検査精度が上がり、病気を発見できる確率が高くなっていますが、それでも病気を100%発見できるとはいえません。一定の限界があるということですが、定期的に受診する、あるいは身体全体や臓器の一部を重点的に調べてみることは、おおいに意義のあることといえるでしょう。

❷病気の診断をするための検査

　スクリーニング検査で異常が見つかっても、多くの場合、それだけで診断がつくということはありません。さらに詳しく調べ、本当に異常があるかどうかや、身体の異常の正体を突き止めて、病気の診断をするための検査を行うことになります。この目的で行われている検査を、「**二次検査**」、あるいは「**精密検査**」と呼んでいます。
　ケースにもよりますが、一度の二次検査で診断できないときは、視点をさらに絞り込んだ検査項目が追加されることも少なくありません。これは、診断がつくまで実施されます。

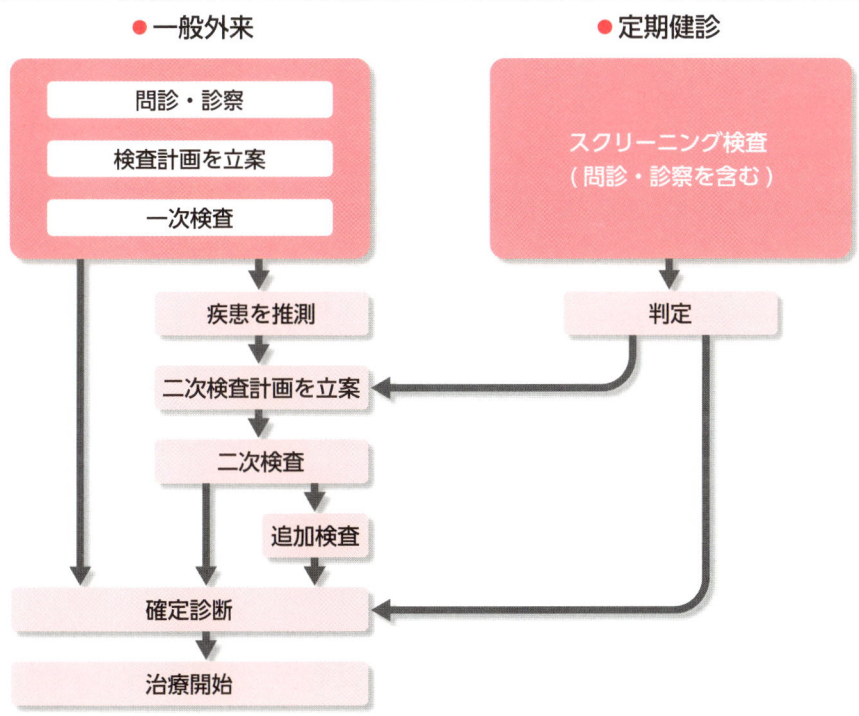

これらの検査により、病気の治療方針も決定します。

❸治療中・治療後に行う検査

病気の診断が済み、治療を行っている人に対して、検査が行われることも、よくあります。これは、**治療の経過や成果を確認するために行う**ものです。これにより、仮に期待どおりの治療経過をたどっていないようなら、より適切な治療方針に変更することになります。

病気の種類によっては、合併症の心配を伴うケースがあり、そのチェックのために検査が行われることもあります。

さらに、治療終了後に検査を行うこともあります。がんの治療後に行われるケースがその典型で、それにより、病気の再発はないかなどを確認します。

検査の基本的な進め方

各検査は、前述した❶～❸の一定の流れに従って進められます。それは、身体の異常を調べる検査➡病気の診断をするための検査➡治療の経過や成果を確認するための検査という順序です。

病気の種類や進行度によっては、患者さんがまるで"検査づけ"のように感じるケースもあるでしょうが、**どれも必要があって行っている**ことであると、理解するようにしてください。

健康診断で行われる検査の種類

! 特定健康診査は「メタボ健診」と呼ばれ、40歳から受診します。

一般定期健診の種類

働く人が職場の指示で受ける定期健康診断は、法律（労働安全衛生規則第44条）によって決められているもので、「**法定健康診断**」とも呼ばれています。

この健康診断は40歳未満の人が対象となっているもので、右ページの表に示したような検査項目が設定されています。いずれも、**なんらかの病気が発症し始めていないか**、**健康が維持できているか**を確認するための、スクリーニング検査（ふるい分け検査）です。就職したときに実施される**雇用時健康診断**も、これに準じています。

また、自治体が30歳以上40歳未満の人に対して実施している**成人健診**も、同じ内容になっています。

なお、業務形態が通常と異なる人に対して実施される健康診断や、海外に派遣される人に対する健康診断も、法定健康診断の一種です。

40歳からは「特定健康診査」に

公的医療保険に加入している40〜74歳の人は、**特定健康診査**（特定健診）を定期的に受診することになります。特定健診の検査項目は、右ページの表に示してあるように、一般の定期健康診断に似ていますが、基本的には生活習慣病の元凶となる**メタボリックシンドロームの発見に限定した内容**に絞り込まれています。そのため、この健診は「**メタボ健診**」とも呼ばれています。

特定健診の大きな特徴は、**特定保健指導とセットになっている**ことです。

40歳未満の人が受ける定期健診の場合、検査結果とともに、必要に応じて「要再検査」などの指示が示されますが、特定保健指導のほうは、さらに積極的な対応がとられます。

まず、検査結果が現状ではとくに問題がない人に対しては、健診結果の「情報提供」が行われるとともに、生活習慣病を予防するためのアドバイスなどが行われます。

生活習慣や身体の状況にやや問題がある人に対しては、健診結果の情報提供とともに、「**動機づけ支援**」が行われます。これは、生活習慣を改善するための行動計画がその人に合った形で示され、自主的に取り組めるように支援するものです。そして6か月後に、生活習慣や身体の状況が改善されているかどうかが確認されます。

生活習慣の改善が明らかに必要な人に対しては、「**積極的支援**」が行われます。これは、情報提供と「動機づけ支援」に加え、3〜6か月にわたり継続的な支援を受けるという形になります。その人が現実的に実践可能な具体的行動目標を、みずから選択できるような支援が行われるため、対象者にとっては、きわめて実行しやすい支援内容となります。こちら

健診の検査項目

	検査項目	一般定期健診 雇用時健診	特定健診
問診・診察	既往歴・業務歴・服薬歴・喫煙歴・自覚症状・他覚症状、身体診察など	○	○
身体	身長・体重・BMI・腹囲	○	○
	血圧測定	○	○
	視力・聴力	○	—
血液	脂質＝HDLコレステロール・LDLコレステロール・中性脂肪	○	○
	血糖＝空腹時血糖またはヘモグロビンA1c	○	○
	肝機能＝AST(GOT)・ALT(GPT)・γ-GTP	○	○
	貧血＝赤血球数・血色素量	○	△
	貧血＝ヘマトクリット	—	△
尿	尿糖・尿たんぱく	○	○
そのほか	胸部X線	○	—
	心電図（安静時）	○	△
	眼底	—	△

○…必須項目
△…医師が必要と判断した場合に実施する項目
—…含まれない項目

健康診断で行われる検査の種類

も、6か月以上経過したあと、生活習慣や身体の状況が改善されているかどうかが確認されます。

生活習慣病は、放置して進行すると、治療もそれだけたいへんになりますが、発病前にその兆候をとらえて生活改善などを行えば、予防することは十分に可能です。また、たとえ発病していても、早期に対応すれば、治療も容易になります。「特定健康診査・特定保健指導」という制度は、そのために実施されているものですから、積極的に活用することはきわめて大切です。

75歳以上は「後期高齢者健査」を受診

75歳になると、後期高齢者に属することになり、**後期高齢者健康診査**を受けるようになります。基本的な検査項目は、腹囲を除き、特定健康診査と同じですが、検査の実施意義は、**生活機能に支障がないかどうか**を評価することが中心になります。

そのほか、貧血検査や尿潜血検査、胸部X線検査など、所定の検査を追加することができるようになっているのが一般的です。

人間ドックで行われる検査の種類

❗ さまざま検査で病気の有無を調べるのが人間ドックです。

人間ドックの意味と種類

人間ドックは、身体全体や特定部位の健康上の異常を探るための施設、あるいはシステムのことをいいます。

人間ドックには、全身を対象にした、いわゆる**人間ドック（全身ドック）・抗加齢ドック**（アンチエイジングドック）のほか、特定の臓器を対象にした**脳ドック・心臓ドック・骨ドック**、そして各種がんを発見するための**がんドック**などがあります。

人間ドックでは、一般的な健康診断で実施されるスクリーニング検査と同様の検査とともに、精密検査なども実施され、**病気の存在の有無を徹底的に調べる**ことができます。

人間ドックで実施されるおもな検査

人間ドック（全身ドック）で行われる検査は、おおむね次のような内容になっています。

まず、**一般のスクリーニング検査**の各項目です。そのほか、肺活量などの肺機能検査、眼底・眼圧検査、上部消化管Ｘ線（または内視鏡）検査、腹部超音波検査、肝・腎機能検査、心機能検査、腫瘍マーカーによるがん検査、便潜血反応検査なども行われます。

さらに希望により、そのほかのがん検査や感染性疾患のための検査などを追加することもできます。

さまざまな検査を行うため、検査は短くて**半日**か**１日**、コースによっては**数日**かけて実施する場合もあります。

がんドックの内容

がんドックは、自覚症状がほとんど、あるいはまったく現れていない段階のがんを発見するための検査システムです。がんは、長い間、**日本人の死因の第１位**になっており、じつに30％近くの人が亡くなる原因になっている病気ですから、その早期発見に貢献する検査システムの存在は重要です。

がんドックには、全身を対象にしたコースと、特定の臓器を対象にしたコースの２種類があり、いくつかを組み合わせることもできます。単独の臓器の対象は、一般的には食道・胃・大腸・肝臓・胆嚢・腎臓・膵臓・肺・前立腺・乳房・子宮・卵巣などとなっています。

検査の進め方や検査項目は、多少の違いがありますが、MRI・CT・PET・超音波・Ｘ線・内視鏡などを駆使した**画像検査**や、腫瘍マーカーなどの**血液検査**、**尿検査**などで構成されています。

以上のがんドックは個人が任意で受診するものですが、そのほか、法律に基づいて自治体が実施しているがん検診があります。こちらは、一定の年齢に達した対象者に対して、検診を実施する自治体から連絡があり、それを受けて受診する形となります。

一般的な人間ドックの検査項目

検査の種類		おもな検査項目
問診・診察		既往歴・服薬歴・喫煙歴・自覚症状・聴診・腹部触診など
身体	身体測定	身長・体重・BMI・腹囲など
	視力など	裸眼視力・矯正視力・眼底・眼圧
	聴力	オージオメーターによる
	血圧	血圧
血液	肝機能・肝炎	AST(GOT)・ALT(GPT)・γ-GTP・ALP・LDH・総ビリルビン・アルブミン・HBs抗原・HCV抗体など
	腎機能	総たんぱく・A/G比・ナトリウム・カリウム・尿素窒素・クレアチニン・尿酸など
	脂質	総コレステロール・HDLコレステロール・LDLコレステロール・中性脂肪など
	血糖	空腹時血糖・ヘモグロビンA1cなど
	膵機能	アミラーゼなど
	貧血・血液成分	赤血球数・血色素量・ヘマトクリット・血清鉄・血小板数・白血球数など
	炎症	CRPなど
	腫瘍マーカー	CEA・PSAなど
肺機能		肺活量・1秒率・1秒量など
心機能		安静時心電図・負荷心電図・CPKなど
尿・便		尿糖・尿たんぱく・尿潜血・尿pH・尿沈査・便潜血反応など
画像		胸部X線・上部消化管X線・腹部超音波など

人間ドックで行われる検査の種類

がん検診の検査項目

検診の種類	対象者	基本的な検査項目	受診間隔
胃がん検診	40歳以上	問診・胃部X線	1年に1回
大腸がん検診	40歳以上	問診・便潜血反応	1年に1回
肺がん検診	40歳以上	問診・胸部X線・喀痰細胞診	1年に1回
乳がん検診	40歳以上	問診・視診・触診・マンモグラフィー	2年に1回
子宮がん検診	20歳以上	問診・視診・細胞診・子宮頸部内診	2年に1回

＊対象年齢と検査方法は、自治体により、さらに積極的な形をとっていることがあります。

　近年、アミノインデックス（AICS）という検査項目が注目され、人間ドックでの受診が増えています。これは、血液中のアミノ酸濃度を測定し、そのバランスからがんであるリスクを評価する検査です。1回の採血（5ml）で、複数のがんを検査することができます。

　この検査は、がんであるかを確定するものではありませんが、結果を総合的に判断するうえでは有効です。

検査結果の見方の基本

!　基準値は正常・異常の指標ですが、絶対ではありません。

基準値の範囲内なら正常？

　健康診断の結果は、検査数値が**基準値（基準範囲）**とともに示されます。基準値とは、医学的に健康であると認められる人数百人を対象に検査を行い、高い数値の人2.5％と低い数値の人2.5％を除外して導き出された、**95％の人の最高値と最低値**のことをいいます。

　したがって、その範囲から外れていたら異常である、あるいは逆に、その範囲内なら正常であるとは、必ずしもいえません。これは、基準値が、あくまでも「**正常か異常かを判断するための目安**」であるということを意味しています。そのため、検査結果に多少の異常がみられた場合は、下記に示した判定区分にあるように、「要経過観察」、あるいは「要精密検査」などという形で判定結果が伝えられるのです。

　なお、検査の項目によっては、基準値の範囲から外れていたら確実に異常であるというケースもあります。「検査数値が基準値より多少外れているだけだから」などと自己判断して、いい加減に対応することは、絶対にやめましょう。

毎年の数値の推移に注目する

　検査数値が基準値の範囲内にある場合は、基本的には問題がないと判断してよ

健康診断の判定区分

判定区分		判定の意味	望ましい対応
A	異常なし	今回の検査では異常所見がありません	油断せず健康的な生活習慣を維持しましょう
B	所見はあるがいちおう健康	異常所見がわずかにありますが、日常生活に支障はありません	より健康的な生活習慣を身につけるように努めましょう
C	要経過観察	定期的な経過観察を必要とします	医師などからアドバイスを受け、健康的な生活習慣を維持しましょう
D_1	要再検査	異常所見が認められるので、それが一時的なものか確認する必要があります	すみやかに再検査を受けましょう
D_2	要精密検査	異常所見が認められ、確定診断を得る必要があります	すみやかに精密検査を受けましょう
E	要治療	確定診断を得て、治療を行う必要があります	すみやかに治療を開始しましょう
F	治療中	現在進めている治療を継続してください	主治医の指示に従いましょう

＊判定区分は、医療機関により、4～7段階と異なる場合があります。

ココが知りたい！

"正常値"には個人差がある

私たちの身体には、個人差があります。それが、基準値に幅がある理由となります。たとえば、HDLコレステロールの基準値は男性で40〜85mg/dlで、基準値の範囲内でさえ、最低と最高では2倍以上の開きがあります。これが個人差です。

人によっては、基準値から外れていても、それがその人の"正常値"であるということも、実際にあります。HDLコレステロールの例でいうと、毎年、検査値は120mg/dl前後を示しているが、健康上の問題はない、というようなケースです。

このようなこともありますから、基準値＝正常値という形を固定観念のようにとらえるのは、ときに正しくないことがあるのです。

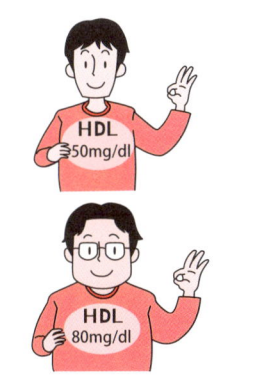

いのですが、注意しておきたいことがあります。

たとえば、空腹時血糖値の場合、正常と判断されるのは、**100mg/dl未満**です。定期健康診断で、ある年が75mg/dlであったのが、1年ごとに80mg/dl、90mg/dlというような形で推移しているとしたら、**数値のうえでは基準値内だとしても、上昇傾向にあることは明白**です。

つまり、このようなケースでは、空腹時血糖値を上昇させる何らかの要因が潜んでいることに、警戒の目を向けることが必要だということです。

このようなケースでは、検査結果が伝えられる際に、検査成績表の判定欄のところで対応のしかたについての**アドバイス**が示されているはずですから、それをきちんと読み、生活上のよくないと思われる習慣や原因を自分なりに考えましょう。その意味からも、**定期健康診断を毎年受け続けることが大切**です。

また、**できるだけ同じ医療施設で受診する**ことも大切なことです。同じ施設での受診なら、施設側に過去の検査データが保存されていて、それを参照しながらのアドバイスを受けることが期待できるからです。

検査結果に一喜一憂しない

健康診断で、1項目でも異常値が見つかったら、動揺してしまうかもしれません。しかし、前述のとおり、異常値が意味するのは、病気が起きている可能性があるということだけです。この結果だけで一喜一憂することはやめましょう。

また、検査の中には、その人の年齢や性別によって基準値が異なるものが少なからずあります。同じ人でも、測定日の体調や食事、運動、季節、時刻などによって、検査数値に変動があるものもたくさんあります。

以上のような理由もあって、健康診断の判定では、異常値があっても、その程度に応じて「**要経過観察**」「**要治療**」などいくつかの区分が設定され、それに応じた指示が記されているのです。

検査料金の目安

個人的に受ける健康診断の料金は、原則として自己負担です。

健診には健保が適用されない

健康保険は、病気の治療を行ったときに適用されるものです。健康診断は、実際に病気になって受けるものではなく、病気の有無を確認するために受けるものですから、基本的に健康保険の適用を受けることはできません。

したがって、個人が自分の意志で健康診断を受ける場合は、**原則的に検査費用の実費を個人が全額支払う**ことが必要になります。

法定健診は無料で受けられる

事業所単位で実施している**定期健康診断**は、法律に基づいて実施されているものです。そのため、基本的には国の負担金と事業主の負担金により、**事実上無料で受診**することができます。自治体が実施している**特定健康診査**も同様です。

自治体が実施している人間ドックやがんドックについては、自治体により違いがありますが、**受診費用に対して一定の助成**が行われています。自治体による健診については、対象者に対して必ず書面による案内が郵送されますから、それに従って予約・申し込みをしたうえで受診することになります。

全国健康保険協会管掌(かんしょう)健康保険（旧・政府管掌健康保険）では、特定健康診査と同様の、生活習慣病予防健診を実施しています。対象年齢は35歳～75歳未満で、検査項目は胸部・胃部X線検査など、数項目多くなっています。検査費用については**協会から60％程度の補助**があり、一般健診のみの場合で最高6,843円を自己負担する必要があります（平成25年1月現在）。

被扶養者の健診は？

会社（事業所）で年1回実施されている**定期健康診断は、そこで働く人が対象**となります。したがって、その家族（被扶養者）は同じように受診することができません。ただし、会社によっては、福利厚生事業の1つとして対応しているケースがあります。

被扶養者のうち40歳以上75歳未満の人については、被保険者（本人）が加入している健康保険が実施する特定健康診査・特定保健指導を受けることができます。この場合の検査料金は、加入している保険にもよりますが、一定の補助がありますから、基本検査項目のみであれば0～1,600円前後となるのが一般的です。医師の判断による追加検査項目がある場合でも、やはり補助があり、実質0～500円程度となります。

特定保健指導の対象になると、指導を受ける際に料金が発生しますが、これについても、「**動機づけ支援**」と「**積極的支援**」に応じた補助があります。ただし、保健指導をする医療機関により料金に違いがありますから、自己負担額もまちま

がん検診にかかる検査料金

(東京都杉並区の例：平成24年度)

検診名	検査内容	検査料金
胃がん検診	胃X線検査（造影剤使用）	各検診とも 1,000円
肺がん検診	胸部X線検査・喀痰細胞診検査（医師が必要と判断した場合に実施）	
子宮頸がん検査	内診・頸部細胞診検査など	
乳がん検診	触診・マンモグラフィー検査など	
大腸がん検診	便潜血反応検査	200円
前立腺がん検診	PSA検査	700円

＊検査料金は、自己負担金の金額です。
＊受診するには、年齢などの条件を満たしていることが必要です。

全国健康保険協会の生活習慣病予防健診にかかる検査料金

(平成24年度)

健診名		検査内容	検査料金
一般健診		診察・身体計測・血圧測定・尿検査・便潜血反応検査・血液検査・心電図検査・胸部X線検査・胃X線検査（造影剤使用）	6,843円
		眼底検査（医師が必要と判断した場合に実施）	76円
追加健（検）診	付加健診	尿沈渣検査・血液検査・眼底検査・肺機能検査・腹部超音波検査	4,583円
	乳がん検診と子宮頸がん検診	乳がん＝診察・触診・マンモグラフィー検査 子宮頸がん＝問診・頸部細胞診検査	40～48歳 ＝1,610円 50歳以上 ＝1,036円
	肝炎ウイルス検査	HCV抗体検査・HBs抗原検査	595円
単独検診	子宮頸がん検診	問診・頸部細胞診検査	630円

＊検査料金は、自己負担金の最高額です。
＊受診するには、年齢などの条件を満たしていることが必要です。

ちになります。

以上については、申し込み方法や支払い方法が加入している保険により違いますから、事前に確認しておおよその料金を把握しておきましょう。

なお、被扶養者が、健康保険に関係なく、また年齢に関係なく、自分の意志で健康診断を受けることはできますが、その場合は**全額自己負担**となります。受診する医療機関や検査項目の数などにより検査料金は大きく異なりますが、一般的には6,000円前後から1万数千円です。

検査を受けるときに注意すること

❗事前の注意事項を守り、医師の指示に従って受診します。

検査前に特別なことをしてはいけない

　健康診断などの検査を受ける前になると、「問題があるといやだから」という意識が働き、食事量を控えたり、一時的な禁酒・禁煙をしてみたりと、いつもの生活とは違った「優等生」を演じる人がいます。気持ちは理解できないこともありませんが、これは**無意味な努力**です。

　検査は、ふだんの生活を続けている中での健康状態を調べることによって、その人の病気の有無を確認しようとするものです。検査前だからといって、あるいは少しでも検査の数値をよくしようと思って、ふだんとは異なった特別なことをすれば、**検査を受ける目的に反する**ことになります。

　もっとも、糖尿病を発見するために採用されているヘモグロビン A1c 検査のように、短期間の食事制限では検査数値にほとんど影響が出ない検査もありますから、にわか仕立ての健康管理が役に立たないこともあります。

「注意事項」を守る

　健康診断などを申し込むと、事前に注意事項を示した文書が配布されます。これは、検査を正確に行うために必要な事がらが書かれたものですから、きちんと読み、**示されている注意事項を確実に守る**ようにしましょう。

　注意事項は、食事に関するものが大半です。検査の種類にもよりますが、**前日の飲食に関する事がら**は多くの検査に影響をおよぼすおそれがありますから、確実に守ることが大切です。

　また、**服薬についての指示**がある場合があります。服薬を中止するような指示があったら、それに従ってください。服薬を中止しても、その薬で治療している病気に重大な影響が出るかどうか判断ができないときは、主治医に確認して対応しましょう。

　X線検査などの画像検査では、**装飾品や膏薬類（こうやく）などについて注意点が示されている**ことがあります。指示を守らないと検査に支障が生じますから、気をつけましょう。

　検査の種類によっては、検査後の注意事項が示される場合があります。これは、おもに検査が身体におよぼす影響を最小限にするための事がらであることが多いので、きちんと守りましょう。

問診を受けるための準備をする

　健康診断でも一般の外来でも、**最初に問診**が行われます。問診票に記入する形をとることもあります。

　問診とは、これまでにかかったことのある大きな病気（既往歴（きおうれき））や、家族がかかったことのある大きな病気（家族歴）、喫煙歴と喫煙量、飲酒歴と平均的な飲酒量、日常の運動の実情、気になる自覚症状の有無などを尋ねるものです。自覚症（たず）

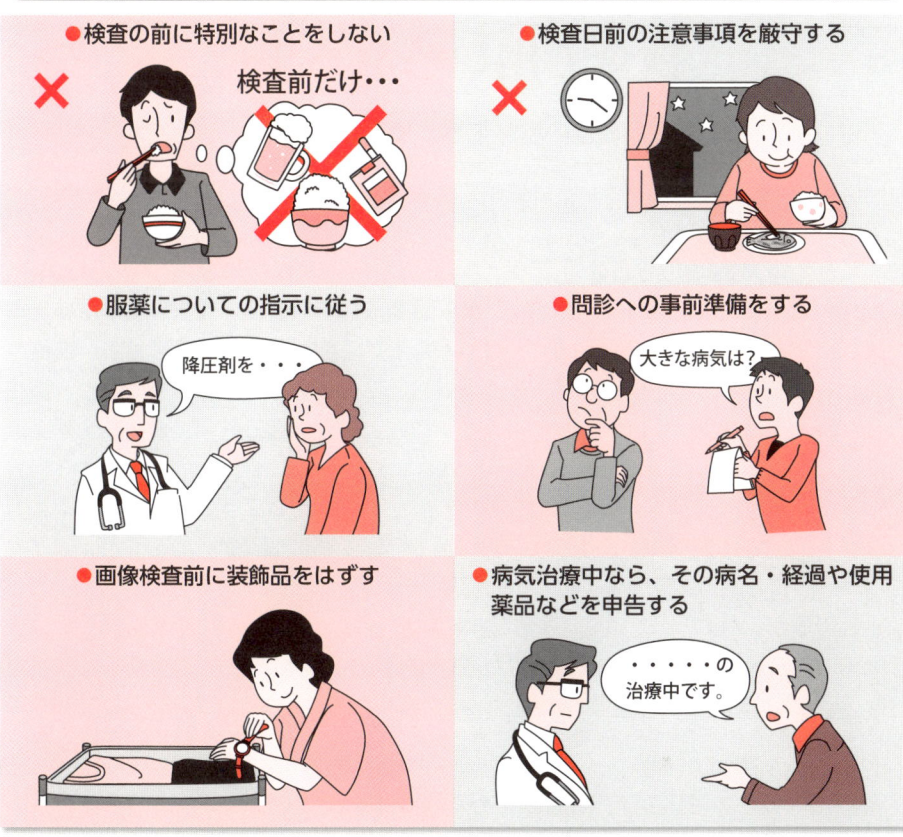

状については、どのような症状か、症状の現れ方はどのような形か、その症状はいつごろから始まったかといったことが尋ねられます。

　これらは、**病気の発見や検査項目の選定、診断などに大切な情報**となります。尋ねられることに具体的に答えることができるように、あらかじめメモなどを用意しておきましょう。

治療中の人は申告する

　現在、病気治療中の人は、その病名とどのような治療を受けているか、服薬している場合はその薬の名称も含めて、**医師に必ず申告**します。検査で異常値が出ている場合の判断材料になるからです。お薬手帳や健康手帳、薬を受け取る際に添付される薬のリストなどがあれば、持参すると便利です。

　また、最近、Ｘ線検査を受けたことがある場合は、いつ受けたのかを含めて医師に申告してください。Ｘ線検査を短期間に何度も受けると、身体に弊害をもたらすことがあり得るからです。

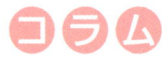

検査で用いられる単位

単位の意味を知っていますか？

　検査結果を目にしたとき、その数値には目がいきますが、その前後についている単位にまで目を向けることは、ほとんどないかもしれません。

　たとえば、血糖値の場合は、「100mg/dl」などという形で示されます。この場合、「mg」は含まれているブドウ糖の量、「dl」は血液の量（体積）を表しています。つまり、血液1dl当たり100mgのブドウ糖が含まれているという意味です。血液や血清などを検体とする検査では、多くの場合、このように一定量の検体中に、調べる物質の量（重さ）がどれだけ含まれているかという数値で結果が示されます。通常、重さの単位には「g・mg(1000分の1g)・μg(マイクログラム：100万分の1g)・ng（ナノグラム：10億分の1g)・pg（ピコグラム：1兆分の1g)」などが、また体積の単位のほうは、「l・dl（デシリットル：10分の1l)・ml（ミリリットル：1000分の1l)」などが用いられています。

　このほか、「U（ユニット：検査ごとに決められた単位）」「IU（インターナショナルユニット：検査ごとに決められた国際単位）」「mEq（ミリイクイバレントまたはメック：電解質などの濃度の単位）」など、特殊な単位を使用する検査もあります。

慣用単位から国際単位系へ

　世界には、メートル法のほか、ヤード法など、いくつもの単位法があります。国際的には、いろいろな単位法が混在していると理解の妨げになるため、共通化しようという動きが起こり、国際単位系（SI単位）への統一化が進んでいます。医学界での検査単位も同様で、ヨーロッパなどを中心に、SI単位への移行が進んでいます。

　SI単位では、物質の量を示す単位として、従来の重さの単位の基本である「g」に変わり、「mol（モル：検査対象となる物質1gに存在する分子量）」が、また体積の単位として「l」が用いられます。つまり「mol/l（モル・パー・リットル）」または「mmol/l（ミリモル・パー・リットル）」などという形になります。

　わが国でも、順次この形に移行しつつありますが、混乱を避けるため、まだ多くの検査では、これまでと同様の単位表記（慣用単位）を暫定的に使用しており、本書もそれに従っています。

第2章

健康診断で行われる検査

身体の計測など

体格指数（BMI）

生活習慣病の予防に欠かせない検査

わかる病気 肥満症・メタボリック症候群・脂質異常症など

基準値 BMI：18.5以上 25.0未満

 ### 検査の目的・内容

体格指数とは、**身体のバランスを評価するための指数**で、いくつかの計算方法がありますが、健康診断では、肥満度と呼ばれる**BMI**（Body Mass Index）が調べられます。BMIは身長と体重から求められ、計算数値で**22前後が最も病気になりにくい**とされています（計算式は下に示したとおり）。

また、BMIが「22」の場合を基準にすると、BMIの計算式を変形して、その人の標準体重を計算することもできます。

BMIは肥満を判定する目安ですが、肥満は単純に体重が多すぎるということではなく、**身体にどれだけの脂肪が蓄積しているかが重要**です。BMIの計算ではその点が判然としないため、健康診断では、**その人の腹囲を計測する**（男性85cm、女性90cmが基準）ことにしています。腹囲の数値は、生活習慣病の主原因となる内臓脂肪の状態を推定するための判断材料となるため、腹囲の状態を前提にして、BMIの数値などをもとに**メタボリック症候群の判定**に活用します。

 ### 検査でわかること

BMIや腹囲の計測から、その人の肥満の状態を調べるわけですが、**その数値自体が病気の存在を示すわけではありません**。しかし、肥満度が高いと、現在とくに病気がなくても、将来**メタボリック症候群**や**脂質異常症**、高血圧、糖尿病などの生活習慣病を中心とした病気を発症するおそれがあると判断できます。

一方、数値が極端に低い場合は、やせ（低体重）ということになります。

 ### 数値の見方

判定が**肥満度Ⅰ以上**の場合、それがただちに問題になるということではなく、体質的な要素や、体脂肪量と筋肉量との関係、合併症の有無などをみて、総合的に判断します。

逆に**BMIが18.5未満**の場合、体質的に体脂肪が少ないというだけなら問題

BMIと標準体重の計算方法

BMI＝体重(kg)÷身長(m)÷身長(m)

標準体重(kg)＝身長(m)×身長(m)×22

ココが知りたい！

肥満度が高い人の運動療法は？

運動療法は、エネルギー源を燃焼させやすい身体をつくるのに役立ちます。しかし、肥満度がⅢやⅣで、これまで運動する習慣がなかった人がいきなり運動を始めると、足腰の関節を痛めるおそれがあります。また、心肺機能や筋肉に悪影響が生じることもあります。

その場合は、まず食事療法などにより体重をある程度落としてから、運動療法を徐々に始めることが現実的なやり方になります。その運動療法も、ストレッチや体操、水中歩行など、足腰への負担が少ない運動を選んで開始します。そして、体重の減少と運動に対する身体の慣れに対応しながら運動強度を上げていきます。

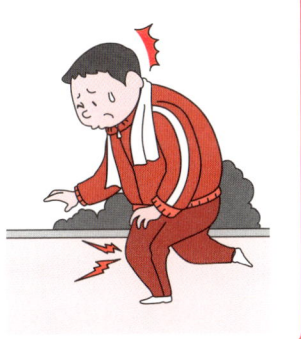

BMIの判定基準

BMI	18.5未満	18.5以上 25.0未満	25.0以上 30.0未満	30.0以上 35.0未満	35.0以上 40.0未満	40.0以上
判定	やせ（低体重）	ふつう	肥満度Ⅰ	肥満度Ⅱ	肥満度Ⅲ	肥満度Ⅳ

（日本肥満学会による）

ないのですが、継続的に、あるいは急に低下してきた場合は、消化器関係の病気や代謝・内分泌の異常、がんなどのおそれがあります。

 異常値が出た場合は

高値の場合は、合併症の有無や内臓脂肪の状態を確認します。**メタボリック症候群**や**脂質異常症**、動脈硬化などの合併症が起きていたり、内臓脂肪過多である場合は、**肥満症**と診断されます。つまり、肥満が病気として扱われることになり、肥満解消のための治療が行われます。さらに、合併症がある場合は、それに対する治療も同時に行われます。

肥満症の治療は、**食事療法と運動療法**を基本に行われます。

また、**肥満度Ⅲ以上**の人には補助的に食欲を抑える薬物を利用したり、それでも効果が薄い場合は、胃を部分的に切除して小さくする手術が行われたりするケースもあります。

ただし、薬物療法と手術療法は、医師が治療効果をていねいに確認しながら判断して選択されるもので、患者さんが希望すれば採用される治療法ではありません。

そのような状態に至っていなくても、肥満が認められる場合は、**食事や運動を中心とした生活習慣の改善に努める**ことが、メタボリック症候群を予防するための、大切な心がけとなります。

低値の場合は、その原因を突き止めて、なんらかの病気の存在が確認されれば、その治療を行います。

身体の計測など

血圧

心機能や血管の状態を推測するための検査

わかる病気 高血圧症・低血圧症・動脈硬化症など

基準値	収縮期血圧 100〜139mmHg	拡張期血圧 50〜89mmHg

検査の目的・内容

　血圧は、心臓から送り出されている血液が、血管内壁におよぼしている圧力のことをいいます。心身の緊張が解けた状態のときに、マンシェット（駆血帯(くけつたい)）を左右どちらかの上腕に巻いて調べます。

　血圧には、**収縮期血圧（最高血圧）**と**拡張期血圧（最低血圧）**があります。

　収縮期血圧は、心臓が全身に血液を送り出すために収縮したときの血圧です。そのため、検査数値は高値を示し、最高血圧と呼ばれます。

　拡張期血圧は、心臓に血液が入り込んで、心臓が拡張しているときの血圧です。このとき、心臓は血液を送り出していないので、その圧力はゼロになるはずですが、大動脈などが自然に収縮しているため、低いながらも一定の圧力が生じています。検査では、収縮期・拡張期両方の数値を調べます。

検査でわかること

　検査値の状態から、心臓の血液を送り出す機能が正常かどうかを推測したり、血管の弾力性や抵抗性の程度はどうかをみます。後者では、**動脈硬化が生じていないかなどを判断する手がかり**を得るのに有用です。

数値の見方

高値の場合

　高値は**高血圧**であることを示していますが、右ページに示した「高血圧の判定基準」にあるように、**高血圧には３つの段階**があります。「**正常高値血圧**」の段階は、境界域ともいえるレベルで、「**正常域血圧**」になります。「**Ⅰ度高血圧**」の領域から上は、治療を進めるべき段階になります。

低値の場合

　収縮期血圧が基準値より低い場合は、**低血圧**となります。一般的に、拡張期血圧は判定には用いません。

異常値が出た場合は

　高血圧であることがわかったら、その原因を調べます。ただ、多くの場合、**加齢現象の１つ**という以外に、血圧を上昇させている原因がはっきりしません。加齢現象の１つとは、具体的には**動脈硬化**を指しています。この場合、収縮期血圧の上昇が認められる一方、拡張期血圧は変わらないか、むしろ低くなっていくのが特徴です。

　このように原因のはっきりしない高血圧を「**本態性高血圧**」と呼んでいます。本態性高血圧の治療は、**塩分を控えた形**

ココが知りたい！

高血圧で肥満の人は要注意！

肥満があると、心臓への負担が大きくなり、動脈硬化が促進されます。これは、高血圧から誘発される危険と、完全に重なります。そればかりではなく、肥満は血圧が上昇する原因の1つでもあるのです。

つまり、高血圧と肥満が同居していると、いっそう、心臓血管系の病気を招きやすいということになるわけです。

逆にいうと、肥満を解消すれば、血圧もその分だけ低下することになります。高血圧の状態であり、かつ肥満している人は、標準体重になるように努めましょう。

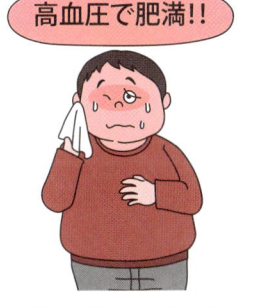
高血圧で肥満!!

高血圧の判定基準

	判定分類	収縮期血圧（mmHg）		拡張期血圧（mmHg）
正常域血圧	至適血圧	120 未満	かつ	80 未満
	正常血圧	120〜129	かつ／または	80〜84
	正常高値血圧	130〜139	かつ／または	85〜89
高血圧	Ⅰ度高血圧	140〜159	かつ／または	90〜99
	Ⅱ度高血圧	160〜179	かつ／または	100〜109
	Ⅲ度高血圧	180 以上	かつ／または	110 以上
	（孤立性）収縮期高血圧	140 以上	かつ	90 未満

（日本高血圧学会「高血圧治療ガイドライン 2014」による）

での**食事療法**と、**降圧薬による薬物療法**が基本となります。

高血圧の中には、別の病気の症状の1つとして生じているケースもあります。たとえば、腎疾患に伴う腎機能の低下を原因とした血圧上昇などがその典型です。

ほかでは、大動脈の異常や内分泌系の異常など、さまざまな病気が原因になります。このようなタイプの高血圧を、「**二次性高血圧**」といいます。二次性高血圧の場合は、その元となっている病気の治療を行うことが基本となります。

低血圧についても、「**本態性低血圧**」と、「**二次性低血圧**」という分け方が成り立ちます。本態性低血圧で、その程度が軽い場合は、治療の対象にはなりません。ただ、低血圧のために起立時のめまいやだるさ、動悸、息切れなどの症状が出て、日常生活に影響をおよぼしている場合には、薬物療法を行います。

二次性低血圧は、自律神経や内分泌系の異常が原因となるほか、血液量や心臓の拍出量の減少、静脈の異常なども原因となります。やはり、元になっているそれらの病気を治療すれば、低血圧症状も改善されることになります。

目・耳の検査

視力

目の病気の存在を知るきっかけとなる検査

わかる病気 屈折異常・硝子体や網膜、視神経の異常など

基準値 0.8〜1.2

検査の目的・内容

文字どおり視力の状態を確認するための検査で、**屈折異常の有無や程度**を調べます。屈折異常とは、近視、遠視、乱視などの総称です。

検査は、C字型に切れ目のある輪（ランドルト環）の、切れ目がどこについているかを答える形で行います。

検査でわかること

屈折異常の有無や程度を知ることができます。しかし、この検査だけで白内障や緑内障、網膜黄斑変性、視神経の病気などを診断することはできません。

異常値が出た場合は

異常値とは、一般的には**低値**の場合をいいます。

低値の原因が屈折異常であれば、眼科医の診察を受けたうえで、眼鏡をつくる（つくり直す）などの**視力矯正のための対応**をします。

視力低下の原因が、一般的な屈折異常ではないケースもあります。**硝子体や網膜、視神経などの異常**が、これに当たります。これらの異常は、眼鏡などで矯正しても、視力が基準値内に補正されません。このような異常も、眼科での眼底検査（→P.140）や視野検査（→P.139）などの二次検査によって診断することができます。

これらの異常の中には、放置していると著しい視力低下や失明に至るケースや、重大な病気が隠れているケースもあります。それを防ぐためにも、異常値を指摘されたら、**すみやかに眼科での診察**を受け、必要な治療を開始しましょう。

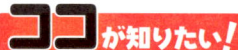

視力検査で眼鏡はかける？

ふだん眼鏡やコンタクトレンズを使用している人は、装着して検査を受けましょう。健康診断での視力検査では、裸眼視力ではなく、矯正視力だけを調べるのが一般的だからです。装着していないと、検査で視力不足を指摘され、指導や指示が出されることになりかねません。

コンタクトレンズを使用している人は、装着しているかどうかわかりにくいので、検査前に装着を申告しましょう。

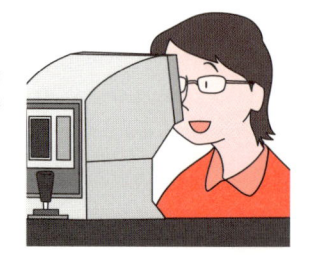

目・耳の検査

聴 力

聴力の異常の有無や状態を確認する検査

わかる病気 難聴など

| 基準値 | 1000Hz
30dB以下 | 4000Hz
40dB以下 |

検査の目的・内容

　聴力に異常がないかどうかを調べる検査です。検査は、**オージオメーター**という装置を使って行います。

　一般的な健康診断では、周波数が1,000Hz（ヘルツ）と4,000Hzの2種類の音域について、どれだけ小さい音の強さから聞き取ることができるかを調べます。音の強さの単位は、**dB（デシベル）**です。

検査でわかること

　検査で上記に示した基準値以下の音量で聞こえていれば、問題ありません。

　基準値を外れていたら、まず**難聴**を疑います。そのほか、耳下腺炎や中耳炎、内耳炎、真珠腫、聴・脳神経腫瘍、耳垢塞栓などが原因の場合もあります。

異常値が出た場合は

　ほかの病気が原因で基準値を外れている場合は、それぞれ特有の症状を伴っていることが多いので、それらを含めて診断を行います。

　難聴が疑われるときは、**オージオメーターによる再検査**を行います。この場合、調べる周波数帯や聞き取り方法を増やし、どのようなタイプの難聴であるか、また難聴の程度はどうかといったことを、さらに精密に調べることになります。

　難聴の判定方法にはいくつかの種類がありますが、下表はその一例です。下表の判定で「**高度**」以上（70dB以上が聞こえにくい）に該当すると、身体障害者福祉法に基づき、身体障害者手帳交付の申請を行うことができます。

難聴の判定例

（1000Hzの場合）

判定		聴力 (dB)	難聴の程度
軽度		30〜40	ささやく声が聞こえにくい
		40〜50	会議での話が聞こえにくいことがある
中等度		50〜70	正面からの大声なら聞き取れる
高度		70〜80	近くの人の声が聞こえにくい
		80〜90	耳元で話さないと聞き取れない
	社会的聾	90〜100	耳元で大声で話さないと聞き取れない
	全聾	100以上	通常の音や会話がまったく聞き取れない

血液の検査

赤血球数（RBC）

血液の酸素運搬能力の異常を調べる検査

わかる病気 鉄欠乏性貧血・再生不良性貧血・臓器出血・赤血球増多症など

基準値	成人男性 370万〜570万個/μℓ	成人女性 370万〜490万個/μℓ

検査の目的・内容

血液1μℓ（マイクロリットル、1μℓ=0.001mℓ）中に赤血球が何個含まれているかを調べる検査です。

赤血球は、その主成分である**ヘモグロビン**（血色素：鉄を含んだ色素とたんぱく質が結合したもの）により、酸素を運搬し、二酸化炭素を回収する役割を果たしています。赤血球が足りなくなると、**貧血症状**が現れます。

そのため、この検査は、**貧血の有無を確認する代表的なスクリーニング検査**となっています。

検査でわかること

貧血にはいくつかの種類がありますが、その中で圧倒的に多いのは、**鉄欠乏性貧血**です。体内の鉄分が不足すると、それを主成分とする赤血球が十分につくれなくなり、その結果起こるのが鉄欠乏性貧血です。

ただし、赤血球の産生と破壊のバランスが崩れ、赤血球が早い段階で破壊されるために起きる**溶血性貧血**や、赤血球をつくっている骨髄に機能異常が生じて起きる**再生不良性貧血**、赤血球の発育段階に問題があって起きる**巨赤芽球性貧血**など、ほかのタイプの貧血もあります。

また、継続的な出血などによっても、赤血球数は減少することがあります。そのため、同時に行う赤血球関連の検査や、精密検査を経たうえで診断することになります。

貧血のおもな種類

種類	おもな原因
鉄欠乏性貧血	体内に鉄が不足することによりヘモグロビンの合成が十分行われないために生じる
巨赤芽球性貧血（悪性貧血）	赤血球の産生時に必要なビタミンB_{12}や葉酸の吸収障害が原因となることが多い
再生不良性貧血	赤血球がつくられる骨髄に障害が生じることにより起こる
溶血性貧血	遺伝や自己免疫、心・血管疾患などが原因となり、赤血球が通常より早く破壊されて起こる
続発性貧血（二次性貧血）	感染症や炎症、腎疾患、肝疾患、一部のがんなどの基礎疾患が原因となって、二次的に起こる

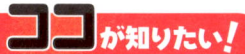

鉄欠乏性貧血の食事療法

　鉄分の多い食品を積極的にとることが、鉄欠乏性貧血の食事療法の中心となります。

　そのほか、赤血球がつくられる際に必要なビタミンB_{12}や葉酸、鉄の吸収を促進するビタミンC、赤血球の寿命を延ばす効果が期待できるビタミンEをとることも大切です。

　鉄分の多い食品としては、レバー、肉類、魚類、貝類などの動物性食品と、ほうれん草、小松菜、海藻類などの植物性食品があります。体内への吸収率は、動物性食品のほうが高いとされていますが、糖質やたんぱく質も含め、バランスよく食べることを心がけてください。

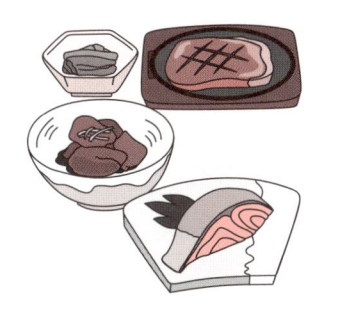

　赤血球数が多い場合は、**赤血球増多症**（多血症）などの疑いがあります。

 ### 数値の見方

高値の場合

　男性で**600万個/μℓ**、女性で**550万個/μℓ**を超えていたら、**赤血球増多症**が強く疑われます。基準値を少し超えている程度なら、喫煙や過剰なストレスの影響であるケースもあります。

低値の場合

　基準値の下限に満たなければ、**貧血**の種類や原因を調べることが必要です。とくに男性・女性とも**350万個/μℓ未満**になっていたら、すみやかに診断を確定させ、その診断に応じた治療を開始することが大切です。

　貧血ということ以外に、その症状を伴う**臓器出血**や**腎不全**などの重大な病気が起きていることも考えられます。

 ### 異常値が出た場合は

　赤血球増多症には、調べても原因がよくわからない「**真性赤血球増多症**」と、酸素欠乏を招きやすい心疾患や肺疾患など、ほかの病気の影響で起こる「**続発性赤血球増多症**」、それに過度のストレスや喫煙の影響から起こるタイプの貧血などがあります。なお、真性のものも続発性のものも、陰にがんが隠れていることがあります。

　また、赤血球数が多い状態が続くと、血管内に血栓ができやすくなり、**脳梗塞や心筋梗塞などを発病**しやすくなります。したがって、診断と治療開始をすみやかに行うことが大切です。

　低値の場合は、貧血の原因・種類を特定して、それに応じた治療を開始します。貧血が、骨髄の障害や、ほかの病気の影響によって生じている**続発性貧血**の場合は、その病気の治療を進めることになります。

　鉄欠乏性貧血の場合は、鉄剤の服用のほか、食事療法も大切な治療法となりますから、積極的に食生活の改善を行いましょう。

血液の検査

ヘモグロビン量(Hb／血色素量)

ヘモグロビンの量から貧血の有無を探る検査

わかる病気 鉄欠乏性貧血・再生不良性貧血・臓器出血・赤血球増多症など

基準値	男性 11.5～17.0g/dℓ	女性 11.5～15.0g/dℓ

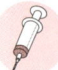
検査の目的・内容

身体全体に酸素を運んでいるのは赤血球ですが、実際の役割を担っているのは、赤血球の主成分である**ヘモグロビン**（血色素）です。ヘモは鉄分、グロビンはたんぱく質の一種を意味しています。

この検査は、血液1dℓ（デシリットル）中のヘモグロビンの量を調べることにより、**貧血の有無を推定**するために行われます。また、**赤血球増多症**などの診断にも活用されています。

鉄欠乏性貧血のおもな症状

1. 動悸・息切れ・めまいが起こりやすい
2. 顔色が悪く、疲れやすい
3. 頭痛がしたり、手足が冷えたりしやすい
4. 吐き気を感じたり、食欲が衰えたりする
5. 口内炎や口角炎になりやすい
6. 食べたものが飲み込みにくくなる
7. 爪がスプーン状にそり返る（さじ状爪）

検査でわかること

ヘモグロビン量が少ないと貧血が起こり、上記に示した基準値より低ければ、貧血であると判断できます。この場合、**鉄欠乏性貧血**であることが多いのですが、この検査だけでそこまでの診断をすることはできません。

ヘモグロビン量が多い場合、赤血球数も多いのが一般的ですから、**赤血球増多症**の疑いが出てきます。

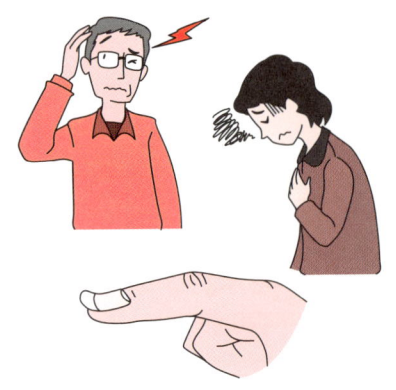

異常値が出た場合は

一般的には、赤血球数が少なければヘモグロビン量も少ないのですが、ヘモグロビン量が少ないのに、赤血球数は基準値内であるということもあります。したがって貧血の診断では、**赤血球数とヘモグロビン量**、そして次ページの**ヘマトクリット**を同時に検査して、貧血の診断に役立てます。

高値の場合は**赤血球増多症**ですから、その原因を探るために、まずほかの症状の有無や関連する一次検査の結果から一定の原因の推測を行い、さらに必要な検査を実施することになります。

血液の検査

ヘマトクリット(Ht)

貧血の種類を診断する指標となる検査

わかる病気 鉄欠乏性貧血・再生不良性貧血・臓器出血・赤血球増多症など

基準値	男性 40.0～50.0%	女性 35.0～45.0%

検査の目的・内容

検査名のヘマトクリットは、ヘマトが血液、クリットが分離という意味です。血液を遠心分離器にかけて血漿と固形成分に分けたうえで、赤血球の割合を調べます。

血液に占める赤血球の割合が低ければ、赤血球数やヘモグロビン量が少ない場合と同様に、**貧血**の疑いがあるということになります。逆にその割合が高ければ、**赤血球増多症**などの疑いがあることを意味しています。

検査でわかること

赤血球数やヘモグロビン量、ヘマトクリットは、ともに**血液と赤血球との関係を示す指標**ですから、一般的にその増減には強い相関関係があります。

ただし、ヘマトクリットが異常値を示した場合、それが赤血球の数の増減によるものか、赤血球の大きさの異常によるものか、あるいは血漿の増減によるものかなどの要因によって、その相関のしかたには微妙な違いが生じます。その違いを精査することにより、貧血や赤血球増多症などの診断の手がかりとします。

異常値が出た場合は

高値の場合は、まず**赤血球増多症**を疑いますが、脱水やショックなどにより高値を示すこともありますから、関連検査によりそれを確認し、診断を得ることになります。

低値の場合にまず考えられるのは、**鉄欠乏性貧血**ですが、この数値だけで診断を確定することはできません。赤血球数・ヘモグロビン量・ヘマトクリットの各検査値の減少のしかたについて比較検討し、その相関関係に乱れがあるときは、赤血球恒数(→ P.82)を調べるなどして、貧血の種類の判定を行います。

ココが知りたい！

女性と鉄欠乏性貧血

鉄は体内に貯蔵されており、不足分を補えるのですが、女性は月経により血液が不足しがちで、加えて無理なダイエットや偏食があると鉄の摂取が低下して、鉄欠乏性貧血を起こしやすくなります。また、妊娠や授乳期には鉄の消費が増え、やはり鉄欠乏性貧血を起こしやすくなります。

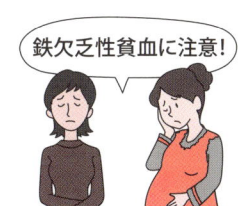
鉄欠乏性貧血に注意！

血液の検査
白血球数(WBC)

感染症の有無や炎症の程度などを推測する検査

わかる病気 感染症・炎症・白血病・再生不良性貧血など

基準値 3,500〜8,200個/μℓ

検査の目的・内容

白血球は、骨髄でつくられています。体内に細菌や異物が侵入すると、骨髄からの産生量が増加して、それらを取り込み（食作用）、身体を守る働きをしています。また、身体のどこかに炎症が起きると、やはり骨髄からの放出量が増加します。

この検査は、血液1μℓ中の白血球数を調べ、身体に**感染症や炎症が起きていないか**、あるいは**炎症の程度はどうか**などを知る指標とするために行われます。

検査でわかること

検査数値が増加していたら、まず、**感染症**か**炎症の存在**を疑います。そのほか、骨髄の異常により起こる**慢性骨髄性白血病**や、古くなった白血球を処理する**脾臓の機能低下**、**敗血症**、**急性溶血**などによっても、白血球数は増加します。

数値が基準値を下回っていたら、骨髄の機能低下が原因で起こる**急性白血病**や、同じ原因で起こる**再生不良性貧血**などの疑いがあります。また、ウイルス感染や脾臓の機能亢進などによっても、検査数値が低くなります。

ただし、いずれの場合も、この検査だけで確定診断をすることはできません。

異常値が出た場合は

高値または低値の場合は、追加検査・精密検査を行って、確定診断を得ます。

著しい低値、たとえば**3,000個/μℓ以下**になると、身体の抵抗力が低下して、感染症にかかりやすくなるので、十分な注意が必要です。

著しい高値の場合も、**敗血症**や**慢性骨髄性白血病**などの重大な病気が進行しているおそれが高いので、すばやい対応が必要となります。

ココが知りたい！

一時的な高値は心配ない!?

激しい運動や入浴、食事、喫煙などの直後には、白血球数が増加することがあります。また、過剰なストレスが続いたり、精神的に激しい動揺があったりしても、白血球数の増加がみられることがあります。

いずれの場合も、高値の状態が継続しない限り、ほぼ心配ありません。

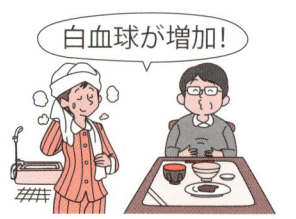
白血球が増加！

血液の検査

血小板数（Plt）

止血機能の状態を確認するための検査

わかる病気 血小板減少症・再生不良性貧血・血小板増多症・慢性骨髄性白血病など

基準値 15万～35万個/μℓ

検査の目的・内容

血小板は、血管に傷ができるとその部分に集まって凝固し、**出血を止める働き**をします。また、血小板内に含まれる**セロトニン**という物質は、出血時に放出されて血管を収縮させ、**出血を抑制**します。さらに、血小板は血液凝固作用をもつ**プロトロンビン**という物質に作用し、別ルートからの**止血作用**にもかかわります。

この検査は、血小板の止血能力の確認や、出血傾向がある場合に、その原因を探る一助にするために行われます。

検査でわかること

血小板は骨髄でつくられているため、異常値が出た場合にまず考えられるのは、**骨髄の機能異常**です。たとえば、骨髄で血小板の母体となる**巨核球**が異常に増殖すると、**血小板増多症**を起こします。逆に、がんや白血病などが原因で骨髄の機能低下が起こると、血小板数は減少します。

血小板の消費量が多くなったり、血管内で大量に破壊されたりすると、血小板数は低下します。**肝硬変**や**特発性血小板減少性紫斑病**、**播種性血管内凝固症候群**が、その典型です。

この検査は、それらの病気を探り出すきっかけとなります。

なお、血小板数が増加していると血栓ができやすくなり、**脳梗塞**や**心筋梗塞**の原因に、また低下している場合は出血傾向が強くなり、**皮膚の出血斑**や**歯肉からの出血**の原因になります。

異常値が出た場合は

血小板数の異常の陰には、何らかの疾患が原因として隠れていることが多いので、高値でも低値でも、明らかな異常値が出た場合は、その**原因疾患を確定診断**し、対応する必要があります。

ココが知りたい！

血小板数が基準値から少しはずれていたら？

血小板数の検査値が基準値を超えていても、50万個/μℓ程度以下であれば、多くの場合、治療の対象にはなりません。また、基準値に満たなくても、10万個/μℓ程度であれば出血傾向は示さず、やはり治療対象にはなりません。ただし、いずれの場合も、異常値を示す原因の究明と経過観察は必要です。

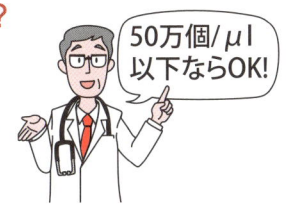

「50万個/μl以下ならOK！」

血液の検査
総コレステロール(TC)

動脈硬化の診断の指標の1つとなる検査

わかる病気 脂質異常症・甲状腺機能異常・糖尿病・肝疾患など

| 基準値 | 140〜220 mg/dℓ | 境界値 | 201〜219 mg/dℓ |

検査の目的・内容

コレステロールは、脂肪の一種です。体内では、**細胞膜の成分**として、また**各種ホルモンの材料**として、とても大切な役割を果たしています。

ただし、その血中濃度が高すぎると、動脈硬化を促進する原因になります。この検査は、とくにその点に注目し、**動脈硬化性疾患を予防**したり、**動脈硬化の進行状態を知る**手だてにする目的で行われています。

血液中を流れるコレステロールにはいくつかの種類がありますが、そのすべてを合わせた量が総コレステロールです。

検査でわかること

検査数値が高い場合は、**動脈硬化の進行**が推測されます。ただし、程度や動脈硬化の進行により引き起こされる病気の有無は、この検査だけではわかりません。

この検査では、高値ばかりが注目されがちですが、低値を示している場合も、重大な病気が進行していることがあり得るので、注意が必要です。

数値の見方

高値の場合

脂質異常症や**家族性高コレステロール血症**などの存在が疑われます。また、原発性胆汁性肝硬変や閉塞性黄疸などの**肝疾患**、**甲状腺機能低下症**、**糖尿病**、肥満などの影響で、高値を示すこともあります。

低値の場合

まず疑われるのは**原発性低コレステロール血症**で、原因となる病気がない形で現れるものです。ほかに、低リポたん

動脈硬化を促進させる原因

- 高コレステロール血症である、または non-HDL コレステロール（次ページ参照）値が高い
- HDL コレステロール値が低い
- 血圧・血糖値・中性脂肪値が高い
- 喫煙習慣がある
- 家族に動脈硬化や動脈硬化性疾患の人がいる（いた）
- 年齢が高くなってきた（男性：45歳以上、女性：55歳以上）

ココが知りたい！

最近注目の「non-HDLコレステロール」とは？

　血液中を流れるコレステロールには、悪玉と呼ばれるLDLコレステロールや、善玉と呼ばれるHDLコレステロールなど、いくつかの種類があります。近年まで、動脈硬化を促進するコレステロールはLDLコレステロールであると認識されてきましたが、最近、non-HDLコレステロールという概念（①〜④など）が注目されています。

① non-HDLコレステロールは、総コレステロール値からHDLコレステロール値を差し引いたもの（non-HDL-C = TC − HDL-C）。

② すべての動脈硬化を起こすコレステロールの総称であり、動脈硬化のリスクを総合的に管理できる指標。

③ LDLコレステロールだけでなく、カイロミクロンやVLDLレムナントなどを含んでいる。

④ non-HDLコレステロールは、食後に測定することができる。

　したがって、今後は、動脈硬化の進行状態を推測する指標として、このnon-HDLコレステロール値が活用されるようになると期待されています。

　なお、non-HDLコレステロールの目標値は、LDLコレステロールの基準値に30mg/dlを加えた数値です。

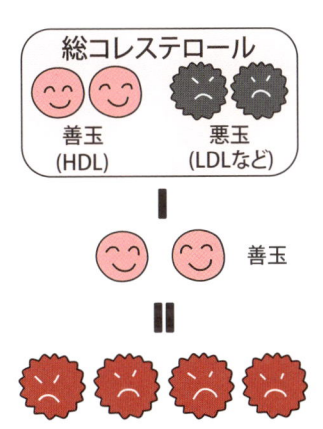

ぱく血症や肝硬変、甲状腺機能亢進症、栄養障害、アジソン病などの影響で、低コレステロールの状態になるケースも考えられます。

異常値が出た場合は

　検査数値が基準値より高くても、境界値の範囲内であれば、**食事内容の改善**などを通じて早期に正常に戻るケースがよくみられます。また、境界値を上回っている場合も、原因として食事をはじめとする不適切な生活習慣がかかわっているケースが多いので、その是正を図ることは大切です。

　ただ、高値といっても、その原因がHDLコレステロール（→ P.42）が多いためであったり、ほかの病気が影響していることなども十分にあり得ることですから、まずは関連検査により高値になる原因を確定させることが必要です。そして、背景となっている病気があることがわかれば、その病気の治療を行うことになります。

　検査数値が明らかに低値である場合や、継続的に低下を続けている場合は、前述のように**肝硬変**などの重大な病気が進行しているおそれがあります。「検査数値が低かったから安心だ」などと安易に考えず、気になる自覚症状はないか自己チェックするとともに、医師から再検査や精密検査の指示があれば、すみやかに対応するようにしましょう。

血液の検査
LDLコレステロール (LDL-C)

動脈硬化の進行を推測するのに役立つ検査

わかる病気 高コレステロール血症・肝疾患・甲状腺機能異常など

基準値	65〜139 mg/dℓ

検査の目的・内容

コレステロールは脂質の一種なので、水（血液）になじみません。そこで、水になじみやすいたんぱく質などと結合することにより、血液中を流れ、全身に運ばれていきます。この結合体を、**リポたんぱく**といいます。

リポたんぱくには、結合しているコレステロールや中性脂肪、リン脂質などの物質の比率の違いにより、いくつかの種類があります（下表参照）。その1つがLDLコレステロールで、**コレステロールの運搬役**を担っています。

コレステロールは身体に欠かせない物質ですが、血液中の濃度が高くなると、動脈硬化を促進するようになります。そのため、LDLコレステロールには「**悪玉コレステロール**」の異名があります。

この検査は、血液中のLDLコレステロールの量を調べることにより、おもに**動脈硬化の進行状態を推測する**ために行われます。

検査でわかること

基準値を上回っている場合は、**動脈硬化が進行しているおそれ**があります。これは、心筋梗塞や脳梗塞などの**動脈硬化性疾患の原因**となる状態です。

検査数値が低ければ、動脈硬化の心配は少なくなります。しかし、全身へのコレステロールの供給に支障が生じていることが推測できますから、低ければよいというわけでもありません。低値の場合

リポたんぱくの種類

種類	成分			役割
	C	TG	そのほか	
カイロミクロン	7%	85%	8%	食物からとり入れた中性脂肪を肝臓や筋肉に運ぶ
VLDL-C	19%	55%	26%	肝臓で合成された中性脂肪やコレステロールを脂肪組織や筋肉に運ぶ
IDL-C	46%	24%	30%	VLDL-CとLDL-Cの中間の形
LDL-C	45%	10%	45%	肝臓で合成されたコレステロールを全身の組織に運ぶ
HDL-C	20%	5%	75%	全身の組織から余分なコレステロールを回収して肝臓に戻す

（C：コレステロール、TG：中性脂肪）

ココが知りたい！

「脂質異常症」とは？

　血液中のおもな脂質には、コレステロールと中性脂肪があります。その2種類の脂質のいずれか、または両方の血中濃度が基準値を外れている場合の総称を、脂質異常症といいます。脂質異常症の診断は、高LDLコレステロール血症、低HDLコレステロール血症、高中性脂肪血症の3つのうちのどれかの形で示されます。

　以前は、総コレステロール値が高い高コレステロール血症も脂質異常症の診断に重要とされていました。しかし、この場合は"善玉"とも呼ばれるHDLコレステロールの検査数値が高いケースが含まれてしまったり、高コレステロール血症より高LDLコレステロール血症と心血管疾患との相関関係のほうが強いことがわかってきたため、脂質異常症の診断という面では、総コレステロール値は重要視されなくなっています。

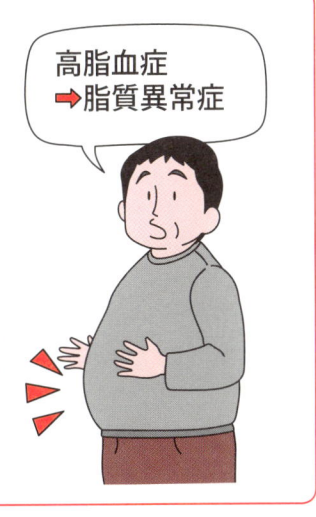

> 高脂血症
> ➡脂質異常症

は、たとえば血管壁が弱くなり、**脳出血**などの原因になることがあります。つまり、高値でも低値でも、血管に悪影響が生じるのです。

数値の見方

高値の場合

　基準値を超えていれば、**高LDLコレステロール血症**と診断されます。検査数値を高くする要因として、コレステロールを多く含む食品のとり過ぎという食生活上の偏りが、まず考えられます。

　また、家族性、つまり遺伝的要因によるケースもあります。とくに検査数値が**180mg/dl以上**の場合は、その可能性が高いといえます。

　そのほか、原発性胆汁性肝硬変（たんじゅうせいかんこうへん）や閉塞性黄疸（へいそくせいおうだん）、脂肪肝、胆石（たんせき）などの**肝疾患**や、**甲状腺機能低下症**（こうじょうせん）、ネフローゼ症候群、クッシング症候群、急性膵炎（すいえん）、糖尿病などが原因となっていることもあります。

低値の場合

　吸収不良症候群や**甲状腺機能亢進症**（こうしんしょう）、**肝硬変**、**劇症肝炎**（げきしょう）、慢性膵炎、アジソン病、低リポたんぱく血症などがあると、検査数値が低くなります。また、一部のがんが原因になることもあります。

異常値が出た場合は

　高値の場合、**コレステロールを多く含む食品を控える**ことが大切です。とくに高値の原因が食生活の偏りにあるのであれば、この食事療法を進めることが、治療の大前提になります。医師や栄養士による食事指導を受け、着実に実行することが必要です。

　ただし、**家族性高LDLコレステロール血症**の場合は、食事療法を行ってもその効果はあまり期待できません。

　高値・低値いずれの場合も、異常値をもたらしている原因を探り、基礎疾患があれば、同時にその治療を進めます。

血液の検査

HDLコレステロール (HDL-C)

動脈硬化のおそれを推測するための検査

わかる病気 脂質異常症・肝機能障害・糖尿病・家族性CETP欠損症など

基準値	男性 40～85mg/dℓ	女性 40～95mg/dℓ

検査の目的・内容

　HDLコレステロールは、血中脂質の運び役である**リポたんぱく**（→P.40）の1つで、リポたんぱくの中では、コレステロールや中性脂肪の含有量が最も少ない存在です。

　大きさも最も小さく、血液中を流れながら血管内や組織内のすき間に入り込んでは、**余分なコレステロールを回収**して肝臓まで送り届けています。このような役割があることから、HDLコレステロールは「**善玉コレステロール**」とも呼ばれています。

　HDLコレステロールの血中量が少ないと、動脈血管壁にたまった余分なコレステロールの回収がうまくできなくなり、**動脈硬化を促進する要因**となります。この検査は、血液中のHDLコレステロールの状態を確認し、LDLコレステロール検査とともに、**動脈硬化の進行の有無を判断する指標**とするものです。

検査でわかること

　この検査で問題となるのは、**数値が低い場合**です。HDLコレステロール値が基準値より低いと、動脈硬化が進行し、それに伴って各種の病気が生じてくる危険性があります。ただ、検査数値がやや低い程度で、総コレステロール値やLDLコレステロール値が基準値の低いレベルにあるようなら、大きな問題はないと考えてよいでしょう。

　検査数値が少々高い場合は、ほぼ問題ないと考えます。しかし、**100mg/dℓを超えている場合**は、なんらかの病気の影響であることも考えられます。

数値の見方

高値の場合

　検査数値が**100mg/dℓ**を超えていると、**高HDLコレステロール血症**と診断されます。極端に高い場合や、検査をするたびに上昇している場合は、**胆汁性肝硬変**（たんじゅうせいかんこうへん）などの存在も考慮する必要があります。

　そのほか、**家族性CETP（コレステロールエステル転送たんぱく）欠損症**という病気も考えられます。これは、HDLコレステロールの機能が遺伝的に低くなっているもので、それを補うために量が増えるものと考えられています。日本人の100人に1人はこの病気であると推測されています。

低値の場合

　HDLコレステロール値が基準値を下回っていれば、それだけで**動脈硬化を進行させる原因**になります。さらに、LDLコ

ココが知りたい！

数値が低い人の食事改善法

　肥満の人は、まず食事量を適正にしてその解消に努めます。油分や砂糖、でんぷんの多い食品を少なくすることから始めましょう。油は、LDLコレステロール値を低下させる働きがあるオレイン酸や、リノール酸を多く含むオリーブ油、サフラワー油、ひまわり油などを選びます。ただし、多量摂取は禁物です。糖尿病の人は、食事療法を確実に実行してください。

　肉と魚をバランスよく食べることも大切です。魚は、LDLコレステロール値を下げたり、動脈硬化を防いだりする効果がある脂肪酸の一種であるEPA（エイコサペンタエン酸）やDHA（ドコサヘキサエン酸）を多く含むいわしやさば、さんまなどの青背のものがよいでしょう。

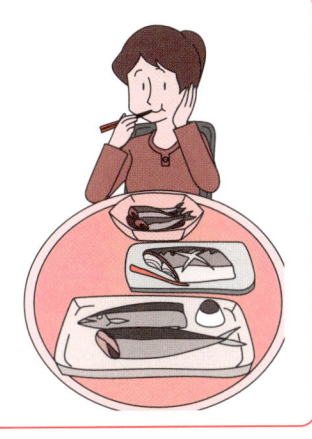

レステロール値または総コレステロール値が高い場合は、動脈硬化を進行させるおそれがいっそう高まります。その結果、**狭心症**や**心筋梗塞**、**脳梗塞**などを発症する確率が、正常な人より高くなります。

　また、**急性肝炎**や**慢性肝炎**、腎疾患、慢性膵炎などの基礎疾患があり、その影響で検査数値が低くなっているおそれも否定できません。

　なお、**喫煙習慣**がある人は、検査数値が確実に低くなります。また、**糖尿病**や肥満、運動不足の人も、検査数値が低くなるおそれがあります。

異常値が出た場合は

　検査数値が低い人は、まず**基礎疾患の有無を確認**し、その存在がわかれば、その病気の治療を行います。

　基礎疾患がとくになければ、生活習慣の改善に取り組む必要があります。まず、喫煙習慣がある人は、必ず**禁煙**を実行しましょう。また、過度の飲酒もよくありません。逆に、適度の飲酒の場合は、HDLコレステロール値を上昇させると報告されています。つねに、また確実に「適度」を守れる人であることが、飲酒の条件になります。

　そのほか、**食事内容の改善、肥満や運動不足の解消**も、HDLコレステロール値を上昇させるうえで、欠かせない要件になります。検査数値が低い人に対しては、これらについて医師や栄養士から具体的な指導やアドバイスがありますから、確実に実行するようにしましょう。

　高値の場合も、まず基礎疾患の有無を確認して、存在していれば、基礎疾患の治療を行います。疾患がとくになく、症状も出ていなければ、治療の対象にはなりません。ただし、定期的な経過観察は必要です。

　家族性CETP欠損症であると診断された場合も、高値の場合と同じ対応となります。ただ、この病気のある人は狭心症や心筋梗塞などを起こしやすいという報告もありますから、その点に注意することが大切です。

血液の検査
中性脂肪（TG／トリグリセライド）

生活習慣病を発病するおそれを推測するための検査

わかる病気 高中性脂肪血症・肥満・糖尿病・脂肪肝・甲状腺機能低下症など

基準値 60〜150mg/dℓ

検査の目的・内容

中性脂肪は、**エネルギー源**として大切な存在であり、身体の各組織を維持し、体温保持や体外からの衝撃の緩和などについても重要な役割を果たしています。

中性脂肪というと、食品としての油が体内で変化したものと思われがちですが、大部分は糖質として食べたものが**体内で貯蔵用のエネルギー源に変化したもの**です。そのため、甘い物ばかり食べている人は、その蓄積が過剰になり、肥満になっていきます。

中性脂肪は、**リポたんぱく**（→P.40）の形で血液中を移動し、身体の各組織へ運ばれていきます。この検査は、血液中の中性脂肪値を調べることにより、中性脂肪の蓄積状態を推定するとともに、その結果として発病しやすい病気の有無を推測するために行われます。

検査でわかること

この検査では、おもに数値が**基準値より高いかどうか**が問題となり、高値を示していると、**動脈硬化を促進する原因**になります。

また、高値になる最大の原因は、多くのケースで過食や過飲、運動不足といった好ましくない生活習慣であるため、**生活習慣病の発病を推測**するのにも役立ちます。

数値の見方

高値の場合

高値を示した場合は、**高中性脂肪血症**と診断されます。この状態が続くと、ま

肥満のタイプ〜「内臓脂肪型」は要注意！

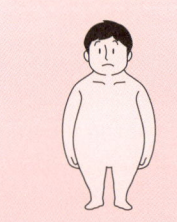

●内臓脂肪型肥満
腹まわりに脂肪がたまりやすい。

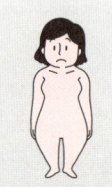

●皮下脂肪型肥満
臀部から太ももにかけての下半身に脂肪がたまりやすい。

とくに生活習慣病を招きやすいのは「内臓脂肪型肥満」。メタボリック症候群の検査で腹囲を測るのは、その判定に必要なため。ただし、食事や運動によって減らしやすいのは内臓脂肪型のタイプ。

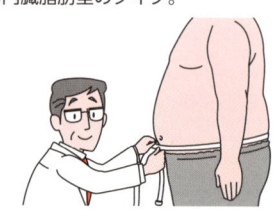

ココが知りたい！

脂肪細胞から分泌される2タイプの物質

　内臓脂肪は、脂肪細胞に蓄えられています。脂肪細胞からは、アディポサイトカインと呼ばれる2タイプの物質が分泌されています。アディポネクチンはそのうちの1つで、細胞のインスリン感受性を高めて糖代謝を促進する、動脈硬化を防止する、血圧の上昇を抑制するなどの働きがあります。生活習慣病の進行を抑える働きをしていることから、"善玉"と呼ばれています。

　ところが、脂肪細胞が巨大化して肥満してくると、アディポネクチンの分泌量が減少し、もう1タイプのレプチンなど4種類の物質が多く分泌されるようになります。こちらは"悪玉"と呼ばれ、アディポネクチンとは正反対の作用をもたらします。肥満は、このような危険を呼び寄せる原因になるのです。

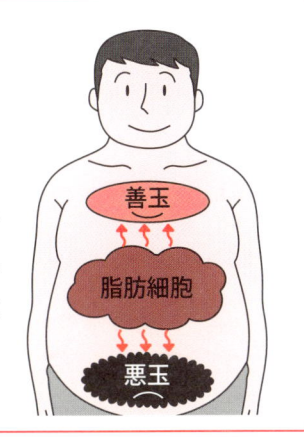

　ず**肥満**へとつながり、前述のように**動脈硬化**が進行していきます。動脈硬化が進行すると、狭心症や心筋梗塞、脳梗塞などの**虚血性疾患**を引き起こす原因になります。検査数値が**400mg/dℓ**を超えていたら、積極的な治療を開始する必要があり、さらに**1,000mg/dℓ**を超えていたら、急性膵炎を起こすおそれが高まります。

　なお、中性脂肪の検査は、**メタボリック症候群**の診断基準の1つとなっています。

低値の場合

　中性脂肪値の検査数値は、おもに高値の場合に活用されるものです。しかし、**慢性肝疾患**や**甲状腺機能亢進症**、吸収不良などが原因となっていることがあり、低ければ問題ないとはいえません。その点には注意が必要です。

🔍 異常値が出た場合は

　高中性脂肪血症と診断されたら、**生活改善に努める**ことが必要になります。

　まず、**食生活の状態をチェック**しましょう。多くの場合、過食・過飲状態が続いているのが原因ですから、それを是正します。

　男性の場合は過度の飲酒、女性の場合は甘い物や果物のとり過ぎがよくみられます。医師や栄養士のアドバイスを参考にしながら、まず食事量を適正にし、食事内容の見直しに取り組んでください。

　運動不足の解消も重要です。運動により消費されるエネルギー量は、思ったほど多いものではありません。しかし、運動する習慣を続けていると、身体が徐々にエネルギーを消費しやすい状態になっていきます。

　とくに、検査数値が**300mg/dℓ**を超えている人や、すでに肥満を指摘されている人は、食事の改善と運動不足の解消に、真剣に取り組むことが求められます。

　検査数値が明らかに低値を示している場合は、その原因を探るため、さらに追加検査を行い、確定診断を得て治療を行うことになります。

血液の検査

空腹時血糖(BG／BS)

糖尿病を発見するきっかけとなる検査

わかる病気 糖尿病・膵疾患・甲状腺機能異常・脂質異常症・肝疾患など

基準値 70～109mg/dℓ

検査の目的・内容

血糖とは、**血液中を流れるブドウ糖**のことです。ブドウ糖は代表的なエネルギー源であり、とくに脳神経は、ブドウ糖だけをエネルギー源にしています。

血糖の血中濃度は、食事や運動などにより、つねに変化しています。食事をすると血糖値は上昇しますが、膵臓からすぐに分泌される**インスリン**というホルモンの働きにより、低下していきます。そのため、血糖値が**140mg/dℓ**を超えることは、ほとんどありません。

一方、血糖値が下がりすぎると、やはり膵臓から分泌される**グルカゴン**や副腎皮質から分泌される**アドレナリン**などのホルモンの働きによって上昇します。このような形で、血糖値は基準値の範囲に調節されているのです。

この検査は、血糖値の調節が正常かどうかを確認するために行われます。検査数値は食事などによって変化しますから、検査はその影響が少ない**空腹時**に行います。ちなみに空腹時とは、9時間以上絶食したあとの状態です。

空腹時血糖検査の判定基準

空腹時血糖値	判定区分
126mg/dℓ以上	糖尿病型(域)
110～126mg/dℓ未満	境界型(域)
100～110mg/dℓ未満	正常高値
100mg/dℓ未満	正常型(域)

(日本糖尿病学会による)

検査でわかること

空腹時血糖値を調べることにより、**血糖の調節機能が正常か**どうかを推測することができます。健康診断などでは、具体的には**高値**であるかどうかに注目します。高値である場合は、まず糖尿病を代表とする**糖代謝の異常**を考えます。

基本的には、「正常型」以外の判定が出た場合は、通常は**空腹時血糖検査**か**経口ブドウ糖負荷試験**（→P.156）を再度行い、その結果から診断します。ただし、1回の検査で「糖尿病型」と判定が出て、体重の減少や口渇、多飲、多尿など、糖尿病特有の症状が現れている場合は、その時点で**糖尿病**であると診断されます。また、空腹時でない時間に検査する随時血糖値が**200mg/dℓ以上**であれば、「糖尿病型」と判定します。

数値の見方

高値の場合

糖尿病のほか、インスリンを分泌して

ココが知りたい！

糖尿病の1型と2型の違いは？

1型糖尿病は、なんらかのきっかけでインスリンをつくる膵臓の組織が破壊されることによって起こります。これにより、インスリンの産生が極度に低下してしまいます。

2型のほうは、おもに食事や運動などの好ましくない生活習慣が原因となって発病するものです。こちらは、早期に生活改善をすることが重要です。

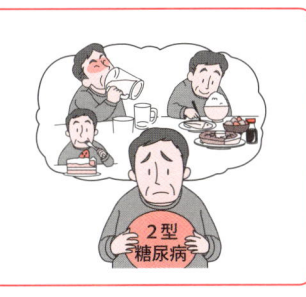

いる**膵臓の異常**が考えられます。また、**甲状腺機能亢進症**、**肝疾患**、**褐色細胞腫**、クッシング症候群、先端肥大症などの病気が原因となり、血糖値が上昇することもあります。

なお、基準値の上限は **109mg/dℓ** となっていますが、**100〜109mg/dℓ** の範囲にある場合は、「**正常高値**」という判定になります。〝糖尿病予備群〟とも呼ばれる「境界型」には至っていないものの、注意が必要なレベルであると考えられ、医師の判断により再検査か経口ブドウ糖負荷試験を行うことがあります。

低値の場合

基準値より低い場合は、**インスリノーマ**（膵臓でインスリンを分泌している細胞に腫瘍ができ、インスリンを多量に放出する病気）、**甲状腺機能低下症**、**下垂体機能低下症**、副腎機能低下症、糖原病、**肝硬変**などが疑われます。いずれも放置してはいけない病気ですから、積極的に追加検査・精密検査を受けるようにしましょう。

🔍 異常値が出た場合は

まず、糖尿病と診断できるか、再検査やグリコヘモグロビン（→P.48）の値から判定します。

糖尿病と診断された場合、それが**どのタイプの糖尿病かを確認する**ことになります。糖尿病には、1型、2型、ほかに原因があるタイプ、妊娠糖尿病という、**4つのタイプ**があります。1型と2型は発病原因がまったく異なるため、治療法の選択も異なります。

1型の場合は、**インスリン注射による薬物療法**を基本にして治療を進めることになります。経口血糖降下薬では効果がありません。

2型糖尿病の場合は、**食事療法と運動療法**が治療の大きな柱になりますが、それだけでは病状が改善されない場合や、合併症の発症や進行が心配される場合は、経口薬やインスリン注射による**薬物療法**が追加されます。ちなみに、全糖尿病患者のうち、**2型の人が95％**を占めています。

ほかの病気の影響で糖尿病と診断された場合は、根本の病気の治療を行い、必要に応じて**薬物療法**を並行して行うことになります。**妊娠糖尿病**は、妊娠中に発見された糖尿病です。妊婦の場合は、胎児に悪影響がおよぶのを避けるため、インスリン注射で血糖値を安定させます。

血液の検査
グリコヘモグロビン(HbA1c)

過去1～2か月の血糖の状態を知る検査

わかる病気 糖尿病・膵疾患・甲状腺機能異常・肝疾患など

基準値 4.6～6.2%

検査の目的・内容

血液中に占める**グリコヘモグロビンの濃度を調べる検査**です。

グリコヘモグロビンは、赤血球に含まれるヘモグロビン（→ P.34）と血糖（→ P.46）が結合した物質です。ヘモグロビンには血糖と結合しやすい性質があり、**血糖値が高い状態が慢性的に続いていると、それに対応してグリコヘモグロビン値も上昇**します。

血糖値は、食事や運動などにより絶えず変化をしていますが、グリコヘモグロビン値は、検査直前のそれらの影響をほとんど受けず、安定しています。そのため、検査日の数日前から暴飲暴食を慎んだり、運動に精を出したりしても、検査数値にはほとんど変化が生じません。

検査でわかること

グリコヘモグロビン値は、赤血球の寿命との関係により、**過去1～2か月の血糖の平均的な状態**を表しています。これにより、糖尿病の人の血糖コントロールの状態を、客観的に確認することができます。たとえば、**6.2%未満**（NGSP）であれば「優」と評価できます。

また、糖尿病の診断する際の判定基準（→ P.46）の一つとしても活用されています。

数値の見方

高値の場合

6.5%以上（NGSP）の高値であれば、

HbA1cの血糖コントロール目標値

血糖正常化をめざす際の目標	合併症を予防する際の目標	治療強化が困難な際の目標
6.0%未満	**7.0%未満**	**8.0%未満**
適切な食事療法や運動療法だけで達成可能な場合や、薬物療法を行っている場合でも副作用なく達成可能な場合の目標	対応する血糖値として、空腹時血糖値130mg/dℓ未満、食後2時間血糖値180mg/dℓが目安	低血糖などの副作用や、そのほかの理由で治療の強化が困難な場合の目標

＊いずれも NGSP 値。
＊治療目標は、年齢、罹病期間、臓器障害、低血糖の危険性、サポート体制の強化などを考慮して、個別に設定。
＊目標値は成人に対するもの（妊娠期を除く）。

高齢者糖尿病の血糖コントロール目標（HbA1c）

患者の特徴・健康状態		カテゴリーⅠ ①認知機能正常 かつ ② ADL 自立	カテゴリーⅡ ①軽度認知障害〜 軽度認知症 または ②手段的 ADL 低下、 基本的 ADL 自立	カテゴリーⅢ ①中等度以上の認知症 または ②基本的 ADL 低下 または ③多くの併存疾患、 機能障害
重症低血糖が危惧される薬剤（インスリン製剤、SU薬、グリニド薬等）の使用	なし	7.0%未満	7.0%未満	8.0%未満
	あり	65歳以上 75歳未満 7.5%未満 （下限6.5%） / 75歳以上 8.0%未満 （下限7.0%）	8.0%未満 （下限7.0%）	8.5%未満 （下限7.5%）

日本糖尿病学会

＊ ADL（Activity of Daily Life）は日常生活動作。

糖尿病が強く疑われます。経口ブドウ糖負荷試験（→ P.156）や血糖値の結果により、確定診断が行われます。

また、**甲状腺機能亢進症**や異常ヘモグロビン症、褐色細胞腫などが原因となり、高値を示しているケースもあります。

低値の場合

基準値より明らかに低い場合は、**高インスリン血症**や**インスリノーマ**などの疑いがあります。また、貧血が原因で低値を示すこともあります。

🔍 異常値が出た場合は

高値になるのは、過去1〜2か月の間、血糖値が高い状態にあることの証拠であり、その原因は**糖尿病であることがほとんど**です。二次検査を受けるように指示があったら、必ずそれに従い、診断を確定させましょう。

糖尿病は一生つき合っていくタイプの病気ですが、**血糖コントロールを確実に行っていれば、健康な人と同じ状態を一生維持していける病気**でもあります。とくに早期に発見し、まだ軽症のうちに食事療法と運動療法を中心とした治療を開始すれば、生活習慣の注意のみでのコントロールが可能です。

食事療法と運動療法だけでは血糖値が安定しない場合は、経口血糖降下薬やインスリン注射などの薬物療法により、対応することができます。

ただし、対応が不適切であると、さまざまな合併症に見舞われる危険が生じます。合併症の中には、網膜症や神経障害など、生活の質に大きな影響をおよぼす病気や、ひどい場合には命にかかわる腎症などの病気も含まれています。

グリコヘモグロビン検査で高値が出たら、すみやかに二次検査を受けることが大切です。

血液の検査

尿酸(UA)

痛風の診断に欠かせない検査

わかる病気 高尿酸血症・痛風・腎結石・尿路結石など

基準値	男性 3.0～6.9 mg/dℓ	女性 2.5～6.0 mg/dℓ

検査の目的・内容

尿酸は、細胞の核酸（DNA・RNA）の成分である**プリン体**が、細胞が古くなって分解される際に、一緒に分解されてできる物質です。また、プリン体を含む食品の摂取によっても体内に入ります。ふつう、その産生と排出の量は一定の範囲で保たれているため、血液中に存在する量も、基準値の範囲内で推移しています。

尿酸は**痛風**の原因物質であるため、この検査を行い、血中濃度を確認します。

検査でわかること

基準値の上限は、尿酸の血液中での**飽和濃度**に相当します。つまり、その数値を超えると、それ以上は血液に溶け込めなくなり、各関節や腎臓、尿路などに沈着していきます。**関節部に沈着すると痛風**を起こし、**腎臓や尿路に沈着すると結石**になります。

この検査により血中尿酸値はわかりますが、この検査だけでは、数値を上昇させている原因までは判明しません。

数値の見方

高値の場合

尿酸値が高いと、**高尿酸血症**であると診断されます。その結果として、関節に鋭い針状の結晶物ができ、**痛風**が始まります。

尿酸値を高める原因には、**尿酸の産生が高くなる**場合と、**尿酸の排泄量が低下する**場合の2通りがあります。また、プリン体を多く含む食品を好んで口にしている場合も、尿酸値を高くします。

尿酸の産生を多くする原因としては、悪性リンパ腫や骨髄腫、白血病、溶血性貧血、甲状腺機能低下症などの存在が上げられます。また、慢性腎不全や脂質異常症などがあったり、利尿薬を内服していたりすると尿酸の排泄量が低下し、尿酸の血中濃度が上昇します。

低値の場合

低値の状態が続く場合は、**低尿酸血症**と診断されます。多くは腎性低尿酸血症であり、腎臓での再吸収障害が原因です。また、重症の肝疾患やキサンチン尿症、ウィルソン病などが原因となっているケースがあります。

なお、**尿路結石**や運動後急性腎不全を起こしやすいといわれています。

異常値が出た場合は

尿酸値は、つねに変化しています。したがって、1回の検査で高値が出た場合は、複数回の検査を行い、高尿酸血症の診断を確定します。

ココが知りたい！

高尿酸血症は遺伝する？

　高尿酸血症は、遺伝によって発病するケースもあります。ただし、この場合、高尿酸血症そのものが遺伝するのではなく、尿酸値が高くなりやすい体質が遺伝すると考えたほうがよいでしょう。

　したがって、食事内容に注意するなど、家族性高尿酸血症の発症誘因を遠ざけていれば、高尿酸血症を発症する危険性はかなり低くなります。親子など同じ血縁の人たちも、同様の注意を払うことが大切です。

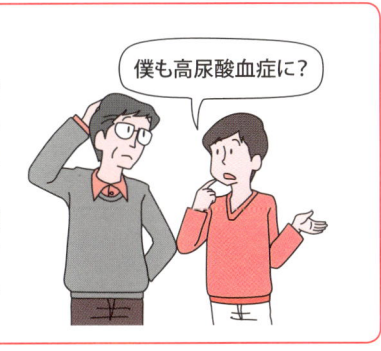

「僕も高尿酸血症に？」

　高尿酸血症と診断されたら、痛風などの症状の有無にかかわらず、まず**食事療法**を行うことが求められます。

　食事療法では、**プリン体を多く含む食品の摂取を減らす**ことと、**アルコール類の飲用をできるだけ減らす**ことがポイントとなります。アルコール類では、とくにビールはプリン体を多く含むので、摂取量を減らすことが肝心です。

　そのほか、水分を積極的にとって尿量を増やす、野菜を中心とするアルカリ性食品を多くとり、尿をアルカリ性に保つ、などの努力も必要です。

　また、適度に運動する習慣を心がけたり、上手にストレスを解消したりすることも、治療効果を高めます。

　食事療法などだけでは不十分な場合は、**薬物療法**も行われます。尿酸の産生を抑える薬、尿酸の排泄を促進する薬、尿をアルカリ性にする効果が期待できる薬などが使われます。

　高値・低値とも、ほかの病気が尿酸値の異常の原因になっていることが考えられる場合は、その確定診断を得て、その病気の治療を行うことになります。

プリン体を多く含む食品の例

きわめて多い食品	可食部100g当たりのプリン体含有量 ➡ 300mg以上
	●煮干し
	●かつおぶし
	●あんこうの肝
	●干ししいたけ
	●鶏レバー
	●まいわし（干物）
多い食品	可食部100g当たりのプリン体含有量 ➡ 200〜300mg
	●豚レバー
	●大正えび
	●まあじ（干物）
	●牛レバー
	●かつお
	●さんま（干物）

（公益財団法人痛風財団「食品・飲料中のプリン体含有量」による）

血液の検査　尿酸（UA）

血液の検査

AST（GOT）／ALT（GPT）

肝機能異常の手がかりを得るための検査

わかる病気 肝疾患・心筋梗塞・筋ジストロフィーなど

基準値	AST 14～32 IU/ℓ	ALT 8～41 IU/ℓ

検査の目的・内容

AST（アスパラギン酸アミノトランスフェラーゼ）とALT（アラニンアミノトランスフェラーゼ）は、ともに**アミノ酸の生成**にかかわる酵素で、以前、ASTはGOT、ALTはGPTと呼ばれていました。ASTは、肝臓や心筋、骨格筋、腎臓など、さまざまな組織の細胞に存在しています。ALTも各所に存在していますが、とりわけ肝臓に集中しています。

ASTとALTが存在している細胞が破壊されると、これらが血液中に漏れ出てきます。この検査は、身体のどこかに**細胞を破壊するような異常が起きていないか**を探るために行われます。

検査でわかること

ASTとALTは、一般的に同時に調べます。どちらも明らかな高値を示している場合、まず疑われるのは**肝臓の病気**です。とくに、ALTの検査数値が高いときは、**肝疾患**の疑いが高くなります。

ASTのほうが高値を示している場合は、肝臓のほか、**心筋や骨格筋、血液の異常**なども考えられます。

数値の見方

ASTとALTの検査数値が基準値より高い場合は、まず**肝疾患**を考えます。どちらの検査数値も、軽度の上昇では、どのような病気を発症しているかの判断は難しいのですが、中等度または高度の上昇を示している場合は、具体的な病気を絞り込むことができます。

さらに、ASTとALTの上昇の度合いを比較（**AST/ALT比**：下表参照）してチェックすれば、より絞り込むことが可能です。また、検査数値の高さや上昇のしかたの速さは、病気の重症度を反映しています。

とくにASTの数値の高さが目立つ場合は、**心筋梗塞**や**筋ジストロフィー**、甲状腺機能亢進症、大量出血など、**肝疾**

AST/ALT比による疑われる病気

AST/ALT比		疑われるおもな病気
AST＞ALT	急性肝炎、 アルコール性肝炎	肝硬変、肝臓がん、心筋梗塞、進行性筋ジストロフィーなど
AST＜ALT		慢性肝炎、劇症肝炎の後期、脂肪肝、急性胆管炎など

ココが知りたい！

肝臓病の食事療法

肝臓病の食事療法では、糖質、たんぱく質、脂質のバランスのとれた、適正エネルギー量の食事を、規則正しくとることが基本になります。慢性肝炎の人は、その形で食生活の改善を行いましょう。アルコール制限も重要です。とくに脂肪肝やアルコール性肝障害の人は、禁酒をすることが大前提になります。肥満を伴っている人の場合は、摂取エネルギーを標準体重に合った量にすることが必要です。

肝硬変の人の場合は、病態や合併症の有無などにより食事療法の方法が変わってきますから、医師・栄養士の指導を受け、実行するようにしましょう。

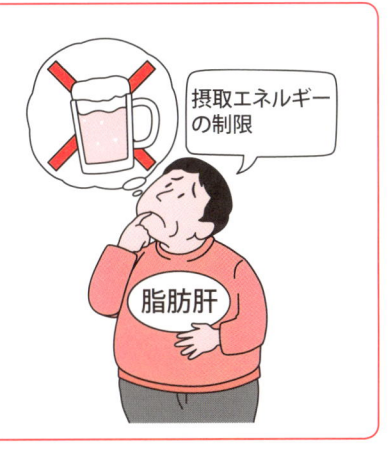

異常値と疑われる病気の関係

（検査数値の単位：IU/ℓ）

	検査数値	重症度	疑われるおもな病気
AST	33～100	軽度	慢性肝炎、肝硬変、脂肪肝、アルコール性肝炎、薬物性肝障害、心筋梗塞、溶血など
	101～500	中等度	急性肝炎、慢性肝炎、アルコール性肝炎、肝臓がん、心筋梗塞、進行性筋ジストロフィーなど
	501以上	高度	劇症肝炎、急性肝炎、心筋梗塞、大量出血など
ALT	42～100	軽度	慢性肝炎、脂肪肝、アルコール性肝炎、肝硬変、薬物性肝障害、急性胆管炎、胆石など
	101～500	中等度	急性肝炎、慢性肝炎など
	501以上	高度	急性肝炎、劇症肝炎、慢性肝炎の急性増悪期など

患以外の病気の可能性もあります。いずれにしても、確定診断を得るには、精密検査が必要になります。

なお、数値が低い場合は、ふつう問題視しません。

異常値が出た場合は

慢性肝炎の場合は、医師などから病態に応じた食事や生活、経過観察（定期的な通院）などについての指導がありますから、指示に従い、実践していく必要があります。

とくに、**アルコール性肝炎**や**脂肪肝**では、**禁酒を実行する**ことが治療の大前提になります。

また、病態にもよりますが、肝臓への負担を減らすため、睡眠を十分にとる、ストレスをためない、規則正しい生活をするなどの**生活改善**を行うことも求められます。

血液の検査
γ-GTP

アルコール性肝障害の診断に欠かせない検査

わかる病気 アルコール性肝炎・脂肪肝・肝硬変・急性肝炎・慢性肝炎など

基準値	男性 11〜95 IU/ℓ	女性 8〜24 IU/ℓ

検査の目的・内容

γ-GTP（ガンマ-グルタミルトランスペプチダーゼ）は、**たんぱく質を分解する酵素**の一種です。腎臓に最も多く存在しているほか、膵臓や脾臓、肝臓、小腸など、多くの臓器にも分布しています。

腎臓に多いγ-GTPですが、肝臓や胆道で障害が発生すると血液中に漏れ出てきます。腎障害などでは、その血中濃度の上昇は顕著ではありません。

γ-GTPは、肝臓の細胞がアルコールや薬物などによって壊されると、生成量が多くなるため、血液中にあふれ出てきます。そのため、**アルコール性肝炎**の診断に役立つ指標となります。

ちなみに、飲酒量とγ-GTP値とは、明らかな相関性を示します。

検査でわかること

γ-GTP値が基準値を超えていたら、**アルコール性肝障害**を疑います。ただ、一般的にASTやALTなどとともに肝機能検査の1つとして行われるため、たとえばγ-GTPとASTの判定が高度でALTが中等度であれば**アルコール性肝炎**を疑い、γ-GTPが軽度でASTとALTが中等度であれば**慢性肝炎**や**肝硬変**を疑うなどというように、それらの数値と比較検討することにより、疑われる病気の絞り込みが行われます。

γ-GTP値の判定

（単位：IU/ℓ）

数値	重症度の判定
基準値の上限〜100	軽度
101〜200	中等度
201〜500	高度
501以上	超高度

数値の見方

高値の場合は、前述のようにアルコールを長期間、多飲していたことによる**肝炎**が考えられます。そのほか、肝臓がんや急性肝炎、慢性肝炎、肝硬変、胆道閉塞、薬剤性肝障害などの**肝疾患**があると、数値が上昇します。

数値の高さ（重症度の判定）は、その後の治療の必要性をも示しています。一般的な目安としては、軽度の判定なら、ほかに問題がない限り、**食事や飲酒を中心とした日常生活の改善**で対応します。中等度以上になると、**医療施設での治療**が必要になります。

肝疾患以外では、急性心筋梗塞や脳血管疾患、慢性膵炎、膵臓がん、糖尿病などが原因で高値を示すことがありますが、ふつうはそれらの病気の診断に、

ココが知りたい！

「薬剤性肝障害」とは？

薬の多くは、肝臓で代謝されて排泄されますが、薬の中には、肝臓に悪影響をおよぼすものがあり、これが薬剤性肝障害です。

薬剤性肝障害には、アレルギー性のものと中毒性のものがあります。アレルギー性では、服用した薬が原因で肝臓にアレルギー反応が生じるもので、人によって薬の種類が異なります。中毒性では、多くの場合、肝臓の処理能力を上回る量の薬の使用で生じるものです。おもに抗生剤や鎮痛薬の過剰服用によるケースですが、どの薬でも過剰に服用すれば起こり得ます。

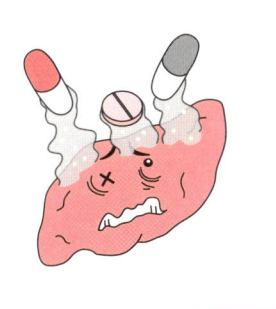

肝機能回復後の飲酒の適量

ビール	日本酒	ワイン	焼酎	ウィスキー
中ビン1本	1合	グラス2杯	120㎖	ダブル1杯

※週に2日以上の「休肝日」を設けましょう。
※ごくたまになら、この2倍量まで可。この量で不満なら、禁酒を続ける決心をしましょう。

γ-GTPの数値が活用されることはありません。

なお、検査数値が低い場合は、とくに問題視しません。

🔍 異常値が出た場合は

多くの場合、異常値が出るのは、**薬剤性肝障害**か、**アルコール性肝炎・脂肪肝**によるものです。ともにその診断が確定したら、**禁酒**を実行することが必要になります。アルコール性の脂肪肝の場合は、禁酒を続けるだけで、肝機能を健康のときと同じ水準まで回復させることが可能です。

肥満の人の場合は、肥満の解消で、さらに確実な効果を得ることができます。アルコールを口にしないのにγ-GTP値が高い人の場合、**肥満が高値の原因**になっているというケースもあります。

禁酒は、アルコール性肝炎や脂肪肝、薬物性肝障害以外の肝疾患に対しても有効ですから、検査をして肝機能の低下を指摘されたら、禁酒を励行するようにしましょう。肝炎の段階で禁酒を行わないと、**肝硬変へと進行**するおそれが高くなります。肝臓は再生能力のある臓器ですが、肝硬変になると組織の再生はできなくなります。

なお、女性の場合、**女性ホルモンの影響**によりγ-GTPの数値が低くなりますが、安心してはいけません。男性の3分の2の飲酒量で**アルコール性肝炎**を発病するという報告があります。また、閉経後は女性ホルモンの影響が少なくなるため、数値が急上昇しやすいことも、覚えておきましょう。

血液の検査

総ビリルビン（T-Bil）

肝機能異常の診断に活用する検査

わかる病気 急性肝炎・劇症肝炎・肝硬変・黄疸など

基準値	総ビリルビン 0.2～1.2 mg/dℓ	直接型ビリルビン 0～0.2 mg/dℓ以下	間接型ビリルビン 0.2～1.0 mg/dℓ以下

検査の目的・内容

　ビリルビンは、寿命を迎えた赤血球に含まれる**たんぱく質（ヘムたんぱく）が脾臓で分解されてできる物質**です。ビリルビンは、その後、肝臓でたんぱく質と結合し、**胆汁の成分（胆汁色素）**として胆管から十二指腸へ入り、食品中の脂肪の消化にかかわりながら便に含まれて排泄されるほか、ごく一部は血液中を流れ、腎臓から尿中に排泄されます。

　肝臓に機能低下をもたらす疾患が起こると、ビリルビンが血液中に多く流れるようになります。この検査によって血液（血清）中のビリルビン濃度を調べ、**肝臓の異常を知る指標**とします。

　検査対象となるビリルビンには、肝臓で処理される前の形（**間接型ビリルビン：I-Bil**）と処理されたあとの形（**直接型ビリルビン：D-Bil**）の2種類があり、その合計を**総ビリルビン（T-Bil）**と呼んでいます。赤血球は脾臓などで分解されているため、肝臓に届く前から血液中に存在しています。ただし、検査では総ビリルビン値と直接型ビリルビン値を測定し、その差を計算して、間接型ビリルビン値としています。

検査でわかること

　総ビリルビン値の上昇は、**肝臓や胆道・胆管の異常**を示唆します。

　高値を示している場合は、間接型と直接型のどちらの数値がとくに上昇しているかに着目します。肝臓で処理される前の間接型ビリルビン値がより多く上昇していたら、**肝疾患以外の病気**が原因になっているおそれも少なくありません。肝臓で処理されたあとの直接型ビリルビン値の上昇が目立つ場合は、**肝臓や胆道・胆管系の病気**である可能性が高くなりま

ビリルビンの異常値と疑われる病気

（高値のみ）

異常値を示すビリルビン	疑われるおもな病気
総ビリルビン 直接型ビリルビン	急性肝炎、劇症肝炎、アルコール性肝炎、慢性肝炎の急性増悪期、肝硬変、閉塞性黄疸、胆石、胆汁うっ帯、体質性黄疸など
間接型ビリルビン	劇症肝炎、溶血性貧血、甲状腺機能低下症、敗血症、肺梗塞、体質性黄疸、大量内出血など

ココが知りたい！

「尿ビリルビン検査」もある

この項で解説しているのは、血液中のビリルビンを調べる検査ですが、もう１つ、尿中のビリルビンを調べる方法もあります。両者を区別するために、前者は「血清ビリルビン検査」、後者は「尿ビリルビン検査」と呼ばれます。

尿ビリルビン検査は定性検査で、基準値は「陰性（−）」です。尿ビリルビンは、血清の総ビリルビンが 2.0mg/dℓ 以上になると「陽性」（異常値）を示します。陽性を示した場合に考えられる病気は、血清の総ビリルビン値上昇の場合と同じです。

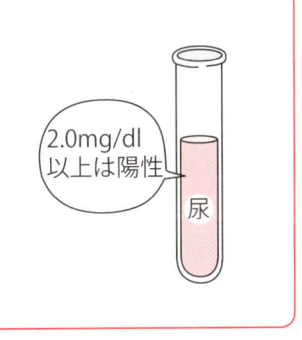

（図：2.0mg/dℓ 以上は陽性／尿）

す。この比較検討により、次に行う確定診断のための検査の種類なども決まってきます。

数値の見方

高値の場合

総ビリルビン値の上昇は、直接型ビリルビンまたは間接型ビリルビンが上昇するときにみられます。直接型ビリルビンは、急性肝炎や劇症肝炎、肝硬変など、**肝機能低下を招く病気**があると上昇します。また、胆管炎などに伴う胆汁うっ帯など、**胆汁の流れが妨げられている場合**も高値を示します。

間接型ビリルビン値の上昇は、**劇症肝炎**のほか、甲状腺機能低下症、敗血症、肺梗塞、溶血性貧血など、**肝臓以外の病気**でもみられるものです。

ビリルビンは**黄疸**の症状を現す色素で、総ビリルビン値が 2〜3mg/dℓ 以上になると眼球の結膜が黄色くみえるようになります。さらに高値になれば、皮膚も黄色みを帯びてきます。

低値の場合

検査数値が基準値より低い場合は、とくに問題視しませんが、**鉄欠乏性貧血**などが原因になっていることがあります。

異常値が出た場合は

肝疾患の疑いがあれば、すぐに関連検査により確定診断を得て、**その疾患の治療**を始めることが大切です。そうしないと、肝機能の低下はさらに進行し、**肝硬変**に至ることもあります。

黄疸の症状が出ている場合は、検査を受けたかどうかにかかわらず、医師の診察を受けることも大切です。黄疸の中には、**体質性黄疸**といって、肝機能の体質的性格により、黄疸症状を呈するケースもあります。この場合、実際に総ビリルビン検査では高値を示しますが、肝機能が低下しているというわけではなく、治療の必要もありません。

なお、みかんなどをたくさん食べると皮膚が黄色みを帯びることがありますが、これは黄疸ではありません。みかんに含まれるカロテンが血中に排出され、蓄積することによって皮膚が黄色みを帯びてくるのです。このような症状を**柑皮症**といいます。

血液の検査

血清総たんぱく(TP)

栄養状態や肝臓・腎臓などの疾患の状態を知る検査

わかる病気 慢性肝炎、悪性腫瘍、急性肝炎、急性腎炎、ネフローゼ症候群など

基準値 6.0〜8.0 g/dℓ

検査の目的・内容

食品に含まれるたんぱく質は、体内で一度**アミノ酸**となり、おもに肝臓で身体に必要な形のたんぱく質に再合成され、血液中を流れていきます。**再合成されたたんぱく質の血清中の量（濃度）を調べる検査**が、血清総たんぱく検査です。

血液中のたんぱく質の大半は、**アルブミンとグロブリン**です。アルブミンは、身体の組織にたんぱく質を供給したり、各種の物質と結合して運搬したり、浸透圧にかかわったりする重要なたんぱく質です。グロブリンは、免疫にかかわっているたんぱく質です。

肝臓などに何らかの疾患が生じ、肝機能に変化が起こると、その影響によって血清総たんぱくの濃度が変化します。また、たんぱく質を排泄する腎臓の機能に異常が生じても、たんぱく質の濃度が変化します。さらに、さまざまな疾患から数値は変化します。この検査により、血清総たんぱくの濃度変化を調べ、病気発見の手がかりを得ます。

検査でわかること

血清総たんぱくの検査数値に異常があるのは、多くの場合、たんぱく質を合成している**肝臓**か、排泄器官である**腎臓**に異常が生じていることを示しています。

代表的な血清たんぱく

種類	おもな役割
アルブミン	血液の浸透圧の維持、さまざまな物質の運搬、組織へのアミノ酸の供給
γ-グロブリン	抗体として侵入した異物を攻撃
フィブリノーゲン	血液凝固
アンチトロンビンⅢ	抗血液凝固
リポたんぱく	脂質の運搬
トランスフェリン	鉄の運搬
セルロプラスミン	銅の運搬

＊血液中を流れるたんぱく質の種類はきわめて多く、100種類を超えます。そのうち、60％以上を占めるのがアルブミンです。

ココが知りたい！

ちょっとしたことで数値は変動する

血清総たんぱくの検査値は、身体に異常がなくても、さまざまな要因によって変動します。

たとえば、早朝は低値に、夕方は高値になります。また、横になって採血したほうがより低値を示します。夏には低値を、冬には高値を示す傾向があります。年齢の影響もあり、新生児・幼児や高齢者は、わずかに低値を示すのがふつうです。

変動が基準値の範囲内であったり、基準値を少し超えている程度では、ほとんどの場合、大きな問題となりません。

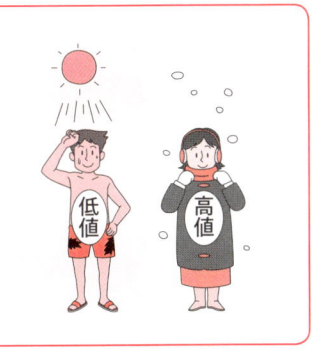

この検査で、どのような異常が生じているのかはわかりませんが、異常を発見するための手段として、この検査はきわめて有用です。

この検査では、血清中のすべてのたんぱく質濃度を調べますが、異常値が出た場合は、アルブミンとグロブリンの変化のしかたを確認します（→P.88）。これにより、発病していると推測される病気の範囲を、さらに絞り込むことができます。

数値の見方

高値の場合

検査数値が **8.5 g/dℓ以上** で、**高たんぱく血症** と診断します。この場合、最も疑わしいのは **慢性肝炎** です。また、肝臓がんを含む各種の **がん** や **骨髄腫**、γ-グロブリン血症、慢性感染症、膠原病などの疾患が高値の原因になっている場合もあります。

低値の場合

検査数値が **6.0 g/dℓ未満** で、**低たんぱく血症** と診断します。低値を示す代表的な病気は、急性肝炎や肝硬変などの **肝疾患** と、急性腎炎やネフローゼ症候群などの **腎疾患** です。そのほか、本態性低たんぱく血症や **急性感染症**、吸収不良、たんぱく漏出性胃腸症、甲状腺機能亢進症などが低値の原因になっている場合もあります。

異常値が出た場合は

検査数値がわずかに異常値を示している場合は、高値・低値にかかわらず、**経過観察** となるのが一般的です（上記「ココが知りたい！」を参照）。ただし、血清総たんぱく検査以外の肝機能にかかわる検査でも異常値が出ている場合は、関連検査を行い、病気の有無なども含めた確定診断を行うことが必要です。

明らかな異常値が出ている場合は、二次検査や精密検査などにより、病気の診断を行うことになります。なお、この検査だけで診断することはありません。

栄養不良による **低たんぱく血症** と診断された場合は、食事からエネルギー（カロリー）をしっかりとることが必要です。医師・栄養士から食事指導をきちんと受け、着実に実行するようにしましょう。

血液の検査

血清クレアチニン(Cr/CRTNN)

腎機能の状態を知る指標となる検査

わかる病気 急性腎炎・慢性腎炎・糸球体腎炎・腎盂腎炎・腎不全など

基準値	男性 0.61〜1.04mg/dl	女性 0.47〜0.79mg/dl

検査の目的・内容

クレアチニンは、筋肉のたんぱく質(アミノ酸)がエネルギー源として使われたあとにできる**老廃物の一種**です。クレアチニンは、血液によって腎臓へと運ばれ、尿に混じって排泄されます。

腎臓に機能障害が起こると、腎臓のろ過機能が低下して、クレアチニンの血液中の濃度が高くなります。この検査は、**腎機能に異常がないか**どうかを探るために行われます。

検査でわかること

この検査で高値が出た場合は、**腎機能を低下させる病気**が存在していることを示しています。ただ、どのような病気が起きているかの判断は、この検査だけではできません。

また、腎臓は予備能力がきわめて高い臓器で、この検査で異常値がみられないからといって、腎機能低下を招く病気が存在しないという根拠にはなりません。逆の見方をすると、クレアチニン値が高値を示していれば、高い確率で腎臓に障害が起きていることが推測できます。この検査で基準値を少しでも上回っている場合、**腎機能は50%以上低下している**といわれています。

検査数値が基準値より低い場合は、腎機能の異常より、まず**筋肉の異常**を推測します。何らかの原因によって、筋肉でクレアチニンが生まれにくい状態が起きているおそれがあるということです。

数値の見方

高値の場合

検査数値が高い場合は、**腎機能が明ら**

クレアチニンクリアランスの基準値

(ml/分)

年齢	男性	女性
40歳以下	111.4〜121.6	111.1〜118.9
41〜50歳	104.6〜114.8	87.9〜96.1
51〜60歳	92.1〜103.1	78.9〜88.1
61〜70歳	90.1〜102.1	74.9〜81.3
71歳以上	79.5〜91.5	

＊検査前2日間は、たんぱく質についての摂取量の制限(40〜50g/日)があります。

ココが知りたい！

検査値を左右する病気以外の要因

クレアチニンは筋肉の活動の結果として生まれてくるものですから、血液中のクレアチニン量は、筋肉量が多い人ほど多くなります。女性は、ふつう男性より筋肉量が少ないため、基準値も低く設定されています。また、小柄な人ほど低くなります。そのほか、加齢や妊娠により低値を示したり、肉食の多い人ほど高値を示したりすることもわかっています。

ただし、そのような要因によって基準値を大きく超えることはありません。

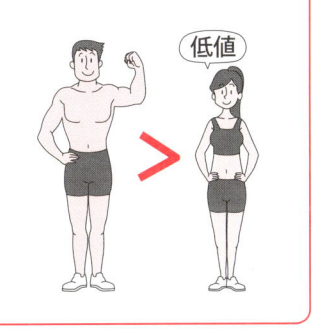

かに低下していると判断できます。急性腎炎、慢性腎炎、糸球体腎炎、腎盂腎炎、腎不全、腎臓結石など、**腎疾患全般で腎機能の低下**が起こります。

腎疾患以外では、前立腺肥大、末端肥大症、心不全、脱水などによって高値を示すことがあります。

なお、検査数値が男性で**1.4mg／dℓ以上**、女性で**1.1mg／dℓ以上**を示している場合は、ただちに精密検査を受け、診断を確定させたうえで治療を始める必要があります。

低値の場合

筋ジストロフィーや多発性筋炎などの**筋肉の疾患**が考えられるほか、初期の糖尿病腎症、尿崩症などでも低値になります。また、妊娠中や多量出血のあとにもみられる症状です。

異常値が出た場合は

検査数値が高い場合は、腎機能の状態をさらに詳しく調べるために、**クレアチニンクリアランス**を調べることがあります。

クレアチニンクリアランスは、**腎臓の血液清掃率（ろ過率）**、つまり腎臓のろ過機能のことで、24時間蓄尿（または1〜2時間蓄尿）を行って尿中に出てきたクレアチニンの全量を調べ、それと尿量、血清クレアチニンの検査値を、一定の計算式に当てはめて算出します。

また、腎機能を調べる代表的な検査である**血液尿素窒素**（→P.62）の検査値との比較検討も行われます。これにより、腎機能の異常の程度を確認したり、診断の幅を狭めたりすることができます。

診断が確定したら治療が始まりますが、腎機能異常の治療には、医師の指示による治療のほか、食事療法も必要になります。

腎機能が低下している人の食事は、「**低たんぱく・高カロリー・減塩**」が基本です。たんぱく質を制限するのは、腎臓にかかる負担を減らすためで、減塩の程度は病気の進行状態により変わります。低たんぱく食にするとカロリーが不足することがあるので、カロリーはしっかり確保することが必要です。食事内容や栄養バランスのとり方については、栄養士などの指示に従ってください。

血液の検査

血液尿素窒素（BUN）

腎機能の異常をとらえる検査

わかる病気 腎不全・閉塞性尿路疾患・肝不全など

基準値 10～24 mg/dℓ

検査の目的・内容

　たんぱく質がエネルギー源として消費されると**アンモニア**ができます。これは有害な存在なので、肝臓で**尿素**などに分解されますが、その尿素に含まれる成分の１つが**窒素**で、これを**尿素窒素**と呼んでいます。

　尿素窒素は、肝臓を出たあと、血液によって腎臓へと運ばれ、尿に混じって排泄されます。この血液中の尿素窒素が、血液尿素窒素です。

　この検査は、**腎臓の異常の有無**を推測するために行われます。

検査でわかること

　血液尿素窒素が高値を示す原因としてまず考えられるのは、排泄する場所である**腎臓のろ過機能の低下**です。

　逆に低値の場合は、尿素窒素の発生場所である**肝臓の機能低下**が、まず考えられます。つまり、肝臓がアンモニアなどの分解を適切に行えない状態になっているということです。

　このように、高値・低値ともに、何らかの異常が起きていることは推測できるのですが、どのような病気が発症しているのかということまでは、この検査では

腎機能評価の指針（BUNとCrの比）

● 血液尿素窒素（BUN）検査で高値を示している場合、血清クレアチニン（Cr）値との比を調べて、腎機能評価の指針とします。

基準値：BUN÷Cr＝10

数値	10 未満	10 超
推測できる疾患と原因	腎臓の疾患 ● 低たんぱく食	腎臓以外の疾患 ● 心不全 ● 脱水症 ● たんぱく質の過剰摂取 ● 消化管出血

＊「10 未満」なら腎臓病、「10 超」なら腎臓以外の病気をまず疑いますが、必ずそうであるとは限りません。

ココが知りたい！

高値を示す病気以外の要因は？

血液尿素窒素の検査数値は、50歳を過ぎたころから上昇するのがふつうです。

また、一般的に男性は女性より10％程度高値を示し、生理直前の女性では同程度まで高くなることがわかっています。激しい運動のあとや発熱時、下痢をしているときなどでも同様に数値が高くなります。

いずれの場合も、大きな変動ではないことが大半で、心配ありません。

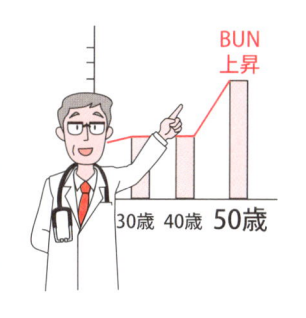

わかりません。

血液尿素窒素検査は、**血清クレアチニン検査**（→P.60）と並ぶ代表的な腎機能検査ですが、血液尿素窒素の場合、食事内容や体調、運動などの影響を受けて数値が変動しやすいという性質があり、その点に対する注意は必要です。

数値の見方

高値の場合

腎機能の低下をもたらす**腎不全**や、尿路に支障が生じる**閉塞性尿路疾患**が考えられます。この場合、検査数値は病気の進行の度合いをある程度反映しています。

一般的に、検査数値が**30mg/dℓ以上**であれば、再検査か精密検査を行うことになります。

腎臓の病気以外では、糖尿病や甲状腺機能亢進症、悪性腫瘍、感染症、消化管出血などが、高値の原因となるケースもあります。

低値の場合

肝硬変や**劇症肝炎**などによる**肝不全**が考えられます。肝臓がんでも低値を示すほか、尿崩症などの影響で低値を示すこともあります。

異常値が出た場合は

腎臓は予備能力が高い臓器です。そのため、何らかの病気の影響により、血液尿素窒素検査の数値が基準値を明らかに外れている場合でも、病状がかなり進行するまで**自覚症状がほとんどない**というケースが多いといえます。

検査数値が明らかに異常を示している場合は、人生に重大な影響をおよぼす疾患が潜んでいることが考えられますので、自覚症状がなくても放っておいてはいけません。

検査数値がわずかに基準値を上回っている場合は、たんぱく質の多い食事を習慣的に続けてきたためというケースがあります。

逆に、たんぱく質の少ない食事を続けていると、基準値より低い数値が出るということもあります。

したがって、基準値をわずかに外れている場合は、食生活の内容についてチェックしてみることが大切です。

尿・便の検査

尿たんぱく (U-Pro)

腎臓や尿路などの異常をとらえる検査

わかる病気 糸球体腎炎・ネフローゼ症候群・糖尿病性腎症・尿路感染症など

基準値	定性	定量
	陰性（-）	20〜120mg／日

検査の目的・内容

　この検査は、**腎臓や尿路の異常の有無**を調べるために行われます。

　血液中を流れるたんぱくは、腎臓である程度ろ過されますが、身体に必要な存在であるため、すぐに再吸収され、尿中には1日30〜100mgと、ごくわずかしか出てきません。しかし、腎臓の機能が低下してろ過・再吸収の機能が十分に働かなくなると、尿中のたんぱくの濃度が高くなります。

　また、尿の通り道（尿路）のどこかに異常が生じて、たんぱくが漏れ出てくることもあります。このような尿を、「**たんぱく尿**」と呼んでいます。

　通常、スクリーニング検査の1つとして行う場合は、**定性検査**、つまり**試験紙**を使用します。そして、検査結果が**弱陽性（±）以上**であれば、再検査または**定量検査**（尿中に含まれるたんぱくの量を調べる検査）を1〜2回実施して、確認します。

検査でわかること

　この検査では、**高値**の場合だけ問題になります。定性試験の判定は、陰性（-）、疑陽性（±）、陽性（+）（2+）（3+）などで示されます。判定が**疑陽性**または

検査値を上げやすい日常の要因

● 下記の要因によるたんぱく尿を、「生理的たんぱく尿」といいます。これらは、その状態から脱すれば、検査値の基準値内に戻ります。

- 高たんぱくな食事が続いている
- 検査前に激しい運動をした
- 検査前に強い興奮・感動をした
- 過剰なストレスを抱えている
- 38℃以上の高熱が出た
- 妊娠中である
- 便秘がひどい

＊「起立性たんぱく尿」は、起立時や歩行時にたんぱく尿が現れる状態で、「生理的たんぱく尿」に含まれます。

陽性で、再検査でも同じ結果が出たり、定量検査で基準値を超えている場合に、異常があると考えます。

　定性・定量検査ともに、検査数値は病気の進行をある程度反映している場合が多いのですが、油断は禁物です。

　なお、この検査だけで病気の診断はできません。

ココが知りたい！

腎臓病の人の食事療法

腎臓病の食事療法は、「低たんぱく・高カロリー・減塩」が基本となりますが、腎臓病の種類や進行の程度によってその内容が微妙に異なりますから、医師・栄養士の具体的な指示を厳守することが必要です。

たんぱく質は、体内で役割を果たすと老廃物となって腎臓に送られ、尿中に排泄されますが、この老廃物の処理が腎臓にとって大きな負担になります。そのため、たんぱく質の摂取は必要最低限の量に保つことが求められます。

また、塩分に含まれるナトリウムの排泄機能も低下しているため、過剰な塩分摂取も腎臓の負担になります。そのほか、摂取エネルギー量や水分摂取などについても、病態に応じた具体的な指導が行われます。

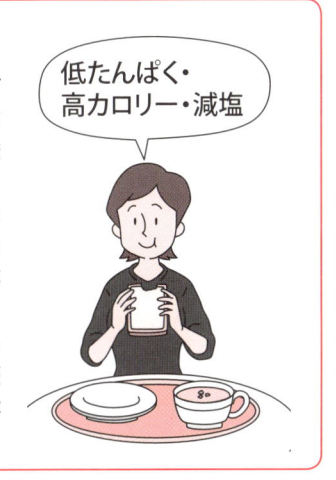

> 低たんぱく・高カロリー・減塩

数値の見方

異常値が出た場合にまず考えられるのが、腎炎やネフローゼ症候群、腎腫瘍、腎結石、腎硬化症、糖尿病性腎症などの**腎臓の病気**です。

1日に**3.5g以上のたんぱく尿**が認められる状態を**ネフローゼ症候群**といいます。腎硬化症の場合は、尿たんぱくの程度が高度でないことが多くなります。

また、**糖尿病性腎症**の場合は、より早期のたんぱく尿を発見するため、尿中微量アルブミン検査を行うことがあります。

尿中微量アルブミン検査の基準値は、採尿のしかたや試験法により異なりますが、1日量では**30mg/日未満**、随時尿では、**30mg/g・Cr未満**となります。

そのほか、尿路結石、尿路感染症などの**尿路の病気**や、筋肉の炎症、骨髄腫、溶血性疾患、全身性エリテマトーデスなど、さまざまな病気がかかわっていることもあります。

また、妊娠が原因になることもありますが、この場合、**妊娠中毒症**のおそれがあるので、注意が必要です。

異常値が出た場合は

定性検査で**疑陽性**の場合は、日常生活の要因（前）で数値が上昇していることがありますが、疑陽性という検査結果を軽く考えてはいけません。多くの場合、医師から再検査や精密検査の指示がありますから、それに従うことが大切です。

また、腎臓病であるという診断が出たら、医師が行う治療とは別に、**食事療法や日常の過ごし方**などについて医師や栄養士などから指導が行われます。これはすべて、腎臓の負担を減らすことにより治療を下支えするものですから、真剣に実行しましょう。

なお、腎疾患以外の病気が高値の原因になっている場合は、もちろんその病気の治療を進めることになります。

尿・便の検査　尿たんぱく（U-Pro）

尿・便の検査

尿糖

糖尿病を発見するための基本的な検査

わかる病気 糖尿病・腎性糖尿・脂質異常症・甲状腺機能亢進症・下垂体機能亢進症など

基準値	定性 **陰性（−）**	定量	
		20mg/dℓ（随時尿）	40〜85mg/日（1回量）

検査の目的・内容

尿糖とは、**尿に含まれているブドウ糖**のことです。血液中を流れているブドウ糖は、腎臓で一度ろ過されますが、身体に有用な物質であるため、腎臓で再吸収され、ふつうは尿中に出てきません。しかし、ブドウ糖の血中濃度（血糖値）が高いと、その再吸収が追いつかなくなり、尿中に出てくるようになります。

尿糖が陽性である場合は、まず**糖尿病**の存在が考えられます。この検査は、糖尿病が起きているかどうかの手がかりを得るために行われます。

検査には、試験紙を使う**定性検査**と、採尿して尿中のブドウ糖量を調べる**定量検査**があります。スクリーニング検査では、簡単に行うことができる定性検査が活用されています。

検査でわかること

定性検査で尿糖の存在が確認された場合は、それが疑陽性（±）のレベルであっても、血糖値が 160 〜 180mg/dℓ を超えていることを意味しています。つまり、尿糖が出た場合は血糖値が明らかに高いということになり、**糖尿病が疑われる**わけです。

ただし、「尿糖値が高い＝糖尿病」というわけではありません。腎機能の変調や身体の各機能のバランスをとっているシステムの異常などによって、尿糖値が高くなっているケースもあり、この検査でその判別を行うことはできません。

数値の見方

定性・定量検査ともに、**異常値は高値のみ**です。尿糖値を高めるのは、**糖尿病**

採尿のタイミングと検査結果の特徴

●尿糖の検査値は、食事との関係で異なってきます。採尿のタイミングと検査結果の特徴を知っておきましょう。

採尿	特徴
早朝第1尿	最も尿糖が出にくいタイミング。夜間高血糖の有無を知るのに役立つ
食後2時間尿	最も尿糖が出やすいタイミング。食後高血糖の状態を知るのに役立つ
24時間蓄尿	1日の血糖コントロールの指標となる

ココが知りたい！

"糖尿病予備群"の人の心がけ

健康診断の結果、糖尿病の「境界型」と診断された人は、"糖尿病予備群"となります。この段階では、まだ治療の開始とはなりませんが、糖尿病の人と同様に、食事や運動についての習慣をきちんと改めることが大切です。

「境界型」と診断された際に、医師や栄養士から、適正摂取エネルギー量やバランスのよい栄養のとり方、日常生活での適度な運動法などについてのアドバイスをもらい、それを実行しましょう。それが将来、糖尿病に移行するかどうかの分岐点になります。

糖尿病は、一生つき合っていかなければならない病気であるだけに、このような心がけは本当に大切なことといえます。

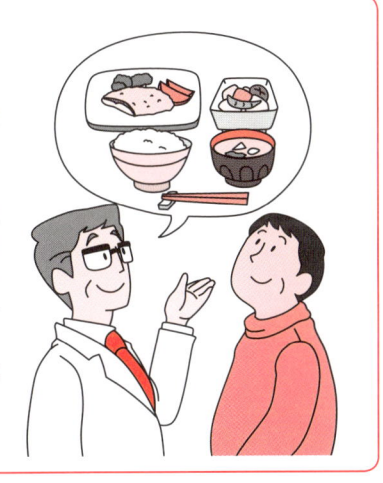

のほか、**腎性糖尿**、**症候性腎性糖尿**、**下垂体機能亢進症**、**甲状腺機能亢進症**、肝硬変、慢性膵炎、クッシング症候群などの病気もあります。

腎性糖尿は、若い人に比較的多くみられ、血糖値が160mg／dℓ以下でも、尿糖が出てしまうものです。これは、腎臓のブドウ糖再吸収能力がふつうの人より低いために起こるもので、血糖値にも腎臓にも異常はありません。したがって、治療の対象にはなりません。しかし、将来糖尿病になる確率は一般の人と同じなので、必ず血液検査を受け、糖尿病でないことを確認しましょう。

腎臓で再吸収を行っている部位（尿細管）に異常があって尿糖が出る場合（**症候性腎性糖尿**）は、全身性の疾患を招くことがあるので、治療の対象になります。

異常値が出た場合は

糖尿病の確定診断は、通常、血糖検査（→P.46）、グリコヘモグロビン検査（→P.48）、経口ブドウ糖負荷試験（→P.156）などの関連検査を行います。

糖尿病である場合は、すぐに治療開始となりますが、糖尿病ではない「境界型」、つまり"**糖尿病予備群**"であることが判明した場合も、食事や運動についての指導をきちんと受け、それを実行するとともに、**年に一度の定期検査**を受けることが大切です。

自分自身でこまめに尿糖の状態をチェックしたいという人は、市販の**尿糖試験紙**を購入して利用するとよいでしょう。血糖検査ほど確実な結果は得られないものの、おおよその傾向を知るには十分です。尿糖試験紙は安価であり、検査方法も簡単です。腎性糖尿と診断された場合も、最低、年に一度の定期検査を受けることが望まれます。

高値の原因が糖尿病によるものではないと診断された場合は、想定される病気に関する検査を行い、確定診断を得ることになります。

尿・便の検査

尿潜血

腎臓や尿路の異常を発見するための検査

わかる病気 膀胱炎・膀胱がん・慢性糸球体腎炎・急性腎炎・慢性腎炎・腎がんなど

| 基準値 | 陰性（−） |

検査の目的・内容

正常な尿には、血液（赤血球）はほとんど入っていません。その尿に血液が混入していたら、尿が通る経路である、腎臓や尿路（尿管・膀胱・尿道）、前立腺のどこかに異常があることを示しています。

血液が混じった尿を**血尿**と呼びます。そのうち、目で見てわかる赤みを帯びた血尿を**肉眼的血尿**といいます。尿に混入している血液の量がわずかである場合、尿の色からは確認することができません。このレベルの血尿を、**顕微鏡的血尿**と呼んでいます。

尿潜血反応検査は、おもに顕微鏡的血尿を発見するために行われるものです。

なお、顕微鏡的血尿は、**400倍顕微鏡で1視野に5〜6個以上の赤血球**が存在している場合に血尿と判定することから、このように呼ばれています。しかし、実際の検査は**尿潜血反応用の試験紙**を用いて行われ、顕微鏡を使うわけではありません。

検査でわかること

この検査でわかるのは、**腎臓、尿路、前立腺**のどこかに異常が起きているというところまでです。臓器の特定や、病名、病状まではわかりません。

数値の見方

疑陽性（±） または **陽性（＋）以上** で、異常ありと判定します。推測される病気で最も多いのが**膀胱炎**で、女性のほうが男性より多くみられます。

そのほか、**腎臓・尿路の結石**や**悪性腫瘍、急性・慢性腎炎**、腎結核、尿道炎、前立腺炎、淋病、ヘモグロビン尿を伴う溶血性疾患、ミオグロビン尿を伴う筋肉疾患なども、陽性を示す原因になります。

血尿を伴う病気の中には、ほかに自覚症状が生じていることがあります。

たとえば、尿路結石では腰痛、背部痛など、膀胱炎では排尿時痛、残尿感などです。何か気づいていることがあれば、医師などに伝えましょう。二次検査や精密検査とともに、診断のための大切な情報になります。

これらの病気がなくても、たとえば激しい運動のあとや高熱のとき、ビタミンCを多量に摂取したあとなどでは、尿に血液が混じることがあります。さらに、女性の場合は、生理の出血がわずかに尿に混じるということもあります。このような一過性の潜血の場合は**陰性**であることが多いのですが、**陽性**反応を示すこともあります。

血尿を伴う病気とおもな症状

病名	血尿以外のおもな症状
慢性・急性腎炎	むくみ、血圧上昇など
腎盂腎炎・腎盃炎	38℃以上の発熱、腰・背中の鈍痛など
腎不全	むくみ、血圧上昇、倦怠感など
腎梗塞	腹部・腰の激痛、発熱、嘔吐など
遊走腎	立位での腹部・腰の鈍痛、便秘、下痢、嘔吐、頻尿など
腎・尿管結石	腹部・腰の鈍痛、排尿時痛、頻尿、残尿感など
膀胱炎・膀胱がん	排尿時痛、頻尿、残尿感など
尿道炎	排尿時痛、おりものの増加(女性)など
前立腺がん	排尿時痛、頻尿、排尿障害など
子宮内膜炎	下腹部の不快感、おりものの増加など
血友病	出血傾向など
播種性血管内凝固症候群	出血傾向、紫斑、下血など

＊すべての症状が起こるとは限りません。
＊気になる症状があったら、できるだけ具体的に医師に伝えましょう。

また、異常があっても、治療の必要がない**良性反復性血尿**や、治療は行われるものの心配のほとんどない**特発性腎出血**などの場合もあります。これらは、肉眼的血尿を呈することも珍しくないのですが、とくに問題ありません。

異常値が出た場合は

肉眼的血尿であっても、一過性のものであれば間もなく陰性に戻りますが、安易に自己判断することは避けましょう。間欠的に肉眼的血尿がみられる場合は要注意ですので、専門医の診察を受けてください。一過性のものであるかどうかについては、尿潜血反応の再検査でも確認できます。

何らかの病気が原因であると考えられる場合は、**尿沈渣**（→P.110）などの関連検査や**膀胱尿道鏡検査**（→P.240）などの画像検査を通じて、出血の原因を特定し、確定診断を行います。

また、腎炎などで水分摂取の制限がある場合を除き、**水分をたくさんとる**ように指導されることがあります。これは、尿量を増やして尿路の洗浄を行うことを主目的としたものです。尿潜血の原因が結石であれば、それを流し去る効果も期待できます。水分摂取の指導があったら、積極的に実行してください。

また、尿潜血が続いている間は、アルコール類や刺激物などを口にしてはいけません。

尿・便の検査

便潜血反応（OB）

消化管での出血の有無を調べる検査

わかる病気 大腸がん・胃潰瘍・胃がん・十二指腸潰瘍・潰瘍性大腸炎・大腸ポリープ

基準値	陰性（−）

検査の目的・内容

便に血液が混じっていないかどうかを調べる検査です。健康な状態では、便に血液が混じることはないので、便に血液が混じっていたら、**消化管のどこかに異常が生じている**ことを示唆します。

消化管内の出血は、**便色**でわかることもありますが、出血量が少なければ、肉眼で判別することはできません。この検査は、肉眼ではわからない出血の有無を調べるために行われます。検査対象は消化管全般ですが、とくに**大腸がんの早期発見**がこの検査を行う最大の目的です。

検査法には、**化学法**と**免疫法**の2種類があります。

化学法は、ヘモグロビンなどの**鉄成分に対する反応を調べる検査方法**で、食道から肛門に至るまでのすべての出血に反応を示します。ただし、化学法では肉や魚に含まれる鉄成分にも反応してしまうため、検査前にそれらを口にしないことが必要になります。

免疫法は、**人のヘモグロビンにのみ反応を示す検査法**です。したがって、検査前の食事に関する制限はありません。ただし、免疫法の場合は、部位でいうと大腸より下部の出血にはよく反応するものの、胃などの上部消化管については、かなり多い出血でないと反応が現れにくいという性質があります。

このような性質を踏まえ、化学法は上

便の色・状態と疑われるおもな病気

色・状態	疑われるおもな病気
鮮やかな赤色	大腸がん、大腸ポリープ、痔など
血液が表面に付着	痔など
血液の混じる粘性の便	潰瘍性大腸炎、感染性腸炎、大腸がん、大腸ポリープなど
黒いタール状	胃・十二指腸潰瘍、胃がん、胆道閉塞など
光沢のない黒	肝炎など
灰白色	大腸菌下痢症、胆道閉塞、慢性膵炎、消化不良症候群など
灰白色の水様便	毒素原性大腸炎、コレラなど
緑色	MRSA腸炎など
黄色	重症下痢症など

ココが知りたい！

「仮想大腸内視鏡」による検査法

大腸内を観察する検査では、下部消化管内視鏡検査（→ P.118）を主に行われてきましたが、内視鏡を大腸内に挿入する際に被検者が痛みを感じたり、まれに腸内を傷つけてしまうことがありました。

ところが最近、「仮想大腸内視鏡検査」という検査法が登場し、期待を集めています。これは、体外からCTで画像を得て、それをコンピュータ処理し、立体的な画像として見ることができるというものです。"仮想"とあるように、実際に内視鏡を使うことなく、大腸内の様子を調べることができる検査法です。

隆起がはっきりしていれば、10mm程度のがんやポリープを見分けることが可能です。ただし、それ以下の大きさのものや扁平な早期がんの発見は、今のところ不得意です。

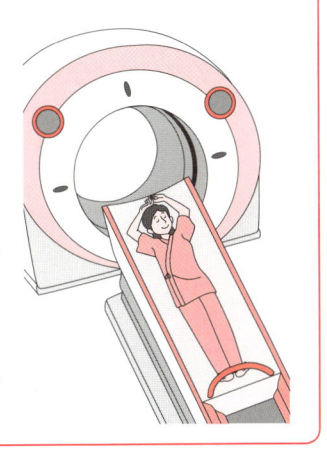

部消化管の異常を、また免疫法は下部消化管の異常をとらえることを主目的にして活用されています。ただし、一般の健康診断では、大腸がんの早期発見という目的を考え、免疫法を利用するケースがふつうです。

検査の判定は、**陰性（－）**か**陽性（＋）**で示されます。

検査でわかること

陽性の場合、**消化管出血の原因となる病気**を発症しているおそれがあるということを示唆していますが、どのような病気が起きているかは判明しません。

数値の見方

陽性の判定が出たら、**胃・十二指腸潰瘍**、**胃・大腸がん**、**胃・大腸ポリープ**、**潰瘍性大腸炎**、**感染性腸炎**などの存在を疑います。

ただし、化学法の場合は、前日の食事の影響であることを否定できないほか、歯ぐきからの出血や鼻血、痔などによる出血の可能性もあるため、1回の検査で病気の発症を断定することはありません。

異常値が出た場合は

便潜血反応検査では、**2回法（2日法）**が推奨されています。検査に用いる便はごく少量で、採取した部分の便に、たまたま血液成分が含まれていなかったということがあり得ること、また前述のような病気以外の要因による陽性反応ということも考えられるからです。そこで、日を変えて（または連続して2日）検査をし、そのような疑いをできるだけ排除しようというのが推奨理由です。

1回でも反応があれば陽性です。2回法を実施することで、**大腸がんの50～90％の発見につながる**と報告されています。

なお、便潜血反応が陽性の場合は、胃透視や胃カメラ、注腸造影、大腸鏡などの検査を行い、病気の特定につなげます。

尿・便の検査　便潜血反応（OB）

画像検査

胸部X線

胸部にある臓器の形態的な異常を調べる検査

わかる病気 肺がん・肺結核・肺気腫・肺線維症・心肥大など

検査の目的・内容

　X線を身体に照射し、その透過力を利用して体内の形態的な異常をとらえる検査です。一般の健康診断では、**胸部の異常**を調べる目的で胸部X線検査が行われます。これは、造影剤を用いない、単純X線検査の一種です。

　また、集団検診では、「**間接撮影**」の方法がとられます。これは10cm四方のフィルム画像によりチェックし、必要に応じて拡大して細かく観察し、判定するものです。胸部の病気の診察で訪れた人に対しては、最初から実物大で観察できる「**直接撮影**」の方法を用います。

　X線は、体内を通り抜ける際に、体内の各構造物にわずかに吸収されます。その吸収量が構造物によって異なるので、その吸収量の差が画像となり、フィルムに現れます。その画像によって、体内の各構造物の形や、生じている異常の形状がわかります。なお、正面像を撮影するときは、X線を背部から照射します。

　近年、この検査によるX線の被曝量はかなり少なくなっており、1年間に行う検査回数をやや増やしてもよい方向になってきました。ただし、妊婦や妊娠している可能性がある人では、腹部にX線被曝を防ぐプロテクターをつけて撮影するという方法はありますが、慎重に行う

胸部X線画像の例

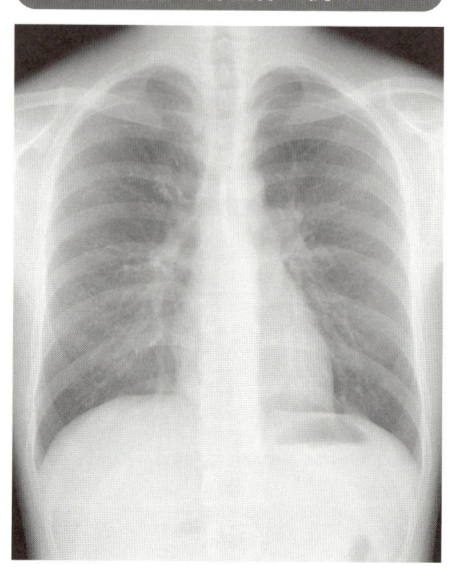

べきですし、乳幼児への実施も避けるべきです。また、一般の人でも、短期間での複数回の検査実施の際は注意が必要です。これは、胸部X線検査に限らず、コンピュータ断層撮影（CT：→P.122）やマンモグラフィー検査（→P.76）、各種造影検査など、X線を用いる検査すべてについていえることです。検査で得られる情報と被爆のリスクとを照らし合わせ、検査の実施を決めることが必要です。

検査でわかること

　X線撮影をすると、肺などのX線が透過しやすい部分は、フィルムに黒く映し

胸部Ｘ線撮影検査前の注意点

- 金属製の装身具や磁気を使った治療用品は、撮影の妨げになるので外す
- 妊娠中の人やその可能性のある人は、その旨を医師に伝え、撮影の可否を判断してもらう
- 過去に胸部の病気をした経験のある人は、その旨を医師に伝えておく（とくに、一般の健康診断では事前に伝える）

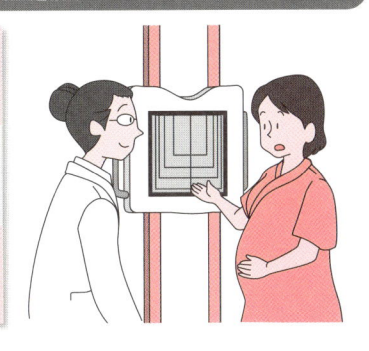

出されます。その中に**白または白っぽい部分**があれば、そこに異常の疑いがあることになります。骨のようにＸ線が透過しにくいところは白く映りますが、その形状から異常が見つかることもあります。

ただし、Ｘ線が透過しにくい部分の裏側に異常がある場合は、それを見つけ出しにくいという難点があります。それを回避するため、正面像以外に側面像も撮影する方法をとることもありますが、検査としては一定の限界があります。

胸部Ｘ線検査で発見できるのは、**肺がん**、**肺結核**、**肺気腫**、**気胸**、**肺線維症**、肺炎、胸膜炎、胸水、気管支炎、**心肥大**、縦隔腫瘍、胸腺腫瘍、大動脈瘤、変形性脊椎症など、**胸部の形態的変化を伴う病気全般**です。

判定の見方

肺がんでは、黒い背景の中に不整な丸い形の白い部分が映し出されます。一般の健康診断の場合、**直径が２㎝以上のがん**であれば、骨などに遮られていない限り、ほぼ発見が可能です。ぼんやりとした白い領域が存在していたら、**肺結核**や**肺炎**などの炎症性の病気の存在が疑われます。**心肥大**の場合は、心陰影が大きくなります。肺が縮んだ形状がみられたら、**気胸**の疑いが強くなります。

このように、Ｘ線撮影されたフィルムには、病気ごとの特有の形状が映し出されます。

異常所見があった場合は

胸部Ｘ線検査で異常所見があった場合でも、この検査だけで確定診断をすることはありません。たとえば、肺がんが疑われる場合は、**喀痰細胞診検査**（→P.134）、**ＣＴ検査**（→P.122）、**腫瘍マーカー検査**（→P.128）などを行い、想定される病気に対応した二次検査や精密検査を行ったあと、確定診断を行います。

また、以前のレントゲン写真と比較してみることが重要です。新たな陰影が出現していたり、以前より影が大きくなったり変化している場合は、精密検査が必要です。

検査の結果、肺にかかわる病気の診断を受けたら、喫煙習慣のある人は**禁煙を実行する**必要があります。

画像検査

上部消化管X線造影（胃透視）

食道から十二指腸までの病気を調べる検査

わかる病気 食道がん、食道炎、胃がん、胃潰瘍・十二指腸潰瘍など

検査の目的・内容

　X線を胃の部分に当てても、得られる画像には胃の形がはっきり描写されません。当然、胃の内側の様子は何もわかりません。そこで、**硫酸バリウム**という**造影剤**と**発泡剤**を飲み、胃など上部消化管の内側の様子を探るという方法が考えられました。

　硫酸バリウムはX線の透過を防ぐことができる物質で、上部消化管に入るとX線画像には**白く**映し出されます。それに対して発泡剤から発生した炭酸ガスは、臓器の内側を押し広げる形となり、画像には**黒色**で描写されます。そのコントラストの様子から、**上部消化管の内部の状態がわかる**のです。

　検査は、可動式の透視台に横たわり、台をさまざまな角度に変えることにより、バリウムを消化管の内壁に流すようにしながら撮影を行います。また、モニター画像で観察することもできます。これにより、食道から十二指腸までの上部消化管の内側を、くまなく調べていきます。必要があれば、小腸のほうまで調べることも可能です。

　なお、検査前には**鎮痙剤**を注射します。胃は、何かが入ってくると、反射的に蠕動運動を始めますが、鎮痙剤を注射する

造影写真の例

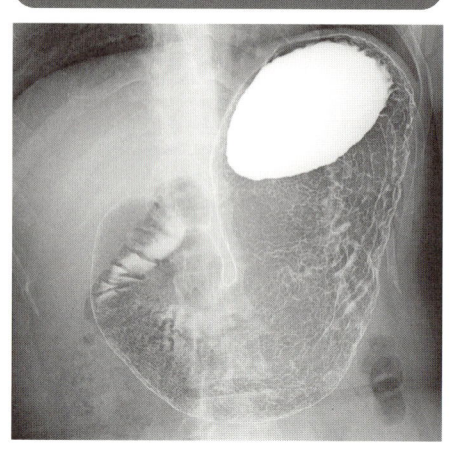

異常所見で疑われるおもな病気

臓器	疑われるおもな病気
食道	食道炎、食道潰瘍、食道がん、食道ポリープ、食道静脈瘤、食道狭窄、食道裂孔ヘルニアなど
胃	胃潰瘍、胃がん、胃ポリープ、胃炎、胃静脈瘤、胃憩室、急性胃粘膜病変、胃巨大しゅう襞など
十二指腸	十二指腸潰瘍、十二指腸ポリープ、十二指腸憩室、膵頭部疾患など

造影検査に際しての注意点

- 前日の午後9時以降には飲食をしない。水やお茶などもできるだけ控える
- 不整脈・前立腺肥大・緑内障・薬物アレルギーのある人は、事前に医師に伝えておく
- 妊娠している人やその可能性のある人はこの検査を行えないので、事前に医師に伝える
- 検査前にトイレを済ませておく
- 検査前に金属製装身具や磁気治療用品をすべて外す
- 発泡剤の影響でゲップが出やすくなるが、検査が終わるまでがまんする

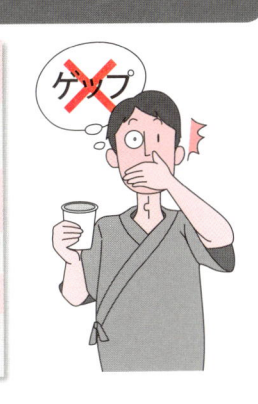

ことによって蠕動運動を抑えることができます。

検査でわかること

この検査では、上部消化管の内側の細い**シワ**や**こぶ**、**隆起**、**陥没**、**ひきつれ**などを、詳細に観察することができます。それにより、さまざまな異常を探り出します。

判定の見方

陥没(かいよう)した形があれば**潰瘍**か**がん**、こぶや隆起が認められれば**ポリープ**か**がん**などというように、発見した異常所見から、起きている病気を推測します。

この検査で異常所見があった場合は、**食道がん**、**胃がん**、**胃・十二指腸潰瘍**など、前ページの表に示したような病気を疑います。ただし、検査でこぶ状のものがみつかったとしても、それがポリープなのかがんなのかという区別は、ある程度できる場合もありますが、原則として、この検査だけでは確定診断を行わないものと考えてください。

異常所見があった場合は

この検査は、かなり詳細な情報を伝えてくれるものですが、異常な部分が小さかったり平坦だったりすると、判別できないこともあります。また、前述のように、がんとポリープの区別などもしにくいことがあります。

そこで、異常が確認されたら、**上部消化管内視鏡検査**（→P.116）での精密検査を実施し、確定診断へつなげることになります。

胃潰瘍や十二指腸潰瘍と診断された場合は、胃酸の影響を弱める薬や粘膜(ねんまく)を保護する薬などによる**薬物療法**が行われますが、症状が治まってくると、自己判断で薬の服用をやめてしまうケースが少なからずみられます。しかし、自己判断による服用の中止は症状の再発を招きやすいばかりでなく、十二指腸潰瘍の場合は、その繰り返しにより**狭窄**(きょうさく)が起きてくるおそれも生じます。医師が薬を処方している間は、指示どおり服薬を続けることが大切です。

画像検査

マンモグラフィー

専用のX線検査機器で乳がんを発見する検査

わかる病気 乳がん、乳腺線維腺腫、乳腺症など

検査の目的・内容

乳房X線検査とも呼ばれる検査で、その名のとおり、**乳房の内部の異常を探る**ための、単純X線検査の一種です。

一般のX線検査で使用するX線は、軟らかい組織を透視するのが不得意なのですが、マンモグラフィーでは、**軟X線**といって、一般に利用されているX線より**波長の長いX線を利用**することにより、その弱点を克服しています。

検査では、X線撮影台に設けられた2枚のプレートで乳房をはさみ込み、一般的には上下左右、計4方向からの撮影を行います。必要があれば、さらに斜め方向からの撮影を行うこともあります。

この検査は、乳房内のしこりなどの有無を調べる検査ですが、事実上、**乳がんの有無や状態を調べる検査**として、スクリーニング検査も含め、広く行われています。

検査でわかること

軟X線は、透過力こそ弱いのですが、きわめて小さいしこりや腫瘍などを描出することができます。乳がんの検査では、触診のほか、乳腺超音波、CT（→P.122）、MRI（→P.124）なども行われますが、マンモグラフィーが最も小さい異常まで発見することが可能です。

マンモグラフィーの画像

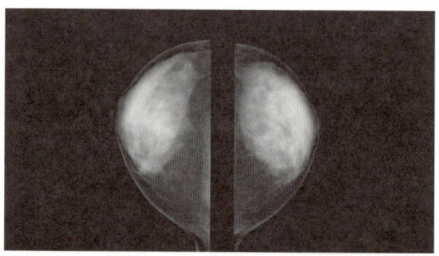

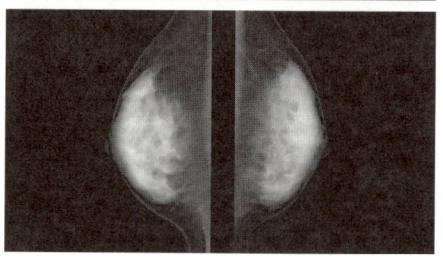

なお、マンモグラフィー検査ではX線を用いるため、妊婦や妊娠の可能性がある人には、あまり適していません。その場合は、X線の透過を妨げるプロテクターを装着するか、超音波などのX線を使用しない画像検査に切り替えるなどして対応します。

判定の見方

所見で異常が認められたら、その位置や大きさ、形状をよく観察します。**乳がん**、**乳腺線維腺腫**、**乳腺症**などの異常があると、**白い影**として映し出されます。また、乳頭からの分泌物や出血の有無、自覚症状の有無なども参考にします。

マンモグラフィーの判定

カテゴリー	判定の概要
1	異常なし
2	異常所見はあるが、明らかに良性である
3	異常所見があり、良性と考えられるが、悪性を否定することができないので、追加検査の必要がある
4	異常所見があり、悪性のおそれが強いので、細胞診などの精密検査が必要である
5	悪性と考えられ、乳がんである、とほぼ確定してよいが、組織検査などにより最終確認を行う

乳がんの自己チェック法の一例

●乳がんの自己チェック法にはいくつかの方法がありますが、そのうちの1つを紹介します。なお、乳房の状態は月経の影響を受けるので、月経が終わってから4～5日後に行うようにしてください。

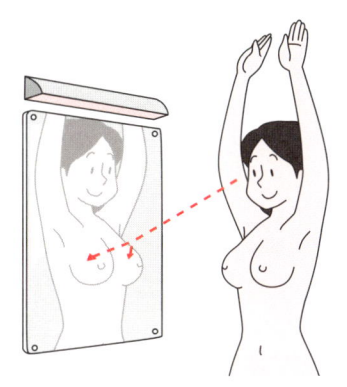

①鏡の前に立ち、乳房の様子をていねいに観察する。

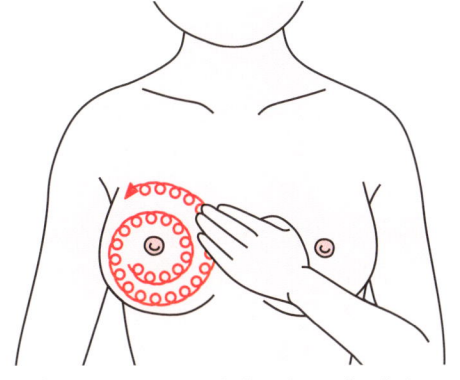

②あお向けになり、親指を除く4本の指をそろえ、上図のように乳房を軽く押すようになでていく。

この検査の段階では確定診断を行いませんが、疑われる病気の種類や程度は、かなり絞り込まれているケースが多くなります。

異常所見があった場合は

異常所見があれば、ほかの画像検査（超音波やCTなど）を行うほか、しこりが確認されている場合は、その部分の**細胞診**（→P.248）などを実施して、確定診断を得ることになります。

異常所見なしの場合も、定期的に**乳がんの自己チェック**を行うことが勧められます。チェック法には何種類かありますが、上図を参考にして、1か月に1回程度、実行するようにしましょう。

そのほかの検査

心電図（安静時／ECG）

心臓の電気信号をとらえて心機能を調べる検査

わかる病気 不整脈・期外収縮・心房細動・房室ブロック・心筋梗塞など

検査の目的・内容

　心臓の拍動は、心臓内の上部にある洞結節（洞房結節）という部分から出ている微弱な電気信号が、心筋を次々に刺激することにより持続しています。この電気信号の流れを体外からとらえ、波形の形で表したものが心電図です。

　心電図に示される波形には、正常な場合の基本的な形がありますが、心臓に何らかの異常があると、特有の波形を示すようになります。それを克明に分析して、**心臓に起きている病気を探り出す**のが、心電図検査の目的です。

　一般的な安静時心電図検査では、**12誘導心電図**という方法がとられています。これは、両手両足に各1か所、胸部に6か所の計10か所に電極を取り付け、**12のタイプの波形を記録する**という方法です。この電極が、微弱な電気信号をとらえるのです。

　「安静時」と名づけられているように、この検査は、静かに横になって計測を行います。心身が緊張していると、正しい検査結果が得られないので、安静な状態になってから計測を行うことが必要です。心身が緊張していたら、2～3回、深呼吸をするなどして、リラックスするように心がけましょう。

　心電図検査にはいくつかの種類があります。安静時心電図は、一般の健康診断で広く採用されている検査法です。このほか、運動時の心臓の動き方を見る**負荷心電図**（→P.250）や、長時間の心臓の様子がわかる**ホルター心電図**（→P.252）などもあり、必要に応じて使い分けています。

検査でわかること

　心電図検査により得られた波形を分析すると、心臓の**どの部分で**、**どのような機能異常が起こっているか**がわかり、病

心電図の基本的な波形

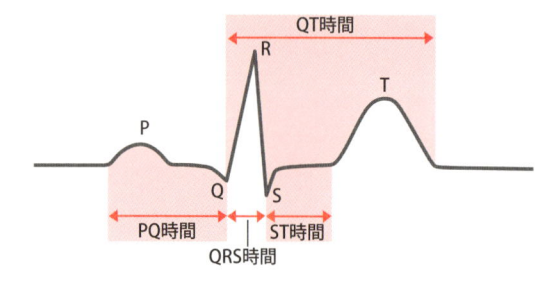

P	心房の興奮を示す波形
PQ時間	洞結節からの電気信号が心室に届くまでの時間
QRS時間	心室が興奮している時間
QT時間	心室が興奮してから収まるまでの時間
ST時間	心筋の異常や虚血などの際に反応がみられる領域
T	心室の興奮が収まる過程

異常所見の例

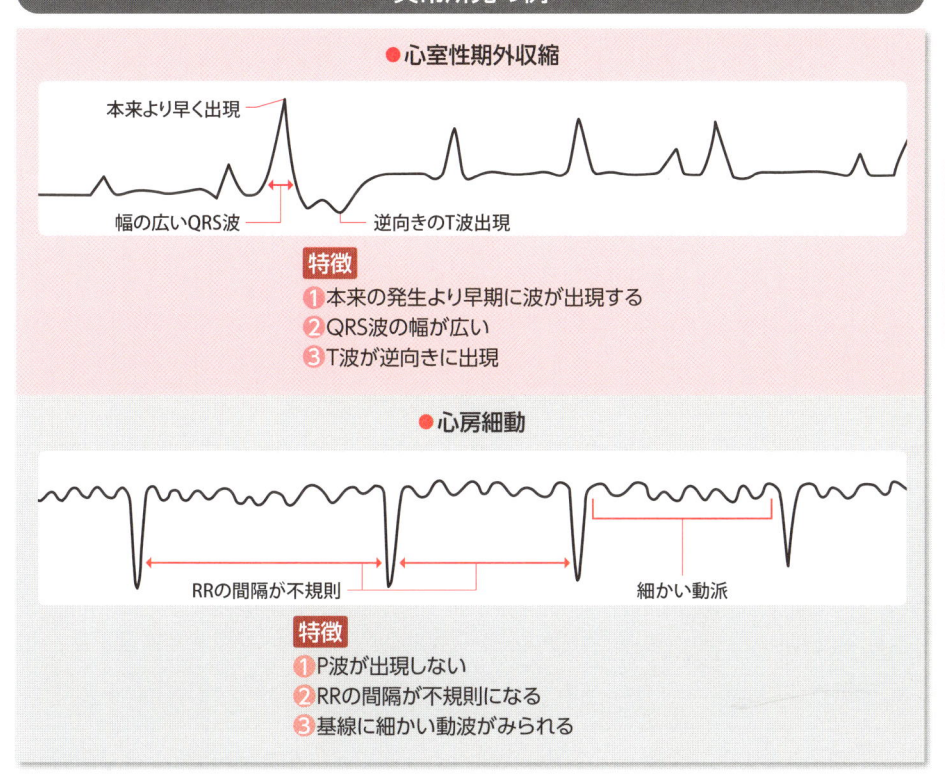

●心室性期外収縮

本来より早く出現
幅の広いQRS波
逆向きのT波出現

特徴
① 本来の発生より早期に波が出現する
② QRS波の幅が広い
③ T波が逆向きに出現

●心房細動

RRの間隔が不規則
細かい動派

特徴
① P波が出現しない
② RRの間隔が不規則になる
③ 基線に細かい動波がみられる

気の診断につなげることができます。ただ、安静にしていると心臓に症状が現れないタイプの病気もあり、その面での限界はあります。そのような病気が疑われる場合は、**負荷心電図**や**ホルター心電図**など、ほかの検査方法をとることになります。

判定の見方

心電図は、電気信号の出方（心臓の動き方）に対応した**P波**、**Q波**、**R波**、**S波**、**T波**という5種類の波形で表されます。その波形の動向が異常の有無や状態を示しているので、それにより判定を行います。

異常所見があった場合は

異常所見がみられたら、その時点で生じている病気の種類もある程度、絞り込むことができているので、負荷心電図検査、ホルター心電図検査、冠動脈血管造影検査（→ P.231）など、必要と考えられる精密検査を行ったうえで、診断を確定させます。

なお、心電図で所見がみられても、とくに心配ないケースや、当面は経過観察のみを行い治療は行わないケースなどもあります。

コラム

血液一般検査と血液生化学的検査

血球などを調べる血液一般検査

　血液は、身体の異常をいろいろな形で示してくれます。血液を調べる検査には、一般検査と生化学検査の2種類があります。

　血液を試験管などに入れ、しばらくそのままにしたり、遠心分離器(えんしん)にかけたりすると、2つの層に分かれます。下の層には、血液中の各種血球がたまります。また、上の層は、水分を主体とし、いろいろな成分が溶け込んだ血清となります。その中間には、たんぱく質や脂質、糖質などの薄い膜ができます。

　このうちの、おもに血球成分について調べるのが血液一般検査です。赤血球数、白血球数、血小板数、赤血球沈降速度、白血球分画などの、血球成分の数や状態・比率を調べる検査が中心となります。また、出血時間、プロトロンビン時間、フィブリノーゲンなど、血液凝固にかかわる事がらなども、血液一般検査の検査項目になっています。

　これらはいずれも、身体の健康状態を知るための、基本的で重要な検査です。

血清成分を調べる血液生化学検査

　一方の血液生化学検査は、血清に含まれるさまざまな物質を対象にして、化学的に調べる検査です。

　血清中には、糖質や脂質、たんぱく質といった各種栄養素のほか、AST・ALT、乳酸脱水素酵素、アミラーゼなどの酵素、カルシウム、ナトリウムなどの電解質、甲状腺ホルモンやインスリンなどのホルモン、ビリルビンなどの色素……といった、さまざまな物質が含まれています。これらの血清中の量（濃度）の動向は、すべて私たちの身体の状態を知り、病気の存在や病態を確認するための重要な情報源となります。

いくつかの検査を組み合わせる

　血液検査では、調べたい病気や臓器により検査の種類を選択し、いくつかを同時に実施するのがふつうです。それは、1つの検査で診断を確定させることができるケースはまれだからです。1度の検査で診断がつかなければ、さらに再検査・精密検査を行います。「検査づけ」などと思われる向きもあるようですが、診断に必要な検査だけを厳選して実施しているのです。

第3章

人間ドックで行われる検査

血液の検査
赤血球恒数（MCV／MCH／MCHC）

貧血の原因・種類などの判定に活用する検査

わかる病気 各種の貧血

| 基準値 | 下記のとおり |

検査の目的・内容

赤血球指数ともいい、調べるのは**赤血球数**（→P.32）、**ヘモグロビン量**（→P.34）、**ヘマトクリット**（→P.35）の検査で得られた数値で、それを一定の式に当てはめて、3種類の数値を算出するものです。

この検査は、**貧血**がみられる場合に、その原因は何か、どのような種類や性質の貧血かを判断するための指標となるものです。

検査でわかること

この検査で算出されるのは、**平均赤血球容積（MCV）、平均赤血球ヘモグロビン量（MCH）、平均赤血球ヘモグロビン濃度（MCHC）**の3つの指標です。

1 平均赤血球容積（MCV）

赤血球の平均的な大きさを示します。基準値内の場合を「**正球性**」、基準値より高ければ「**大球性**」、低ければ「**小球性**」と呼びます。「大球性」は赤血球が平均的に大きいことを、また「小球性」は小さいことを意味しています。貧血の分類をする場合は、まずこの数値によって行います。つまり、「正球性貧血・大球性貧血・小球性貧血」という分け方です。

2 平均赤血球ヘモグロビン量（MCH）

赤血球内に含まれるヘモグロビンの平均的な量を示します。基準値内が「**正色素性**」、それより高ければ「**高色素性**」、低ければ「**低色素性**」となります。「高色素性」ではヘモグロビン量が多く、「低色素性」では少ないということです。

3 平均赤血球ヘモグロビン濃度（MCHC）

平均的な大きさの1個の赤血球の容積に対するヘモグロビンの平均濃度を示します。

この3つの数値から**赤血球の状態を判定**し、貧血の診断に役立てます。

基準値	
MCV	83.0～100fℓ
MCH	28.0～34.0pg
MCHC	32.0～36.0%

赤血球恒数の計算法
MCV(fℓ)＝ヘマトクリット値÷赤血球数×10
MCH(pg)＝ヘモグロビン量÷赤血球数×10
MCHC(%)＝ヘモグロビン量÷ヘマトクリット値×100

MCV・MCH値から疑われるおもな病気

分類	疑われるおもな病気
正球性正色素性の貧血	溶血性貧血、再生不良性貧血、出血性貧血、続発性貧血（悪性腫瘍・感染症・肝疾患・腎疾患などによる）、白血病、骨髄異形成症候群など
大球性高色素性の貧血	巨赤芽球性貧血（ビタミンB$_{12}$や葉酸の欠乏による）、続発性貧血（肝疾患などによる）など
小球性低色素性の貧血	鉄欠乏性貧血、鉄芽球性貧血、サラセミア症候群、続発性貧血（悪性腫瘍・感染症・炎症などによる）、無トランスフェリン血症など

数値の見方

たとえば、MCVとMCHの数値をみて、ともに基準値内に収まっていれば、「正球性正色素性」と判定します。この場合、赤血球の大きさや、それに含まれるヘモグロビン量には異常がないということを意味しています。それにもかかわらず貧血症状がある場合は、赤血球のつくられ方の異常が原因で起こる貧血ではなく、赤血球が壊れる**溶血性貧血**や**出血による貧血**など、そのほかの要因によるものであると判断できます。

もう1つ例を示しましょう。「小球性低色素性」の場合、赤血球の大きさが総じて小さく、そこに含まれるヘモグロビン量も少ないということになります。これは、ヘモグロビンの合成障害などが起きていることを示唆しています。**鉄欠乏性貧血**などが、これに当たります。

また、MCHC、つまりヘモグロビン濃度が基準値より低ければ、それだけで貧血が起きていることがわかります。この数値は、基本的に明瞭な高値を示すことはありません。もしそのような結果が出たら、計算で使用した赤血球数やヘモグロビン量、ヘマトクリットのいずれかの検査が正しく行われていないことが推測できます。MCHCが極端な低値の場合も同様です。

異常値が出た場合は

貧血がある場合は、そのほかに、血小板数（→P.37）や網状赤血球（→P.150）、血清鉄・総鉄結合能（→P.174）、血清フェリチン（→P.176）などの関連検査も行います。そして、それらの検査結果や実際の症状などを総合して、確定診断を行います。

なお、貧血の中で最も多くみられる鉄欠乏症貧血の場合は、鉄分を多く含む食品の積極的な摂取が推奨されますが、これがほかの種類の貧血にも有効というわけではありません。具体的な診断が下りてから食事などについて指導があれば、その時点で従うようにしてください。

血液の検査

赤血球沈降速度(ESR)

炎症の程度や血液成分の異常を探る補助的検査

わかる病気 肺炎・結核・腎盂腎炎・赤血球増多症・肝炎など

基準値	2~15mm/h

検査の目的・内容

赤血球沈降速度検査は、「赤沈(せきちん)」「血沈(けっちん)」とも呼ばれる古くからある検査法です。この検査は、抗血液凝固剤を入れた細い試験管のような専用容器に血液を入れ、**1時間に赤血球がどれだけ沈むか**をみる検査です。

ただし、検査では30分後と2時間後の値も調べます。また、時間がないときは30分値を見て、計算のうえ1時間値に換算します。計算式は下記のとおりです。

1時間値= 30分値× 2.5~3

身体に炎症や組織破壊を伴う病気が起こると、血液中のたんぱく質の一種である**グロブリン**(→ P.88)や、血液凝固にかかわる**フィブリノーゲン**(→ P.183)の量が変化し、その結果、赤血球が沈む量が変化します。その様子から、異常の有無や程度などを確認します。検査法が単純であるため、スクリーニング検査として、しばしば活用されています。

検査でわかること

検査数値が高い場合、グロブリンやフィブリノーゲンの濃度が高くなっていて、その影響で赤血球の沈降速度が速くなっていることを意味しています。グロブリンは免疫(めんえき)にかかわる存在、フィブリノーゲンは血液の凝固にかかわる存在ということで、**身体に感染性の病気や炎症性の病気などが起きていること**を示唆(しさ)しています。また、赤血球が大量に失われている場合も、高値の原因になります。

低値の場合は、赤血球が増加しているか、血液凝固にかかわる血小板(けっしょうばん)が減少しているかのどちらかが原因としてまず推測されます。また、血液中のたんぱく質の一種であるアルブミン(→ P.88)の濃度が高い場合や、フィブリノーゲンの濃度が低い場合にも、赤血球沈降速度は遅くなります。

ただし、この検査でわかるのは前述のようなことが限界で、それ以上のことは

異常値で疑われるおもな病気

異常値	疑われるおもな病気
20mm/h以上	貧血、肺炎、気管支炎、扁桃炎、結核、腎盂腎炎、胆嚢炎、心筋梗塞、白血病、膠原病、がん、多発性骨髄腫、潰瘍性大腸炎、クローン病など
1 mm/h未満	赤血球増多症、血小板減少症、播種性血管内凝固症候群、肝炎、アレルギー性疾患など

ESR値とC反応性たんぱく（CRP）値による判別の例

検査値の比較	想定できる病気の例
ESR：正常 CRP：高値	赤血球増多症、播種性血管内凝固症候群、初期の急性肝炎など
ESR：高値 CRP：高値	炎症を伴う各種疾患、組織破壊を伴う各種疾患など
ESR：高値 CRP：正常	貧血、ネフローゼ症候群、高γ-グロブリン血症、回復期の急性炎症など

わかりません。そのため、この検査は補助的な検査となっています。

数値の見方

基準値は男女でほぼ同じで、検査数値が **20mm/h 以上または 1mm/h 未満** であれば、異常ありと判定されます。基準値との間にわずかな開きがあるのは、沈降速度に個人差があるためです。

この検査では"異常の有無"はわかりますが、実際に何が起きているかはわかりません。ただし、異常値の程度が病気の重症度を反映していることはあります。それについても、病気の診断がついてから、補助的に判断の助けになるということになります。

そして、その性質を利用して、炎症性の病気では、治療効果をみるための経過観察の1つの方法として活用されることがあります。

また、沈降速度から、起きている病気の種類を、ある程度推測することも可能です。

沈降速度の速さは、高値の場合が「**亢進・高度亢進・著明亢進**」、低値の場合が「**遅延**」という、4つのレベルで判定されます。15mm/h以上が「亢進」で、心筋梗塞やネフローゼ症候群などを、50mm/hを超えた場合が「高度亢進」で溶血性貧血などを、さらに100mm/h以上という高値を示せば「著明亢進」となり、多発性骨髄腫などを想定します。基準値未満は、すべて「遅延」です。

異常値が出た場合は

赤血球沈降速度検査は、炎症性の病気の有無を知るための検査である**C反応性たんぱく検査**（CRP → P.102）と同時に行われることがあります。

また、赤血球数検査や血清たんぱく検査、白血球数検査なども、同様の趣旨で行われます。

これらの検査や自覚症状などを総合的に判断し、起きている可能性のある病気の範囲をさらに絞り込んだうえで、必要な検査をさらに行い、確定診断へとつなげます。

なお、高齢者、妊娠中や月経時の女性の場合は、赤血球数が減少するため、検査数値が高くなることがあります。

血液の検査

白血球分画（白血球像／血液像）

白血球の種類ごとにその増減を調べる検査

わかる病気 炎症性疾患・アレルギー性疾患・感染症など

| 基準値 | 下記のとおり |

検査の目的・内容

白血球には、「好中球・好酸球・好塩基球・単球・リンパ球」という形や大きさ、役割などが異なる5つの種類があります。これを「分画」と呼びます。それぞれの分画は血液の中に一定の割合で存在していますが、その割合に異常が生じているかどうかを調べるのがこの検査です。

この検査は、一般的に白血球数検査と一緒に、自動測定器によって行われます。

基準値

分画	割合
好中球	40～70%
好酸球	1～6%
好塩基球	0～2%
単球	2～9%
リンパ球	20～50%

検査でわかること

白血球は免疫やアレルギーにかかわる血液成分で、その数値の異常は、**炎症や感染症、アレルギーにかかわる病気の存在**を示しています。ただし、この検査だけで確定診断を得ることはできません。

また、芽球という幼若な白血球や異型性のある白血球がみられた場合は、白血病などのことがあります。

異常値が出た場合は

異常値がみられたら、通常、**塗抹標本の目算**や、**血小板数**（→P.37）、**赤血球沈降速度**（→P.84）などの関連検査を行ったうえで、診断へとつなげます。塗抹標本の目算というのは、末梢血液をスライドガラスに薄く塗り、染色をほどこして、顕微鏡で白血球の形態や、各分画の割合を観察するものです。染色をすると、各分画の区別ができます。

白血球分画とおもな働き

	分画	おもな働き
顆粒球	好中球	血管から外に出て細菌や異物を貪食、消化する
	好酸球	寄生虫・寄生虫卵を攻撃する。アレルギー反応にもかかわる
	好塩基球	アレルギー反応にかかわる
	単球	細菌・異物を貪食、消化する。また、組織内でマクロファージ（白血球の一種）になり、同様に貪食作用を見せる
	リンパ球	ウイルスやがん細胞などへの免疫作用をもつ

異常値で疑われるおもな病気

分画	異常値	疑われるおもな病気
好中球	高値	肺炎、扁桃炎、胃腸炎、胆嚢炎、脳炎、骨髄炎、慢性骨髄性白血病、赤血球増多症、心筋梗塞、腎不全、尿毒症、痛風、悪性腫瘍、急性出血など
好中球	低値	重症肺炎、肺結核、重症敗血症、ウイルス感染、腸チフス、パラチフス、急性白血病、悪性貧血、再生不良性貧血、全身性エリテマトーデス、骨髄異形成症候群、脾臓機能亢進など
好酸球	高値	気管支ぜんそく、じんましん、アトピー性皮膚炎、アレルギー性鼻炎、寄生虫病、慢性骨髄性白血病、赤血球増多症、潰瘍性大腸炎、甲状腺機能亢進症、サルコイドーシス、関節リウマチ、副腎機能不全など
好塩基球	高値	気管支ぜんそく、じんましん、アトピー性皮膚炎、アレルギー性鼻炎、慢性骨髄性白血病、骨髄異形成症候群、赤血球増多症、潰瘍性大腸炎、甲状腺機能低下症、粘液水腫など
単球	高値	マラリア、肺結核、腸チフス、パラチフス、水痘、しょうこう熱、単球性白血病、感染性心内膜炎、関節リウマチ、全身性エリテマトーデス、サルコイドーシス、悪性リンパ腫など
リンパ球	高値	肺結核、梅毒、流行性耳下腺炎、腸チフス、パラチフス、慢性リンパ白血病、潰瘍性大腸炎、バセドウ病、腎不全、副腎機能不全、クローン病など
リンパ球	低値	肺炎、肺結核、HIV感染症、悪性腫瘍、悪性リンパ腫、白血病、全身性エリテマトーデス、脾臓機能不全、再生不良性貧血など

血液の検査
血清たんぱく分画

TPが異常値の場合にさらに詳しく調べる検査

わかる病気 各種肝疾患・ネフローゼ症候群・虚血性疾患、急性感染症など

基準値 下記のとおり

検査の目的・内容

血清たんぱく分画検査は、血清総たんぱく検査（→ P.58）で異常値が出た場合に、その異常がどのような病気に由来するものかを探るために行う検査です。

血清たんぱくの大半は、**アルブミン**と**グロブリン**です。グロブリンは $α_1$、$α_2$、$β$、$γ$ に分けることができ、アルブミンを加えた合計5種類（分画）は、それぞれ一定の幅の割合で、血液中に存在しています。これらは、血清たんぱくに影響する病気が起こると、異なった動向を示します。血清たんぱく分画検査は、これを利用して病気の診断の指標を得るものです。

基準値

分画	基準値
アルブミン	62～72%
$α_1$－グロブリン	2～3%
$α_2$－グロブリン	5～9%
$β$－グロブリン	7～11%
$γ$－グロブリン	11～20%

アルブミン低値の場合に疑われる病気の例

	$α_1$－グロブリン	$α_2$－グロブリン	$β$－グロブリン	$γ$－グロブリン	疑われる病気の例
アルブミンの低下	低下	低下	―	上昇	慢性肝炎、劇症肝炎、肝硬変など
	―	―	低下	―	末期の腎不全、吸収不良など
	―	上昇	上昇	低下	ネフローゼ症候群など
	―	―	低下	上昇	多発性骨髄腫、マクログロブリン血症、慢性感染症など
	上昇	上昇	―	―	心筋梗塞、急性感染症、急性炎症、外傷など
	上昇	上昇	―	上昇	関節リウマチ、全身性エリテマトーデス、悪性腫瘍、慢性感染症など
	―	―	低下	上昇	自己免疫疾患など

＊上昇・低下の程度は、病気の種類や程度により異なります。
＊病気の例は典型例です。

ココが知りたい！

「A／G比」とは？

　血清たんぱくの構成成分であるアルブミンとグロブリンは、その含有比率が65：35前後と、一定の範囲に維持されています。これを、アルブミン／グロブリン比（A／G比）といいます。

　つまり、アルブミン値をグロブリン値で割った数値で、基準値は1.47〜2.31です。ところが、本文でも解説しているように、肝機能障害やたんぱく漏出性の疾患などがあるとこの比率が変化し、多くの場合、アルブミン値が低くなります。その結果、A／G比は低値を示します。

　また、多発性骨髄腫や悪性リンパ腫、膠原病などが起こるとグロブリン値が高くなるため、やはりA/G比は低値を示します。逆に無（低）グロブリン血症など、血液中のグロブリン含有量が低くなる病気を発症していると、A／G比が高い数値を示します。

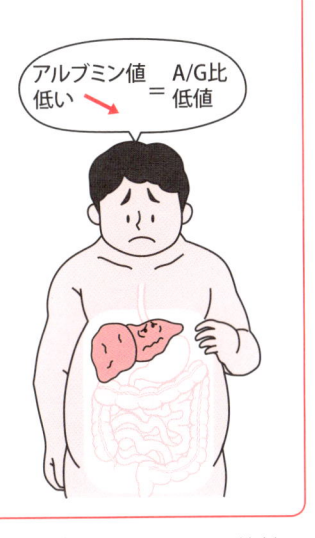

アルブミン値低い → A/G比＝低値

検査でわかること

　血清総たんぱく検査で異常値が出ても、推測される病気の種類は多いため、この検査でその**絞り込み**をします。

　血液中のたんぱく質は肝臓でつくられていますが、**肝機能を低下させる病気**が起こると、その生成量が低下します。たとえば、たんぱく漏出性胃腸炎や**ネフローゼ症候群**があると、たんぱく質（この場合はとくにアルブミンが中心）が減少します。血清たんぱくは、このケースのように、さまざまな病気に対して特有の変化を見せるので、これを手がかりにして、起きている病気の種類を検討していきます。ただし、この検査の段階で確定診断は得られません。

数値の見方

　この検査でわかるのは、**それぞれの分画の量ではなく割合**です。個々の分画の検査数値の上下だけをみても、可能性のある病気は推測できますが、それぞれの割合の変動を比較することで、推測の幅をより狭めることができます。

　アルブミンが高値を示すケースは、それほど多くはなく、脱水症を疑う程度です。アルブミンが低値を示すか、変化がほとんどない状態で、4種類のグロブリンがどのように変化するかをみるケースが多くなります。最も多くみられるのは、**肝臓や腎臓の疾患**です。

異常値が出た場合は

　この検査によって起きている病気の絞り込みを行い、精密検査を経て確定診断を得ます。

　肝臓や腎臓の病気の場合は、それに応じた生活指導が行われますから、医師が行う治療の一環という位置づけで、指導された内容を確実に実行することが必要です。

血液の検査

血清ナトリウム(Na)

体内の水分調節の異常の有無を探る検査

わかる病気 尿崩症・糖尿病・クッシング症候群・ネフローゼ症候群、肝硬変など

基準値 138〜148mEq/ℓ

検査の目的・内容

ナトリウムは、食塩（塩化ナトリウム）として体内に入ってくるミネラルで、体内では代表的な陽イオンとして、細胞外液中に存在しています。

ナトリウムは、水分量や酸塩基平衡、細胞浸透圧の維持・調節のために欠かせない物質です。**ナトリウムが担っているこのような役割に異常が生じていないかを調べる**のがこの検査です。

検査でわかること

ナトリウムが食事によって体内に入ってくるといっても、検査前にたまたまナトリウム（食塩）を多めに摂取したという程度で、検査数値が左右されるということは、まずありません。食塩を多くとるとのどが渇くため、自然に水分を多くとるようになるなど、血中濃度が基準値の範囲にとどまるように調節されているからです。

検査数値に異常がみられたら、**ナトリウムの血中濃度に影響を与えるような病気を発症しているおそれがある**ということになります。ただし、下痢、嘔吐、発汗などで異常値を示すことがあるので、異常値がただちに病気の存在を示唆することにはなりません。

数値の見方

高値の場合

一過性の変動を除き、検査数値が高値を示す背景に、**尿崩症**や**糖尿病の存在**が疑われます。多尿により水分が失われるため、結果として、血液中のナトリウム濃度が上昇するのです。

そのほか、**クッシング症候群**や原発性アルドステロン症、恒常的な食塩の過剰摂取などが原因の場合もあります。

低値の場合

ネフローゼ症候群や**肝硬変**、うっ血性心不全などがあると、共通する症状である**浮腫の影響**により、検査数値が低くなります。

また、甲状腺機能低下症やアジソン病、脂質異常症、悪性腫瘍、抗利尿ホルモンの分泌異常なども考えられます。

異常値が出た場合は

クロールやカリウムなどの血清中の電解質を同時に調べ、起きている病気の種類を考え、二次検査や精密検査を行って診断を確定します。

ナトリウムの検査数値に異常をきたす病気の多くは、**いつまでも放置してはいけないもの**です。異常値が出たら、すみやかな対応が必要です。

血液の検査

血清カリウム（K）

腎臓・神経・筋肉などの異常をとらえる検査

わかる病気 腎尿細管疾患・腎不全・クッシング症候群・アルドステロン症など

基準値 3.2～4.8mEq/ℓ

検査の目的・内容

　カリウムは、おもに細胞内液に存在する代表的な陽イオンのミネラルです。体内では、腎臓の排泄機能や浸透圧、酸塩基平衡、神経活動、筋肉活動、酸素反応など、さまざまな役割を果たしています。この検査は、その**広範な働きに異常がないかを調べる**ために行われます。

検査でわかること

　多様な分野で役割を果たしているカリウムですが、検査数値が異常を示している場合にまず疑うのは、**腎臓の病気**です。また、酸塩基平衡の異常を知る指標としても役立ちます。

数値の見方

高値の場合

　検査値が基準値を超えていたら、**高カリウム血症**と診断されます。原因となるのは、**腎尿細管疾患**や**腎不全**、**低アルドステロン症**、アジソン病などの病気です。そのほか、急激な溶血や血小板血症、白血球増多症、組織壊死、アシドーシスなども、高カリウム血症の原因になります。降圧剤やある種の利尿剤の影響でも高カリウム血症となります。

低値の場合

　基準値未満は**低カリウム血症**で、**原発性アルドステロン症**、**クッシング症候群**、高インスリン血症、アルカローシスなどが原因となります。利尿剤や漢方薬が原因の場合もあります。

異常値が出た場合は

　高カリウム血症の状態が続くと、筋力の低下により転倒事故などを起こしやすくなります。また、心筋の異常を起こして**不整脈の原因**になることもあります。低カリウム血症の場合も、筋力低下を招くので、十分な注意が必要です。

ココが知りたい！

電解質の話

　水などに溶けると陽イオンと陰イオンに分離する性質の物質を、電解質と呼びます。たとえば、塩素とナトリウムからなる食塩は、体内では塩素が陰イオン、ナトリウムが陽イオンとして存在します。陽・陰は＋・－のことで電気的性質を意味し、この性質が体内での活動の原動力になります。

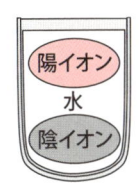

陽イオン／水／陰イオン

血液の検査
血清クロール(Cl)

酸塩基平衡や浸透圧の状態を知るための検査

わかる病気 腎尿細管疾患・腎不全・肺炎・副腎皮質機能異常など

基準値 99〜111mEq/ℓ

検査の目的・内容

食塩＝塩化ナトリウムの"塩"が、クロールです。つまり、**クロールは食塩として摂取している物質**で、体内では、血液中の陰イオンの70％を占めるミネラルです。クロールは、酸塩基平衡や浸透圧の維持・調節に重要な役割を果たしているほか、酸素供給、血圧の維持などにも大きくかかわっています。

クロールの血清中の濃度変化は、ナトリウムや重炭酸（酸塩基平衡にかかわる物質）などの血清中の濃度変化に伴って生じるもので、この検査で異常値が出た場合は、ナトリウムや重炭酸の異常が生じたものとして認識されます。この検査は、**酸塩基平衡や浸透圧の異常の有無を調べる検査**の一環として行われます。

数値の見方

高値の場合

基準値を超えていれば、**高クロール血症**です。ただし、高クロール血症が何らかの病気の原因になることはなく、症状が出ることもありません。ナトリウムや重炭酸など、ほかの電解質の異常が反映されているということになります。

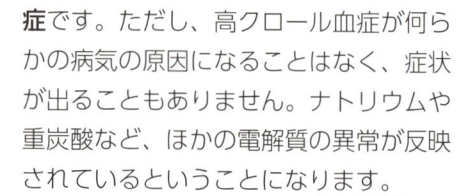

高クロール血症は、**腎尿細管疾患**や脱水症、過換気症候群、**腎不全**、**副腎皮質機能亢進症**、低たんぱく血症などの存在を示唆しています。

低値の場合

基準値より検査値が低い場合は、**低クロール血症**です。**肺炎**や慢性気管支炎、肺気腫、糖尿病、原発性アルドステロン症、副腎皮質機能低下症などの存在が考えられます。

異常値が出た場合は

重炭酸、ナトリウム（→P.90）、カリウム（→P.91）の状態を同時に調べ、そのうえで想定される病気の範囲を絞ります。その後、さらに精密検査を行って診断を確定します。

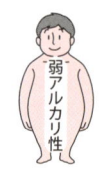

ココが知りたい！

「酸塩基平衡」とは？

酸塩基平衡の酸は酸性、塩基はアルカリ性を意味します。私たちの身体（血液）は弱アルカリ性に保たれていますが、これを酸塩基平衡といいます。これがわずかでも変化すると、さまざまな支障が生じます。したがって、酸塩基平衡の維持は、私たちの健康にきわめて大切な要素となります。

弱アルカリ性

血液の検査

血清カルシウム(Ca)

カルシウム濃度を変化させる病気を探る検査

わかる病気 副甲状腺機能異常・多発性骨髄腫・慢性腎不全、急性膵炎など

基準値 8.0～10.5 mg/dℓ

検査の目的・内容

カルシウムは体内に1kgほどが存在しており、**体内で最も多い無機質**です。骨や歯の構成成分となるほか、神経活動や筋肉活動の調節、血液凝固、細胞機能の維持などにも欠かせない物質です。

カルシウムの全体量のうち、99％は骨や歯などにあり、1％が血液中に存在しています。血液中のカルシウムの半分程度はたんぱく質と結合していて、その残りの0.5％程度が、陽イオンの形をとっています。血清カルシウム検査で調べるのは、この**カルシウムイオン**です。

カルシウムの濃度は、副甲状腺が分泌しているホルモンや、ビタミンD、カルシトニンなどにより調節されています。この検査は、この**調節機能の異常の有無を確認する**ために行われます。そのほか、カルシウム吸収の異常の有無や骨疾患の有無などの推測にも役立ちます。

検査でわかること

この検査で異常値がみられる場合は、副甲状腺の異常や骨の病気、カルシウム濃度の維持にかかわる腎臓の病気などの存在が推測できます。

数値の見方

高値の場合

基準値を超えていれば、**高カルシウム血症**と診断されます。血清カルシウム濃度を上昇させる原因としては、**副甲状腺機能亢進症**、**副腎不全**、**多発性骨髄腫**、悪性腫瘍の骨転移、白血病、サルコイドーシスなどの存在が考えられます。

低値の場合

基準値未満であれば、**低カルシウム血症**です。**副甲状腺機能低下症**や**慢性腎不全**、**急性膵炎**、ネフローゼ症候群、骨硬化症、横紋筋融解症、吸収不良、ビタミンD欠乏症などが原因となります。

ココが知りたい！

高・低カルシウム血症の症状

高カルシウム血症には、頭痛、倦怠感、筋力低下、脱力感、食欲不振、悪心・嘔吐、口渇、便秘、抑うつ感、意識障害、心電図異常などの症状が伴うことがあります。低カルシウム血症の場合も、手足のしびれ、筋肉のけいれん、不安感、イライラ感、心電図異常などがみられることがあります。

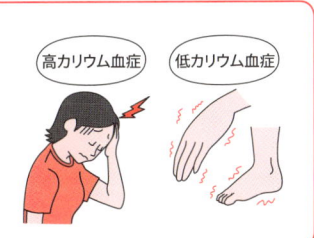

高カリウム血症　低カリウム血症

血液の検査

血清アミラーゼ（AMY）

膵臓や唾液腺などの異常を探る検査

わかる病気 膵炎、膵臓がん、膵嚢胞、流行性耳下腺炎、肝硬変、重症糖尿病など

| 基準値 | 酵素法 42～124 IU/ℓ |

検査の目的・内容

アミラーゼは、でんぷんを分解する消化酵素の一種で、「**ジアスターゼ**」とも呼ばれます。

アミラーゼの主要な分泌器官は膵臓と唾液腺ですが、肝臓や肺、腎臓、小腸、心筋、横紋筋、甲状腺、卵巣、脂肪組織など、さまざまな組織からも微量ですが分泌されています。

アミラーゼは、分泌する組織に異常が起こると血液中の量が増えてくるので、それを調べ、考えられる病気発見の手立てとします。

検査でわかること

血清アミラーゼ検査での異常値は、基本的に**その分泌組織に異常が発生している**ことを示唆します。多くの場合は、その主要分泌組織である膵臓か唾液腺の異常ですが、わずかにしても、身体のさまざまな組織からの分泌もあるため、この検査だけで、原因を絞り込むことはできません。

数値の見方

血清アミラーゼ検査は、スクリーニング（ふるい分け）検査というより**二次検査**として行われることが多く、実施時点で一定程度の病名の絞り込みもできています。

したがって、この検査単独では何が起きているか確定できなくても、一次検査による絞り込みを前提にすれば、起きている病気の種類を、より高いレベルで想定することが可能になります。

高値の場合

検査数値が高い場合に想定されるのは、アミラーゼの主要分泌組織である**膵臓の病気**です。たとえば、急性膵炎や慢性膵炎、膵臓がん、膵嚢胞、あるいは最大の唾液腺である耳下腺に生じる**流行性耳下腺炎**（おたふくかぜ）などの病気です。

また、一部の**肝硬変**や胆道炎、胆嚢炎、胃・十二指腸潰瘍穿孔、糖尿病、腸閉塞、腸間膜動脈閉塞、アミラーゼ産生腫瘍（卵巣がんや肺がんなど）、マクロアミラーゼ血症、高唾液腺型アミラーゼ血症など、さまざまな病気を背景にして、検査数値が高くなるケースもあります。

低値の場合

慢性膵炎の末期や肝硬変、重症糖尿病、シェーグレン症候群などにより、検査数値が低くなります。

異常値が出た場合は

この検査により、起きている可能性の

ココが知りたい！

膵炎になったら禁酒が必要

急性・慢性膵炎の原因は1つではありませんが、多量の飲酒習慣がかかわっていることがよくあります。したがって、膵炎が治ったあとは禁酒をする必要があります。

原因が飲酒でない場合も、膵臓にダメージを与えないように、できれば禁酒、せめて過度に飲酒することを控えるようにしましょう。

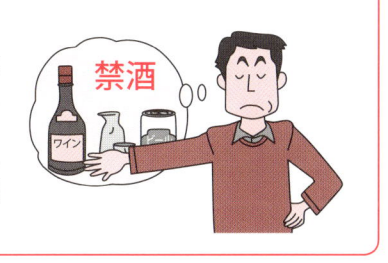

S型が高値を示している場合は、まず**唾液腺の病気**を疑いますが、S型アミラーゼは唾液腺以外の組織からも分泌されているため、**膵臓以外の臓器の異常**という形で判断します。

つまり、アミラーゼアイソザイム検査は、膵臓に異常が起きているか、違う臓器に異常がみられるのかの判定に利用されているものと考えてよいでしょう。

なお、アミラーゼアイソザイムは、尿から調べることもできます。その場合の基準値は、P型が41〜88％、S型が12〜59％（ともに電気泳動法の1つによる）です。

数値の見方

この検査では、P型とS型の検査数値の状態を比較して判定するのですが、ここでは比較的単純な判定例を左ページの表に示しておきます。

基本的には、P型の検査数値がとくに異常であれば、**膵臓の病気**が疑われます。高値の場合は、膵臓の急激な、またははっきりとした組織破壊や炎症などが進行していると考えられます。低値であれば、**膵臓の機能が低下している**ことを示唆します。

S型の場合、異常値は唾液腺のほか、肺・大腸、肝臓、卵巣など各種臓器の異常が考えられます。これは、高値・低値ともにいえることです。

いずれにしても、この検査で確定診断を行うことはほとんどありません。

この検査に限りませんが、検査法は複数あり、それぞれ基準値が異なります。アミラーゼアイソザイム検査はその典型です。検査結果には基準値が付記されていることが多いので、それを確認することが必要です。

異常値が出た場合は

推測される病気により、確定診断へのアプローチのしかたは異なります。

膵臓の病気が推測される場合は、同様に膵臓から分泌されている消化酵素であるリパーゼ（→P.168）やトリプシン（→P.169）などの検査を行うほか、必要に応じて、腹部の超音波検査（→P.120）やCT検査（→P.122）、腫瘍マーカー検査（→P.128）などの画像検査を行い、診断を確定させます。

膵臓以外の臓器の異常が考えられる場合は、ケースに応じた精密検査を行い、確定診断を得ます。

血液の検査

乳酸脱水素酵素 (LDH)

細胞破壊を伴う病気の有無を調べる検査

わかる病気 各種がん・肝疾患・心疾患・血液疾患・筋肉疾患など

基準値 120～200 IU/ℓ（JSCC標準化対応法による）

検査の目的・内容

　私たちの身体は、ブドウ糖を第1のエネルギー源にしていますが、ブドウ糖がエネルギーになる際に重要な働きをしているのが、乳酸脱水素酵素です。乳酸脱水素酵素は身体の至るところに存在していますが、その組織に障害が生じると、血液中にしみ出てきます。このような酵素を「逸脱酵素」と呼んでいます。

　この検査は、**細胞破壊を伴う病気が起きていないかどうかを探るスクリーニング検査**として活用されています。また、何らかの病気が起きているときに、その診断のための検査の1つとして行われることもあります。

検査でわかること

　乳酸脱水素酵素の血中濃度の上昇は、**身体のどこかで細胞破壊を伴う病気が起きている**ことを示しています。ただし、筋肉や肝臓、心臓、赤血球など体内に広く分布している酵素なので、この検査で病変の位置や種類まで確認することはできません。とはいえ、上昇の程度により、起きている病気の種類について、おおよその判断をすることは可能です。

　たとえば、軽度上昇（基準値超～800 IU/ℓ）では肝疾患や腎疾患などを、中等度上昇（800超～1,500 IU/ℓ）では筋肉障害や心筋障害、悪性腫瘍、血液疾患などを、また高度上昇（1,500 IU/ℓ超）では血液疾患や悪性腫瘍などの存在が疑われます。ただし、明瞭な判断基準とはいえません。

数値の見方

高値の場合

　検査値が高い場合は、まず**筋肉や肝臓、心筋などの異常**が考えられます。具体的には、筋ジストロフィーや多発性筋炎、急性・劇症肝炎、心筋炎、急性心筋梗塞などの発症が推測されます。

　なお、運動する習慣がある人や妊娠中の人は、高値を示すことがよくあります。これは病気ではなく、身体への影響も皆無なので心配いりません。

低値の場合

　この検査での低値はあまり重視されていませんが、先天性LDHサブユニット欠損症などがあると、検査値が低くなります。

異常値が出た場合は

　乳酸脱水素酵素の検査で異常値（高値）がみられたら、通常、そのアイソザイム（分子構造がわずかに異なる酵素群）を確認します。

　乳酸脱水素酵素には、**LDH1～LDH5**

アイソザイムの種類と病気判別の例

● 種類（基準値：セルロゲル法による）

アイソザイム	おもな存在臓器	基準値
LDH1	心臓、赤血球、腎臓など	17.3～30.3%
LDH2	赤血球、心臓、肺など	30.0～39.7%
LDH3	肝臓、骨格筋、肺など	19.0～25.6%
LDH4	骨格筋、肝臓など	6.2～12.3%
LDH5	骨格筋、肝臓、肺など	4.9～13.9%

● 病気判別の例

アイソザイム	LDH1	LDH2	LDH3	LDH4	LDH5
心筋梗塞	高	軽	―	―	―
急性肝炎	―	―	―	軽	高
慢性肝炎	―	―	―	―	中
肝硬変	―	―	―	―	中
肝臓がん	―	軽	軽	軽	中
劇症肝炎	―	―	―	―	中
肺梗塞	―	軽	中	中	―
肺がん	―	―	中	中	―
多発性筋炎	―	―	中	―	―
筋ジストロフィー	―	中	軽	―	―
白血病	―	中	中	―	―
悪性リンパ腫	―	中	中	―	―
巨赤芽球性貧血	高	高	―	―	―
溶血性貧血	中	中	―	―	―
腎梗塞	中	中	―	―	―
急性腎不全	中	中	―	―	―
胃がん・膵臓がん	―	―	中	中	―
膵炎	―	―	軽	軽	―
大腸がん	―	軽	中	中	軽
甲状腺機能低下症	軽	軽	―	―	―
クッシング症候群	軽	軽	―	―	―
尿毒症	―	―	―	中	中

（軽：軽度上昇／中：中等度上昇／高：高度上昇／－：変化なし）

の5つのアイソザイムがあります。それぞれの数値の動向は、どの臓器に障害が起きているかを示唆します。これにより、どのような病気が起きているかを絞り込んで推測することが可能になります。

このアイソザイム検査により推定できた病気にかかわる精密検査を行い、確定診断を得ることになります。たとえば肝臓の異常が推測される場合は、アルカリフォスファターゼ検査（→ P.100）やAST・ALT検査（→ P.52）、γ-GTP検査（→P.54）などの肝機能検査を行うとともに、必要があれば画像検査や肝生検などを行う形になります。

血液の検査
アルカリフォスファターゼ(ALP)

肝臓や骨、小腸などの異常をとらえる検査

わかる病気 肝臓がん・急性肝炎・慢性肝炎・骨軟化症・骨肉腫・甲状腺機能異常など

基準値 135～350 IU/ℓ (JSCC標準化対応法による)

検査の目的・内容

アルカリフォスファターゼは、細胞膜に存在する酵素の一種です。肝臓に最も多く分布しているほか、骨、胎盤、小腸などにも少しずつ分布しています。分布している臓器に異常が生じると、アルカリフォスファターゼは血液中に漏れ出し、**血中濃度が高くなります**。それをとらえることにより、分布している臓器の異常を推測する糸口とします。

検査でわかること

検査値が基準値をはずれていたら、肝臓や骨などアルカリフォスファターゼが存在している臓器に、**細胞破壊を伴う病気が発症している**ことが推測できます。

数値の見方

高値の場合
肝臓がんや**肝炎**、胆道系閉塞性疾患、**骨軟化症**、**骨肉腫**などの存在がまず考えられ、骨折でも数値が上昇します。また、**甲状腺や副甲状腺のホルモン分泌の異常**が、高値の原因の場合もあります。

低値の場合
低値を示す場合、注目されることはほとんどありませんが、**甲状腺機能低下症**や前立腺肥大症、家族性低フォスファターゼ血症などがあると低値を示します。

異常値が出た場合は

アルカリフォスファターゼに異常値がみられても、それだけではどこに病気が起きているのかわかりません。そこで、検査数値の上昇がみられたときは、その**アイソザイム**（分子構造がわずかに異なる酵素群）を調べて、それぞれの検査数値の動向から起きている病気の絞り込みを行います。

アルカリフォスファターゼのアイソザイムには、**ALP1～ALP6**の6つの種類があり、それぞれおもな分布臓器が異なっています。それを利用して、どのアイソザイムに際立った異常があるかを調べることにより、病気が起きている臓器と病気の推測を行うことができます。たとえば、肝臓が主要な存在部位となるALP1やALP2が上昇していたら肝臓の異常を考えるというような形です。

肝臓の異常であることが推測できた場合は、AST・ALT検査（→P.52）、γ-GTP検査（→P.54）、乳酸脱水素酵素検査（→P.98）などの肝機能検査や、腹部超音波検査、CT検査などの画像検査を行って、確定診断を得ます。

成長期には骨型のALPが高値となりますが、これは生理的なものです。

検査方法による基準値

検査法	基準値
JSCC 勧告法	80 〜 300IU/ℓ
JSCC 標準化対応法	115 〜 359IU/ℓ
GSCC 法	90 〜 280U/ℓ
SSCC 法	70 〜 260U/ℓ
キンド・キング法	3 〜 10KAU
ベッシー・ローリー法	0.8 〜 2.9BLU
P-NP 法	58 〜 200IU/ℓ

アイソザイムの種類と病気判別の例

アイソザイム	基準値(参考)	存在臓器	検査値上昇で疑われる病気の例
ALP1	0 〜 2.0%	肝臓	肝臓がん、うっ血肝、肝膿瘍、肉芽腫性肝障害、硬化性肝炎、胆管がん、膵頭部がん、総胆管結石など
ALP2	26.3 〜 65.0%	肝臓	胆汁性肝硬変、肝臓がん、急性肝炎、ウイルス性肝炎、アルコール性肝炎、薬剤性肝障害、閉塞性黄疸など
ALP3	34.6 〜 62.4%	骨	甲状腺機能亢進症、副甲状腺機能亢進症、骨軟化症、くる病、骨肉腫、悪性腫瘍の骨転移など
ALP4	—	胎盤、がん細胞	泌尿器がん、生殖器がん、肺がんなど
ALP5	0 〜 18.4%	小腸	肝硬変、慢性肝炎、慢性腎不全など
ALP6	—	(下記)	潰瘍性大腸炎、肝臓がんなど

＊ 基準値はアガロース電気泳動法によるもの。検査法の違いにより数値は異なります。
＊ ALP1 の病気例には、ALP2 と同時に上昇する場合の病気例を含みます。
＊ 妊娠後期に ALP4 の数値が上昇することがあります。
＊ ALP6 は、ALP2 がたんぱく質の一種である免疫グロブリンと結合したものです。
＊ O型・B型血液の人は ALP5 が上昇しやすいですが、食事性の上昇であれば問題ありません。

血液の検査 アルカリフォスファターゼ(ALP)

血液の検査
C反応性たんぱく (CRP)

組織破壊・炎症の有無や重症度を探る検査

わかる病気 感染症、炎症性疾患、関節リウマチ、皮膚筋炎、心筋梗塞、急性肝炎など

基準値	定性	定量
	陰性（−）	**0.3mg/dℓ以下**

検査の目的・内容

C反応性たんぱくは、組織破壊や炎症が起こると血液中に現れてくる物質です。もともと肺炎球菌（細胞壁にC多糖体をもつ）が感染した際に血液中に現れるたんぱく質の一種だったため、こう呼ばれてきましたが、実際は、**さまざまな組織破壊や炎症が生じると血液中に出てくる物質**です。

組織破壊や炎症の有無を調べる検査はいくつもありますが、C反応性たんぱくは組織破壊などが生じると数時間で血液中に現れ、障害の進行とともに増えていくという特徴があります。そして、症状が収まるにつれて減少していきます。そのため、検査数値の上昇・下降のしかたをみることで、障害の進行の様子を推測することが可能になります。このような性質をもつ物質を、「**急性相反応物質**」と呼びます。

検査数値の高さは、病気の重症度や活動性とある程度相関関係にあるため、病態の把握や治療中の経過観察に役立ちます。

ちなみに、赤血球沈降速度検査（→P.84）も組織破壊や炎症の有無・状態を調べる検査ですが、C反応性たんぱくのほうが病気の進行に対する反応が2〜3日早く出るため、とくに**発病初期の診断にC反応性たんぱく検査は役立っています**。

C反応性たんぱく検査には、**定性検査**と**定量検査**の2種類があります。

定性検査では、陰性（−）と、陽性6段階（＋1〜＋6）の7段階で判定されます。

定量検査は、1dℓ中の含有量（濃度）で示されます。

現在は、定量法のほうが主流になってきています。

判定のしかた

（定量検査の単位：mg/dℓ）

重症度	定性	定量	疑いのレベル
軽度	弱陽性（＋1）	0.4〜0.9	軽い炎症などが起きている
中等度	陽性（＋2）	1.0〜1.9	中程度の炎症などが起きている
		2.0〜14.9	やや重い病気が起きている
高度	強陽性（＋3以上）	15.0以上	重い病気が起きている可能性がある

ココが知りたい！

「高感度CRP」で心筋梗塞や脳梗塞を予防

CRP値は、身体に組織破壊や炎症が起きると一気に上昇します。そのため、検査の感度はこれまでの方法で十分だと考えられてきました。これまでのCRP検査の精度は、0.1mg／dℓ、または新しい方法でも0.01mg／dℓです。ところが近年、1けた少ない0.004mg／dℓという精度の検査法が開発され、注目を集めています。動脈硬化が血管の慢性的な炎症であることが理解されてきたからです。

動脈硬化は心筋梗塞や脳梗塞などの原因となりますが、早い段階で動脈硬化に気づくことができれば予防も可能になります。そのために活用できるのが高感度CRP検査（hs-CRP）です。この検査を利用して、わが国の死因の上位である心筋梗塞や脳梗塞などの発生を予防しようという試みが始まっています。

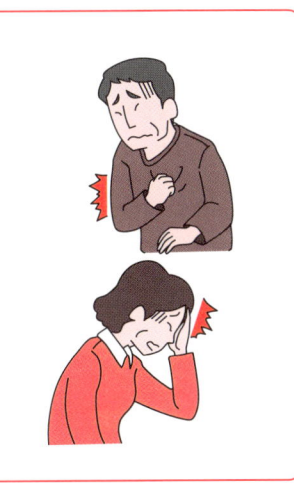

検査でわかること

組織破壊や炎症を伴う病気の有無、また起きているとすれば、**どの程度の病態（重症度）であるか**ということがわかります。ただし、起きている病気によって数値の高さと病態との関係はさまざまであるため、あくまでも参考程度ということになります。

とはいえ、数値の高さから、起きている病気の種類をおおまかに推測することはできます。

数値の見方

異常値は、**高値を示している場合のみ**です。

異常値の判定は前ページのとおりで、それに応じて想定される病気の種類もある程度絞り込むことができますが、病気の重症度とのかかわりもあり、明確に区分することはできません。

一般的な傾向として疑われる病気は、弱陽性・軽度上昇レベルではウイルス性疾患、**急性肝炎**、胆石症、耳下腺炎、内分泌疾患など、陽性・中等度上昇レベル以上では重症感染症、心筋梗塞や血管閉塞などの**虚血性疾患、関節リウマチ**や全身性エリテマトーデスなどの膠原病、血管炎、肝硬変、悪性腫瘍、肺梗塞、敗血症などです。

異常値が出た場合は

この検査では、組織破壊や炎症の有無を発見することはできますが、病気の診断はできません。そのため、ほかの検査結果も含めて疑われる病気を推測し、確定診断のために必要な精密検査を行うことになります。

ただし、前述のような病気でも基準値内であるケースもあるので、基準値内なら問題はないと考えることはできません。とくに**高齢者や低栄養状態の人は、数値が上昇しにくい**という傾向があるので注意が必要です。

血液の検査　C反応性たんぱく（CRP）

血液の検査

B型肝炎の感染の有無や病態を調べる検査

B型肝炎ウイルス(HBV)マーカー

わかる病気 B型肝炎

| 基準値 | 陰性（－） |

検査の目的・内容

　肝炎を引き起こすウイルスの1つである、**B型肝炎ウイルスに感染しているかどうかを調べる検査**です。

　B型肝炎ウイルスは外被と芯から成り立っていますが、それぞれが身体に侵入したときに抗原となり、それに対して身体は抗体をつくります。これらを、B型肝炎の「**ウイルスマーカー**」と呼んでいます。ウイルスマーカーの存在や動向を調べ、**B型肝炎ウイルスに感染しているかどうか**、また**感染しているとすればその活動の状態はどうか**を知る指針とするのが、この検査の実施目的です。

　B型肝炎ウイルスは、外被を **HBs**、芯を **HBc**、芯に存在するたんぱく質を **HBe** と呼びます。このうち、検査で調べるのは、**HBs抗原**と **HBe抗原**です。また、それに対応して体内にできる **HBs抗体**、**HBc抗体**、**HBe抗体**も同時に調べ、それぞれの検査結果を比較検討し、確定診断を得ることになります。

検査でわかること

　各ウイルスマーカーの動向を個別に、あるいは組み合わせて検討することにより、**B型肝炎の発病・既往の確認**と、**B型肝炎ウイルスの活動の状態の把握**などを行うことができます。

数値の見方

　基本的に、抗原の存在が認められれば、感染中であることを意味しています。また、**抗原が陰性（－）で抗体が陽性（＋）**であれば、感染の既往があることを示しています。このような形で、各ウイルスマーカーの状態を詳しくみて、現在の病態や状況を判断します。

異常値が出た場合は

　最終的な診断は、ほかの肝機能検査の結果などもみて行われます。たとえば、HBV-DNA や DNA ポリメラーゼ検査でウイルスの存在を調べます。

　AST・ALT などでの肝機能の数値が高い場合は、肝炎が活動性であるので、消化器内科の受診が必要です。

　B型肝炎の治療が不十分で慢性肝炎へと移行するケースは20％もないのですが、移行してしまうと、**肝硬変や肝臓がんへと進行するおそれが強くなります**から、注意が必要です。

　B型肝炎は、体液（精液）や血液を介して感染するケースが圧倒的に多いので、B型肝炎であると診断された場合は、自分のパートナーも感染している心配があります。できるだけ早く確認すること

B型肝炎ウイルスマーカーの種類と判定の例

● 種類

種類	陽性反応が示すこと
HBs抗原	B型肝炎ウイルスに感染している状態である
HBs抗体	B型肝炎ウイルス感染の既往があるが、現在は治っており、免疫ができている
IgM-HBc抗体	B型肝炎ウイルスに最近感染したか、慢性肝炎が悪化したことを示唆する
IgG-HBc抗体	陽性の程度が低値であればB型肝炎ウイルス感染の既往を、高値であればB型肝炎ウイルスのキャリアであることを示す
HBe抗原	B型肝炎ウイルスが活発に活動・増殖している
HBe抗体	B型肝炎ウイルスの活動・増殖が低下している

＊IgMとIgGは、ともに免疫にかかわるたんぱく（グロブリン→P.88）の種類です。
＊キャリアとは、ウイルスに感染しているものの、発病に至らないまま経過している人のことです。

● 判定の例

ウイルスマーカーの動向	判定の例
HBs抗原とHBe抗原が陽性	現在感染しており、ウイルスの活動が活発である
HBs抗原とHBe抗体が陽性	現在感染しているが、ウイルスの活動は低調である
HBs抗原と抗体が陽性 HBe抗原と抗体が陽性か陰性	タイプが少し違うB型肝炎ウイルスに重複感染している
HBs抗原が陽性 HBs抗体が陰性	症状の現れないキャリアである
HBs抗体とHBe抗体が陽性	B型肝炎の既往がある

が大切です。かつて多かった母子感染（母親の胎盤や子宮内、産道内で、胎児・出生児に感染すること）は、医療態勢の向上により減ってきています。

また、血液のつきやすいかみそりなどの共用も、確実に避けましょう。

この検査でHBs抗体が陽性を示している場合は、B型肝炎ウイルスに対する免疫ができており、これ以後にB型肝炎になることはほとんどなく、またHBe抗体が陽性の場合も、長期間にわたり、再感染することはほぼないでしょう。

血液の検査
C型肝炎ウイルス(HCV)抗体

C型肝炎ウイルスの感染の有無を調べる検査

わかる病気 C型肝炎

基準値 　陰性(−)

検査の目的・内容

C型肝炎ウイルスが体内に侵入すると、それを排除するために、血液中に抗体ができます。この検査は、C型肝炎ウイルスに対抗する抗体の有無を調べることにより、**C型肝炎に感染しているかどうかを調べる**ものです。

検査でわかること

検査が陽性であれば、C型肝炎ウイルスに感染したことがわかります。ただし、抗体ができていても、現在C型肝炎ウイルスが体内に存在していることの証明にはなりません。現在感染中であるか、それとも過去に感染したことがあるかのどちらかを示しているにすぎません。

この検査が陰性であれば、感染は原則的には否定されます。C型肝炎ウイルスが感染してから抗体ができるまでには1か月前後かかるため、この間に検査をした場合は陰性を示しますが、このようなケースは多くはありません。

数値の見方

異常値は、弱陽性（低力価）、陽性（中力価）、強陽性（高力価）の形で示されます。異常値がみられたときは、関連検査をして診断を得ることになりますが、**強陽性であれば、現在C型肝炎ウイルスに感染している可能性がきわめて高い**と考えられます。

異常値が出た場合は

この検査で陽性が出た場合は、現在、実際にC型肝炎ウイルスが体内に存在し

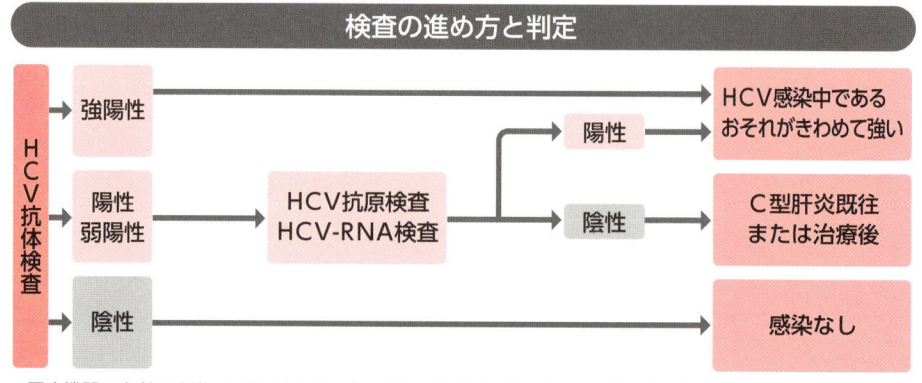

検査の進め方と判定

HCV抗体検査			
強陽性			HCV感染中であるおそれがきわめて強い
陽性 弱陽性	HCV抗原検査 HCV-RNA検査	陽性	HCV感染中であるおそれがきわめて強い
		陰性	C型肝炎既往または治療後
陰性			感染なし

＊医療機関や患者の病態、医師の判断などにより、進め方が異なることがあります。

ココが知りたい！

C型肝炎の自覚症状

　C型肝炎ウイルスに感染して急性肝炎が起こっても、特徴的な自覚症状はありません。軽いかぜを引いたように微熱が出たり、だるくなったりする程度なので、肝炎とは気づきにくいこともあります。

　ただし、注意して観察すると、食欲が落ちる、右わき腹のあたりが重く感じる、黄疸症状が現れる、尿色が濃くなる、便の色がやや白っぽくなる、といった症状が出ることがあります。とはいえ、これも個人差があり、また自覚症状の出方は肝炎の重症度にも影響されます。

　かぜを引いたような症状があり、それがいつまでも続くようなら、一度肝機能検査を受けてみることも考えましょう。

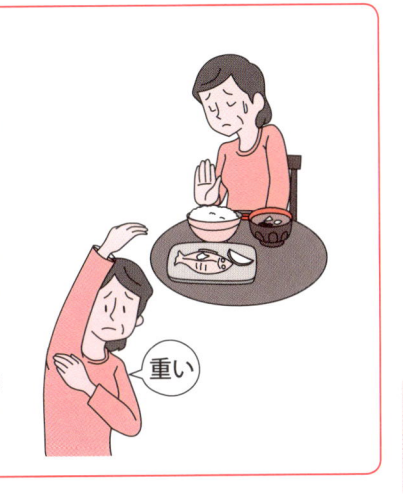

ているかどうかを調べるために、HCV-RNA定量検査（→ P.220）やHCVコア検査（HCV抗原検査）を行い、さらにAST・ALT（→ P.52）などの肝機能検査の結果と合わせて、C型肝炎を発病しているかどうかを診断します。

　HCV-RNA検査は、C型肝炎ウイルスの遺伝子の有無を調べる検査、HCVコア検査は、ウイルスの芯の部分のたんぱく質の有無を調べる検査です。これらが存在していれば、現在、**C型肝炎ウイルスが体内に存在しているという証拠**になります。抗体検査では、感染直後1か月程度は反応が出ません（HCV抗体のウインドウ期）が、この2つの検査では、その間の感染の有無を確認することも可能です。

　抗体検査で陽性になっているにもかかわらずHCV-RNA検査やHCVコア検査が陰性であれば、感染既往と判定されます。つまり、**現在はC型肝炎ウイルスが体内に存在していない**ということになり

ます。C型肝炎であるという診断が出た場合は、**インターフェロン**（抗がん作用や抗ウイルス作用をもつたんぱく質→ P.221）などによる治療を開始することになりますが、その前にC型肝炎ウイルスのタイプや量を調べる検査が行われます。C型肝炎ウイルスには6つのタイプがあり、なかにはインターフェロンが効きにくいタイプもあります。また、ウイルスの量とインターフェロンの有効性には相関関係があり、これらの検査が必要になります。（近年、経口の抗ウイルス薬も使用される）

　C型肝炎の感染が慢性化すると、10年以上という長い期間を慢性肝炎の形で経過し、**肝硬変から肝臓がんへと移行**するケースがみられます。

　肝臓がんの約80％は、C型肝炎が原因です。C型肝炎ウイルス抗体が陽性の場合は、できるだけ早期に肝臓専門医に相談しましょう。

尿の検査
尿比重

腎機能の異常などをとらえる検査

わかる病気 ネフローゼ症候群・腎不全・糖尿病・尿崩症など

基準値	1.010〜1.030

🩺 検査の目的・内容

　尿の大半は水ですが、電解質などのさまざまな物質が溶け込んでいるため、それらを含めると、尿の比重は水よりわずかに重くなります。尿比重は、発汗や多飲などにより、日常的にある程度変化しています。しかし、たとえば尿中にさまざまな物質を排泄している腎臓の機能に異常が起こると、尿の比重にも影響を与え、検査数値が基準値からはずれることになります。

　この検査は、尿比重の変化のしかたを調べ、**腎機能の異常などの発生をとらえる**ために行われるものです。

　検査法には、試験紙を使う方法、尿中に浮きのような物体を入れて目盛りを読む方法、そして検査器具（尿屈折計）を使う方法がありますが、病院で行う検査では、現在、スクリーニング検査を除き、**正確な数値を確認できる尿屈折計を用いるのが一般的**です。

　フィッシュバーグ濃縮試験（→P.263）という特別な検査法もありますが、一般的には行われていません。

🧪 検査でわかること

　尿比重検査で異常値が出た場合に、まず考えられるのが、**腎機能の異常**です。そのほか、身体の水分量に異常をきたす要因がある場合も、尿比重が変化することがあります。

　この検査では、そのような異常の発生をとらえることができますが、どのような異常が生じているかを判断することはできません。

🧪 数値の見方

高値の場合

　検査値が **1.030** を超える場合を異常値とします。

　ネフローゼ症候群や心不全などの病気にはむくみという症状があり、体内に水がたまる影響で尿の水分量が減少して尿の濃度が濃くなるため、尿比重は高値を示します。**ネフローゼ症候群**では、尿中に排泄されるたんぱく質の量が増えるため、それも尿比重を高くする原因になります。**糖尿病**では、高血糖の影響で尿中へのブドウ糖の排泄量が増加するため、尿比重が高くなります。

　そのほか、発熱や発汗、下痢、嘔吐などでも身体の水分量が減少するため、相対的に尿の濃度が上昇し、尿比重は高値を示します。

低値の場合

　検査値が **1.010 未満** になっていたら、異常値と判定します。

ココが知りたい！

尿色で尿路の異常がわかる

尿の色合いは、尿路などの異常を発見する手がかりを与えてくれます。尿色は、尿量が多いか少ないかでつねに変化していますが、大汗をかく、ビールやコーヒーなどの利尿作用のある飲料を飲むといったことが原因で生じる変化であれば、一過性のもので心配ありません。

ちなみに、標準的な尿色は淡黄色か黄褐色です。この色は、腎臓から出るウロクロムという物質によるもので、その分泌量はほぼ一定に保たれています。このような状態にある尿の中に、正常なら出てくるはずのない物質が混じると、尿色が変化します。尿色の異常は、下表のような病気の存在を示唆しています。

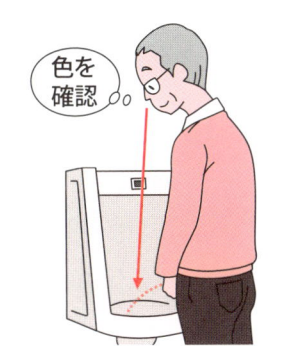

●尿色の異常と疑われる病気の例

尿色	疑われる病気の例
無色透明（希釈尿）	尿崩症、糖尿病など
淡色	腎疾患（急性腎不全の回復期を含む）、心因性多飲など
緑黄色	肝疾患、胆嚢疾患など
黄褐色〜茶褐色（ビリルビン尿）	肝疾患など
淡紅色・鮮紅色・暗赤色（血尿）	腎炎、腎臓がん、膀胱炎、膀胱がん、尿路結石、尿道がん、前立腺疾患、ポルフィリン尿など
白濁（膿尿）	腎盂腎炎・尿路感染症など

低値の場合で最も考えられるのが、腎機能（ろ過機能）の低下を招く**腎不全**や**慢性腎炎**などの存在です。ただし、腎不全が進行して水分の排泄そのものができにくくなると、逆に尿比重は高値を示すようになります。

また、**尿崩症**や心因性多飲などにより尿量が増加した場合も、尿が薄くなるため検査値は低くなります。

異常値が出た場合は

そのほかの血液検査や尿沈渣検査（→P.110）などの結果や、現れている症状などをみて、疑われる病気の範囲を絞り、関連する追加検査・精密検査を行い、確定診断します。

検査値が高く体内の水分が減っていたり、むくみが生じたりしている場合は、水分の摂取量と排泄量のバランスをとり、その解消に取り組むことが必要になります。塩分もむくみを助長する原因になるため、**塩分制限**が行われます。これらはすべて、医師などの指導に従って行うことが必要です。

尿の検査
尿沈渣

腎臓や泌尿器の病気の診断に必要な検査

わかる病気 腎炎・腎腫瘍・ネフローゼ症候群・膀胱炎・尿潜血・尿路の結石など

基準値 下記のとおり

検査の目的・内容

尿沈渣検査は、尿潜血検査（→P.68）や尿たんぱく検査（→P.64）などで異常がみられた場合に行う二次検査の1つです。

この検査は、採取した尿を遠心分離器にかけ、**沈殿した尿に含まれるさまざまな物質を顕微鏡で調べる**という検査です。正常であれば尿中にほとんどみられない物質が存在しているか、または増えているかをみて、身体の異常を探る糸口とします。また、この検査で異常がみられる病気では、治療の際の経過観察にも活用されています。

この検査で対象になるのは、赤血球、白血球、円柱細胞、上皮細胞、結晶成分などの項目です。

検査でわかること

尿中に、正常であれば存在しない物質が含まれているか、わずかであるはずの

おもな検査項目と基準値

おもな検査項目		基準値
赤血球	尿潜血を伴う病気の有無を確認する	1視野に5個以内
白血球	腎臓や尿路などの炎症を伴う病気や感染症の有無を確認する。また白血球のうち、とくに異常値を示している種類を確認して、病気の診断への手がかりを得る	1視野に5個以内
円柱細胞	腎臓の尿細管や糸球体の病気の有無を確認する	陰性（−）
上皮細胞	尿路のどこかに異常が生じているかの手がかりを得る	1視野に少数
異型細胞	異常な形状をした細胞の有無を確認する	陰性（−）
通常結晶	尿酸などの結晶の状態を確認する	1視野に少量
異常結晶	ビリルビンなどの結晶の有無を確認する	陰性（−）

＊「1視野」とは、400倍顕微鏡でみた視野のことです。
＊上記のほか、卵円形脂肪体、細胞質内封入体、原虫、細菌などの固形成分も観察できます。

異常所見で疑われる病気の例

検査項目	疑われる病気の例
赤血球	急性腎炎、慢性腎炎、腎臓がん、ネフローゼ症候群、膀胱がん、腎・尿路結石、尿路感染症、動脈硬化症など
白血球	糸球体腎炎、腎盂腎炎、膀胱炎、尿道炎、結核、クラミジアなど
円柱細胞	急性腎炎、慢性腎炎、糸球体腎炎、腎盂腎炎、ネフローゼ症候群、糖尿病腎症、尿細管壊死、慢性腎不全、ウイルス感染症、心不全など
上皮細胞	尿路感染症、尿路結石、膀胱がん、尿道がん、糸球体腎炎、糖尿病腎症、ネフローゼ症候群、ウイルス感染症など
異型細胞	悪性腫瘍、白血病など
通常結晶	シュウ酸カルシウム結石、痛風(尿酸結石)など
異常結晶	ネフローゼ症候群、腎臓結石、急性肝炎、胆道閉塞など

＊上皮細胞の「疑われる病気の例」には、卵円形脂肪体と細胞質内封入体についての病気も含まれています。
＊ほかの関連検査結果や、上記各検査項目の所見などを組み合わせて考えることにより、さらに限定した推測を行うことができます。

物質が増えていたら、**尿をつくる腎臓や、尿が排泄される尿路のどこかに異常が起きている**ことが考えられます。

また、血液中に含まれる物質の濃度に異常が生じて、腎臓の処理能力を超えている場合などでも、検査値に異常が確認されます。

数値の見方

赤血球や白血球などの各項目のどれかが基準値を超えていたら、何らかの病気が起きていることを示唆します。

たとえば、赤血球が多ければ、**腎・尿路系のどこかで出血を伴う病気**が起きていることがわかります。白血球が増加していたら、**尿路などに感染**が起こり、それと闘うために白血球が増加していることなどを示唆します。異常結晶がみられたら、**肝臓や腎臓などに異常**が生じている可能性があります。このような推測を行い、確定診断を得るための重要な指標として活用します。

異常値が出た場合は

異常がみられた一次検査の結果などを参考にしながら、尿沈渣検査の結果から、起きている病気の診断の手がかりとします。その推測に従って精密検査や画像検査などを行い、確定診断を得ることになります。

尿の検査
尿ビリルビン／尿ウロビリノーゲン

肝機能障害を起こす病気の発見に役立つ検査

わかる病気 肝硬変・肝炎・胆道閉塞・胆管結石など

基準値	尿ビリルビン **陰性（−）**	尿ウロビリノーゲン **疑陽性（±）**

検査の目的・内容

ビリルビンは、寿命を迎えた赤血球が骨髄や脾臓で分解され、肝臓で胆汁色素の成分となった物質で、血液検査でも調べることができます。尿ビリルビンは、血液検査で調べる総ビリルビン（→ P.56）が **2.0mg/dℓ以上** になると、尿中に現れるようになります。

また、ウロビリノーゲンは、ビリルビンが胆汁色素として十二指腸内に排泄されたあと、腸内細菌の作用によって分解・変化した物質です。その大半は便に混じって排泄されますが、わずかに大腸から吸収され、血液中を流れて腎臓へ届き、尿に混じって排泄されます。

この検査は、尿中のビリルビンとウロビリノーゲンの濃度を調べ、**肝臓や胆道などの異常を知る手がかりを得る**ために行われます。

検査でわかること

ビリルビンは肝臓で処理され、胆道を経て排泄されることから、ビリルビン値の異常は、**肝臓や胆道に異常が起きている**ことを示唆します。ウロビリノーゲンについても、同じことがいえます。

ちなみに、尿ビリルビンは血液検査での直接ビリルビンと同じものですから、その検査数値の動向は、直接ビリルビン値と同じ動向を示します。

数値の見方

高値の場合

尿ビリルビン値が陽性（＋）を示すのは、肝臓や胆道の異常により胆汁が流れにくくなり、ビリルビンが血液中に逆流して濃度が上昇した結果です。したがって、尿ビリルビンの異常値は、総胆管結石や膵臓がんなどに伴う**胆道閉塞**や、**急性肝炎**、**慢性肝炎**、**肝硬変**、肝臓がんなど、**胆汁が流れにくくなる病気や肝機能障害の存在を示唆**します。

尿ウロビリノーゲンの場合も、急性肝炎や慢性肝炎、肝硬変などの**肝臓の病気**が高値の原因になります。また、腸閉塞や強い便秘があると、腸内の便の動きが緩慢になって長く滞留するため、ウロビリノーゲンの吸収が促進されて尿中の濃度が上昇します。さらに、溶血性貧血や赤血球破壊を起こす病気、臓器出血などがあると、やはり高値の原因になります。

尿ウロビリノーゲンの検査値が弱陽性（＋）の場合は、高値として扱いません。**陽性（2＋）以上**を高値とします。

低値の場合

尿ビリルビンの場合の異常値は、**陽性のみ**となります。

肝臓のおもな機能

- 「肝機能低下」という言葉がよく使われますが、肝臓の機能は200以上とも500以上ともいわれています。そのうちの、肝臓のおもな機能について知っておきましょう。

3大栄養素の代謝・合成

- 吸収されたブドウ糖をグリコーゲンに変えて貯蔵し、必要に応じてブドウ糖に戻し、エネルギー源として放出する
- 吸収されたたんぱく質と脂肪を、人体に有益な形に変え、血液中に放出する

有害物質の解毒

- 体外から入ってくる有害な物質を解毒し、排泄する
- 代謝の過程で生じた有害物質を無毒化し、排泄する
- アルコールを分解する

消化液の分泌

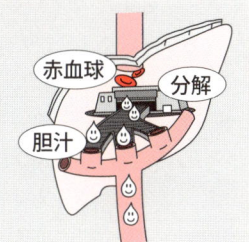

- 赤血球が分解されてできるビリルビンを成分として胆汁という消化液をつくり、十二指腸に分泌して、脂肪の消化を助ける

赤血球 / 分解 / 胆汁

そのほか

- グルコース（ブドウ糖）枯渇時のエネルギー源としてケトン体を合成する
- インスリンやグルカゴンに対応して、血糖値を調整する
- ビタミンの貯蔵・活性化を行う

ウロビリノーゲンは、正常でも1～4mg/日程度の量が尿中に出ています。そのため、尿ウロビリノーゲンの基準値は疑陽性（±）となっています。**検査数値が陰性（－）** を示していたら、尿ビリルビンでは高値を示す総胆管結石や膵臓がんなどの胆道閉塞を伴う病気の存在が考えられます。それは、ビリルビンの十二指腸内への流れが妨げられ、ウロビリノーゲンの大腸からの吸収量が減少するためです。

また、ビリルビンをウロビリノーゲンに変化させる腸内細菌が抗生剤の長期使用などの影響によって減少している場合も、陰性を示すことがあります。したがって、陰性ならよいということではありません。

異常値が出た場合は

尿ビリルビン検査と尿ウロビリノーゲン検査は、ともに**試験紙法**により行います。試験紙法は、感度に一定の限界があり、また病気を特定することもできないため、この検査によって診断を確定することはできません。

ただし、異常値が出た場合は肝臓や胆道の病気が起きていることが強く示唆されるため、精密な肝機能検査を行って原因となる病気を特定します。

画像検査

下部消化管X線（注腸）

大腸内部の病気の有無を調べる検査

わかる病気 大腸がん・大腸ポリープ・潰瘍性大腸炎・大腸憩室・直腸がんなど

検査の目的・内容

　下部消化管X線検査は、注腸造影検査、大腸造影検査、下部消化管二重造影検査とも呼ばれます。

　下部消化管X線検査でいう下部消化管とは、**大腸から肛門までの部分**をいいます。この部分に形態的な異常がないかを探るのが、この検査の目的となります。なお、小腸については、基本的に対象としていません。

　検査の前日から食物繊維の少ない食事で腸内の便の量を少なくします。そのうえで下剤を飲み、検査当日に腸の中がからになるようにします。検査前に腸の蠕動運動を抑える注射をし、その後、**肛門から造影剤（硫酸バリウム）と空気を注入してX線撮影を行う**という手順で進めます。造影剤の使用は、明瞭な撮影画像を得るために行われます。

下部消化管の名称

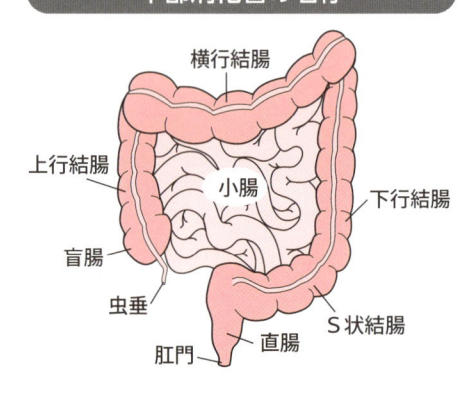

横行結腸／上行結腸／小腸／下行結腸／盲腸／虫垂／S状結腸／肛門／直腸

造影写真の例

　注入された造影剤は、直腸、S字結腸、下行結腸、横行結腸、上行結腸、盲腸という順に進んでいき、それをモニターで観察しながら、必要と思われる箇所の撮影を行います。検査台の上で横になり、検査台を上下左右に動かします。さらに体位を変えながら、適切な角度からの撮影を行います。

　この検査は、下腹部にX線を照射する検査であるため、妊娠中またはその可能性のある人は受けることができません。

　また、前立腺肥大症や緑内障、不整脈のある人は、腸の蠕動運動を抑える薬（ブスコパン）の副作用が生じるおそれがあるため、ほかの薬に変えたり、注射をせずに検査をすることがあります。

　強い便秘や痔のある人は、造影剤などの注入に支障が出る場合があります。

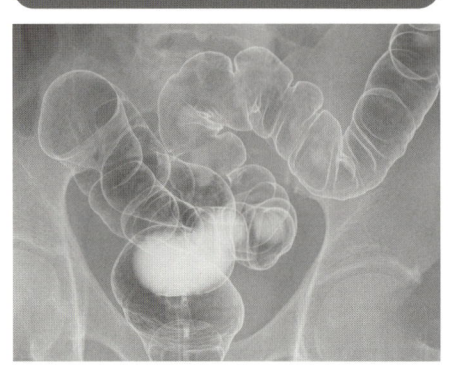

ココが知りたい！

検査前後の心得と注意点

　検査日前日の食事は、スープやジュース、重湯などの流動食のみに制限されます。牛乳や乳製品は大腸にとどまりやすいので、飲食できません。夜9時以降はすべての飲食が禁止となり、検査直前まで続けることになります。糖尿病で薬物療法をしているなど食事療法を続けている人は、事前に医師に報告して対応法を確認しましょう。

　検査の前に、金属製の装身具はすべて取り外します。検査中に気分が悪くなることがあった場合に備えて、合図の方法を確認しておきましょう。

　検査前日の夜に、腸内を空にするため下剤を服用しますが、検査後にもバリウムを排泄するために、再度下剤を服用します。水分を多くとることも大切です。その後、白色の便が出きれば排泄終了ですが、排泄されない場合や違和感がある場合は、遠慮せずに医師に連絡をとり、対応法を確認してください。

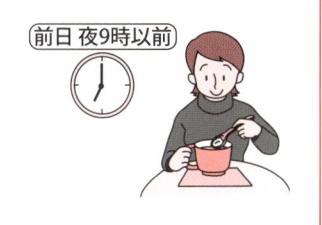

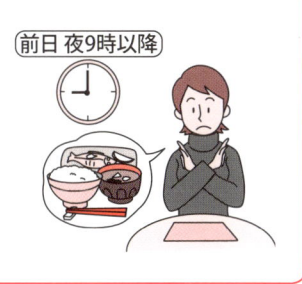

前日 夜9時以前

前日 夜9時以降

脳梗塞後や整形外科的疾患で体位を変えることが困難な場合は、検査を受けることができません。

　いずれの場合も、医師にそのことを事前に報告して、指示を受けることが大切です。

検査でわかること

　注入した空気の圧力で大腸内が広がり、その状態の大腸壁に造影剤が張りつく形になるので、X線照射により大腸壁の凹凸の状態が鮮明にモニター画面に映し出されます。

　モニター画像と撮影画像では、造影剤のある部分が**白く**、空気の部分は**黒っぽく**見えます。そのほかの部分は、**グレーの濃淡**になります。造影剤により白く映し出されている部分の形状を、モニター画面と撮影したフィルム画像で克明に観察することにより、診断にかかわる詳しい情報を得ることができます。

　下部消化管X線検査で発見できる病気は、**大腸がん**、**大腸ポリープ**、**大腸憩室**、**潰瘍性大腸炎**、虚血性大腸炎、大腸狭窄、クローン病、大腸結核、家族性大腸腺腫症（ポリポーシス）、**直腸がん**など、多岐にわたります。

異常所見があった場合は

　大腸内の異常な形状は、起きている病気により特徴があるので、診断の十分な根拠を得ることができます。

　そのため、この検査の段階で診断を確定することもありますが、悪性腫瘍の疑いがある場合は、内視鏡検査（→ P.118）や細胞診・組織検査（→ P.248）、腫瘍マーカー検査（→ P.128）などを、大腸結核が疑われる場合はツベルクリン反応検査などを行うというように、必要な検査を追加して、確定診断を得ることになります。

画像検査／下部消化管X線（注腸）

画像検査

上部消化管内視鏡（胃カメラ／GIF）

食道から十二指腸までの異常を調べる検査

わかる病気 食道がん・食道静脈瘤・胃がん・胃ポリープ・胃潰瘍・十二指腸潰瘍など

検査の目的・内容

　先端部にCCDカメラの付いたコードを口（または鼻）から挿入し、食道、胃、十二指腸の内部の様子をモニターに映し出し、**形態的な異常を調べる検査**です。コードの先端部からは、組織片を採取したり、患部を切除したりするための小さい器具が出せるようになっています。

　この検査は、一般的には上部消化管X線造影検査（→P.74）などで異常所見があった場合に、確定診断をする目的で行われます。ただし、すでに何らかの症状があり、疑われる病気について一定程度の絞り込みができているときは、最初からこの検査を行うこともあります。

　この検査で使用する内視鏡は、以前は先端にレンズの付いたファイバースコープタイプが普及していましたが、現在では、上記のCCDカメラ付きのものが主流になっています。

　さらに近年、粘膜下の様子まで調べることができる**超音波内視鏡**や、小さい病変を詳しく観察できる**拡大内視鏡**、粘膜の状態を詳細に確認できる**画像強調内視鏡**など、優れた機能をもつタイプのものが次々に登場しており、内視鏡検査のもつ可能性がさらに広がっています。

　上部消化管内視鏡検査を受けるときは、検査の妨げになる胃や十二指腸内の

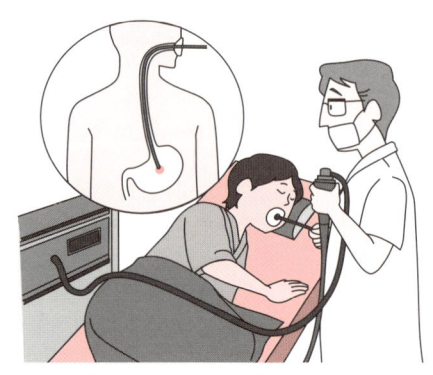

CCDカメラ付きのコードを口や鼻から挿入し、食道、胃、十二指腸の様子をモニターで観察する。

消化物をなくすため、前日の夜9時以降の飲食が禁止となります。飲酒や喫煙もいけません。

　検査前には、内視鏡が通過する際の苦痛を和らげるため、のどの麻酔が施され、胃の蠕動を抑えたり、唾液や胃液の分泌を止める薬を注射して、マウスピースを軽くくわえて準備完了となります。このような準備をしたうえで、内視鏡を徐々に挿入していきます。

　前立腺肥大症や緑内障、不整脈のある人は、内臓の動きを止める薬を使うことができないので、あらかじめその旨を伝えておくことが必要です。

　なお、麻酔薬を使用しても、内視鏡がのどを通過する際は、多少の違和感を覚えたり、苦痛を感じることがあります。

　施設によっては、検査中に鎮静薬を静

ココが知りたい！

「ヘリコバクター・ピロリ菌」はがんの因子

ヘリコバクター・ピロリ菌は、胃や十二指腸などの粘膜を傷める存在で、慢性胃炎を引き起こし、それが胃・十二指腸潰瘍、胃ポリープ、萎縮性胃炎、がん、特発性血小板減少性紫斑病などの原因になります。世界保健機関（WHO）も、この菌ががんの確実な因子であると認定しています。ピロリ菌感染者のうち、がんになる人の割合は、3％前後と報告されています。

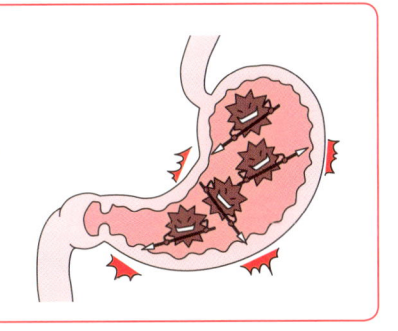

脈注射して眠っているうちに検査する方法（**セデーション**）も行われます。その場合、薬の作用が切れるまで休む必要があります。

また、鼻から内視鏡を入れる**経鼻内視鏡**もあります。のどの反射が起こりにくいのが特徴です。

検査でわかること

内視鏡の先端部はどの方向にも曲げることができるので、**上部消化管のすみずみまで観察することができます**。

この検査で発見できるのは、食道部では**食道がん**、食道ポリープ、**食道静脈瘤**、食道潰瘍、食道炎、食道裂孔ヘルニア、逆流性食道炎、バレット食道、アカラシア、マロリーワイス症候群などです。

胃部では**胃がん**、**胃ポリープ**、**胃潰瘍**、胃炎、胃悪性リンパ腫など、十二指腸部では十二指腸がん、乳頭部がん、十二指腸ポリープ、**十二指腸潰瘍**などです。胃・十二指腸のがんやポリープにかかわるといわれるヘリコバクター・ピロリ菌（→P.222）の有無の確認なども行うことができます。

がんの場合、X線検査などでは見つけることが難しい**5mm程度の早期がんや平坦型の病変を発見することも可能**です。

異常所見があった場合は

がんの疑いがある場合は、**生検**といってその場でコード先端部から切除器具などを出して病変部の一部を採取して顕微鏡検査をします。その結果により確定診断を行います。ポリープの場合は、内視鏡下に切除して治療を行うこともあります（**ポリペクトミー**）。

なお、アスピリンやワーファリンなどの抗血小板薬や凝固薬を内服している人は、生検やポリペクトミーができませんので、事前に相談してください。

なお、検査終了後は、まずゲップを出して検査部を楽にさせます。すぐに飲食したいところですが、のどの麻酔の影響があるので、1時間ほど待つことが必要です。水分を少量とってみてスムーズに飲むことができるようであれば飲食が可能になります。ブスコパンの影響はしばらく続きますから、検査後に車を運転して帰るのは危険です。車で来院した人は、しばらく待つか、ほかの人に送迎を頼むか、公共交通機関を利用しましょう。

画像検査

下部消化管内視鏡（大腸鏡）

直腸から盲腸までの異常を調べる検査

わかる病気 直腸がん・大腸がん・大腸ポリープ・大腸憩室・潰瘍性大腸炎など

検査の目的・内容

　下部消化管とは、**小腸から肛門までの部分**を指しますが、一般的な内視鏡は小腸まで入れることができないので、盲腸から結腸、直腸の形態的な異常を調べるということになります。

　この検査で用いる内視鏡は、少し前までは先端部にレンズを装着したグラスファイバーによるものが中心でしたが、最近では、画質のよいCCDカメラを用いたものが主流となっています。検査機器の形状や機能は、上部消化管用とほぼ同じですが、**腸の長さに対応できるように、長く、また少し太くなっています。**

　下部消化管内視鏡では、検査前日に事前準備として、大腸内をきれいにする処置が行われます。食物繊維の少ない食事を3食とり、水分を多くとって、午後8時か9時ごろに下剤を服用します。

　検査当日は、検査が始まるまで飲食がいっさいできません。

　まず、液体か錠剤の腸管洗浄剤を服用し、腸内を徹底的にきれいにします。この過程で随時排便し、検査可能と判断できたら、右側の体側を上にして横になり、下部消化管内視鏡検査を始めます。検査の直前に、鎮痛剤と腸の蠕動運動を抑制する薬を注射し、肛門から内視鏡を挿入していきます。その際、適宜腸内

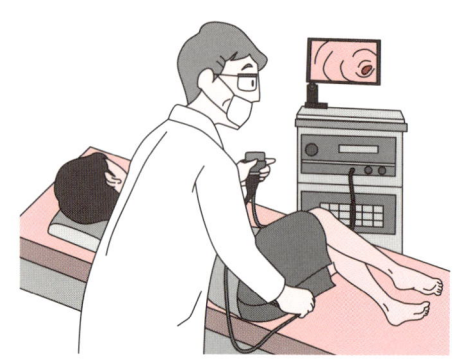

CCDカメラ付きのコードを肛門から挿入し、盲腸、結腸、直腸の様子をモニターで観察する。

に空気を送り込んでふくらませ、観察しやすくします。内視鏡は、直腸、S字結腸、下行結腸、横行結腸、上行結腸と進み、盲腸に至ります。

　この間の腸内の様子をモニター画面でつぶさに観察し、異常の有無を探っていきます。内視鏡を引き抜く過程でも、観察は続けられます。

　内視鏡が進入して、屈曲部を通過する際には、多少の苦痛やひきつれ感を伴うことが多いのですが、やむを得ないことなので、がまんしてください。

　なお、腸の蠕動運動を抑制する薬（ブスコパン）は、緑内障、前立腺肥大症、不整脈のある人には使用できないため、事前に医師に伝えておくことが必要です。

　この検査では、基本的に小腸の病気を調べることができません。その必要があ

ココが知りたい！

「カプセル内視鏡」から「大腸CT検査」へ

上部・下部消化管の内側を調べる内視鏡は、さまざまな形で進化を続けていますが、数年前にカプセル型の内視鏡が登場し、それまでの内視鏡の概念を変える存在になりました。これは、グラスファイバーやコードを必要としない、薬のカプセルのような内視鏡です。薬を飲むように内視鏡を飲み込むだけでよく、内視鏡は消化管の蠕動運動とともに消化管の中を進んでいき、内蔵されているCCDカメラで消化管の内側を映し出していきます。内視鏡は最後には排泄され、使い捨てとなります。従来の検査方法では困難であった小腸を効率的に観察できます。

大腸CT検査は、マルチスライスCTコロノフラフィ検査、仮想大腸内視鏡検査（ヴァーチャル大腸内視鏡検査）、大腸3D-CTとも呼ばれている、内視鏡を使用しない検査です。炭酸ガスによって大腸を拡張させ、新型のCT装置によって3次元画像を撮影します。内視鏡検査と比べて苦痛が少なくてすみ、短い時間で検査をすることが可能です。

大腸がんは、早期に発見し早期に治療すれば完治しやすいがんといえます。しかし、早期の大腸がんは自覚症状が乏しく、発見するのがむずかしいものです。従来の検査より苦痛が少ないこともありますから、定期的に大腸CT検査を受けることが、早期発見・早期治療につながります。

る場合は、特殊な構造になっている小腸内視鏡を使用して、独自に調べることになります。この場合の内視鏡検査では、肛門から挿入する方法か、口から挿入する方法のどちらかを選択して行うことになります。

検査でわかること

この検査で見つけることができる病気は、**直腸がん**、**大腸がん**、**大腸ポリープ**、**大腸憩室**、**潰瘍性大腸炎**、感染性腸炎、大腸結核、クローン病、家族性大腸腺腫症（ポリポーシス）などの、腸内で形的な異常を伴うものです。

異常所見があった場合は

病気の状態にもよりますが、イボのように出っ張っているポリープや早期がんが見つかったら、内視鏡の先端部に付いている高周波スネアや高周波メスなどの切除用器具を使って、**その場で切除する**ことができます（ポリペクトミー）。出っ張っていない平面的、またはへこんだ形状の病変についても、**内視鏡的粘膜切除術（EMR）** という方法によって切除することが可能です。いずれも、高周波電流によって、瞬間的に焼き切るものです。

がんの疑いがある場合や、そのほかの病気の病態を調べる必要がある場合は、**生検**といって組織片を取り出し顕微鏡で観察する検査を行います。その検査結果から、治療方針が定まります。

この検査では、まれに出血を伴うことがありますが、ふつうは自然に収まるので心配ありません。ただし、検査後に下血がみられたら、ただちに医師に連絡をする必要があります。

検査終了後は、飲食をすることが可能になりますが、ポリペクトミーを行った場合は控えることになります。

また、ブスコパンを使ったら、数時間は車の運転を控える必要があります。

画像検査

腹部超音波（腹部エコー）

超音波を利用して腹部の異常を探る検査

わかる病気 腹部のがん、肝硬変、結石、卵巣嚢腫、子宮筋腫、大動脈瘤など

検査の目的・内容

超音波検査とは、体内に向けて人の耳に聞こえるよりはるかに高い高周波の音波を当て、体内から戻ってくる反射波（エコー）をとらえてコンピュータ処理をし、モニターで画像化して、**対象臓器の形状を動いている状態で調べる検査**です。静止画像を見ることもできます。ここでは、腹部を対象とした超音波検査を取り上げます。

超音波検査は、音波の特性から、水分を含んだ軟らかい組織を調べるのに適していますが、骨などの硬い組織や空間部の多い臓器を調べるのには不向きです。

腹部超音波検査の場合に検査対象になるのは、上腹部では肝臓、胆嚢、膵臓、腎臓、副腎、脾臓など、下腹部では膀胱、前立腺、子宮、卵巣などです。消化管の内部の観察には、基本的に用いることはありません。

この検査は、X線検査と違い、**放射線被曝の心配がない**ため、必要な部分を何度でも調べることができるという優れた特徴があります。そのため、多くの診療

検査画像の例

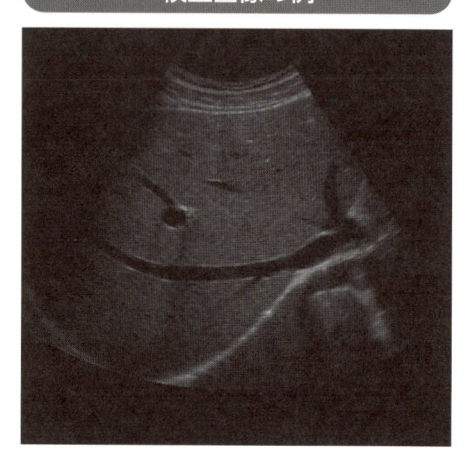

検査対象となるおもな臓器と病気

おもな臓器	おもな病気
肝臓・胆嚢など	肝臓がん、肝硬変、肝血管腫、脂肪肝、肝嚢胞、胆嚢がん、胆嚢ポリープ、胆管がん、胆石など
膵臓	膵臓がん、膵炎、膵嚢胞など
腎臓	腎臓がん、腎結石、腎炎、腎嚢胞、水腎症など
脾臓	脾嚢胞、脾血管肉腫など
卵巣・子宮	卵巣がん、卵巣嚢腫、子宮がん、子宮筋腫など
そのほか	前立腺がん、前立腺肥大症、尿管結石、副腎腫瘍、腹部大動脈瘤、腹水、リンパ節腫大など

ココが知りたい！

可能性が広がる超音波検査

超音波検査は、骨や空洞（空気）で遮られない部位であれば、身体の至るところを検査することができます。機能面でも、血流の速さや方向を具体的に調べることができるカラードップラー法が可能な機種もあり、心疾患や血管疾患などの検査にまで利用されています。

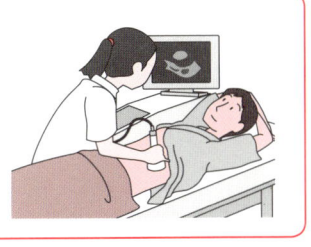

科で活用されているほか、**スクリーニング検査**や、**胎児（たいじ）の成長過程の観察**などにも、幅広く利用されています。また、内視鏡手術をする際などには、内視鏡操作を助け、内部の様子を観察するなどの目的で使用されることもあります。

上腹部を対象にする腹部超音波検査で、検査が午前中の場合は、前日の夜9時以降の食事は禁止されます。午後の検査では、軽い朝食なら許容されるケースがあります。水の飲用は、どちらの場合も差しつかえありません。

そのほか、膀胱内に尿をためておくなど、事前に注意事項が伝えられますから、それらをきちんと守るようにしてください。

検査は通常、ベッドの上であお向けの姿勢で行われますが、横向きやうつ伏せなどの姿勢をとることもあります。検査を始める前に、超音波の送受信を行う探触子（たんしょくし）（プローブ）と肌との密着性を高めて動きを滑らかにする目的で、検査部分にゼリーを塗ります。その処置が済んだら検査が始まります。超音波による痛みなどは、いっさいありません。

検査でわかること

モニター画像には、身体の内部の様子がグレーの濃淡で現れます。見慣れていない人にははっきりしていないように見えるかもしれませんが、各臓器にはそれぞれ基本的な画像パターンがあり、それと比較してどのように見えるかで判断していきます。検査可能な臓器が多いだけに、左ページの表にまとめたように、検査対象となる病気もさまざまです。

なお、検査対象となる病気の中に**胆石（たんせき）**が入っています。硬い組織が苦手な超音波検査なのに、不思議に思われるかもしれませんが、胆石の場合、硬い組織は超音波を強く反射するため、その存在はよくわかるのです。そのうえ、その胆石の後ろ側には、陰のような形が画像に映し出されるので、それも判断材料になります。

異常所見があった場合は

この検査を行うことで、**起きている病気の種類を判断する**ことができます。そのうえで、想定される病気にかかわる検査、たとえば肝疾患（しっかん）であれば、肝機能検査やCT検査（→P.122）、肝生検、腫瘍（しゅよう）マーカー検査（→P.128）などを必要に応じて選択して行うなど、追加・精密検査を行ったうえで、診断を確定させます。

画像検査

コンピュータ断層撮影（CT）

人体の断面画像により病変の状態を調べる検査

わかる病気 脳血管疾患・全身の臓器腫瘍・骨の障害など

検査の目的・内容

　一般的に「**CT検査**」と呼ばれる検査です。検査装置は、短いトンネル状のガントリーとスライド式ベッド、コンピュータ、モニターで構成されています。ガントリーの内部には回転するX線照射装置と検出装置があり、これを回転させながらベッドをスライドさせて撮影を行い、検出したデータをコンピュータ処理して画像化します。

　CTは、身体の横断面画像を観察する装置ですが、現在、広範に普及している**ヘリカルCT**という装置では、任意の方向からの精密な横断面画像や三次元画像を得られるようになっています。

　さらに、X線照射装置と検出装置を複数備えることで、検査時間を大幅に短縮できるタイプ（**マルチスライスCT**）も普及しています。また、血管だけを強調して3D画像にできる技術なども開発されています。

　検査対象となるのは、頭部、胸部、腹部などの臓器や骨、軟骨などで、**人体のほぼすべてを調べることが可能**です。単純X線検査（→胸部X線：P.72）や超音波検査（→P.120）では十分な情報が得られない骨などの硬い組織の裏側なども、問題なく観察することができます。

　この検査で得られる画像は鮮明ですが、さらに詳細な画像を得る必要があるときは、点滴により造影剤を体内に注入して検査を行います。これを、「**造影CT**」といいます。これまでに薬物アレ

検査対象となるおもな臓器と病気

おもな臓器	おもな病気
脳	脳腫瘍、脳梗塞、脳出血、くも膜下出血、脳動脈瘤、脳動静脈奇形、脳石灰化巣、水頭症、脳浮腫など
肺・胸部	肺がん、肺結核、肺炎、肺気腫、気胸、気管支拡張症、胸部大動脈瘤、大動脈解離、肺線維症、縦隔腫瘍、胸水、サルコイドーシスなど
上腹部の臓器	肝臓がん、肝硬変、胆嚢がん、胆管がん、胆道閉鎖、胆石、総胆管結石、腎臓がん、腎嚢胞、水腎症、尿管結石、副腎がん、膵臓がん、膵炎、後腹膜腫瘍など
下腹部の臓器	膀胱がん、前立腺がん、前立腺肥大症、子宮がん、子宮筋腫、子宮内膜症、子宮奇形、卵巣がん、卵巣嚢腫など
そのほか	リンパ節腫大、悪性リンパ腫、骨肉腫、多発性骨髄腫など

検査画像の例（一般的なCT画像）

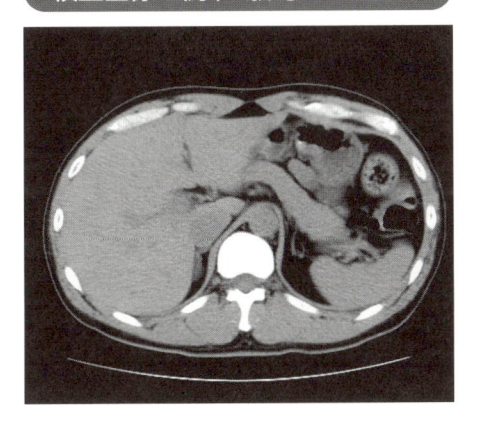

検査画像の例（造影CT）

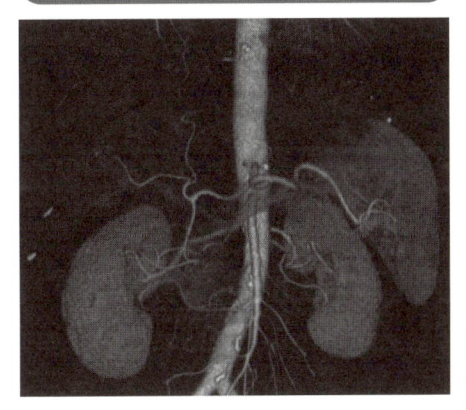

ルギーになった経験がある場合は、検査の実施を決める際に、その旨を医師に伝えてください。

　検査前には、眼鏡や腕時計、入れ歯など、金属製のものをすべて取り外す必要があります。

　X線照射中は、身体を動かしてはいけません。とくに胸部や腹部を対象にしている場合は、何秒間か息を止めることが求められます。

　この検査はX線検査の一種ですから、妊娠中の人やその可能性のある人は、実施について事前に医師の判断を得ることが必要です。また、放射線被曝が蓄積する心配があるので、ひんぱんに受検することはできません。ただし、最近のCTはX線の照射量が低減されているので、年に数回程度なら受検できます。

検査でわかること

　モニター画面には、検査対象となっている臓器を中心とした身体の断面の画像が何層も現れたり、立体的に見た映像が映し出されます。これにより、**対象臓器の形態的な異常を克明に調べることができます。**

　脳のように骨で覆われている部分や、肺のように空間の多い臓器の検査も、問題なく行うことができます。

異常所見があった場合は

　この検査は、一般的に、一次検査で異常があったり、何らかの自覚症状があったりした場合などに行われるものですから、この検査により確定診断を得るケースもあります。

　ただし、ほかの画像検査や血液検査、尿検査、腫瘍マーカー検査（→P.128）などの関連検査の結果と合わせて、診断を確定させるのが一般的です。

　造影剤を使用していない場合は、検査後、すぐに食事をすることができますが、造影CTの場合は、一定の時間、安静にしていることが必要なケースもあります。その場合は、医師などから、その旨の指示があります。

画像検査　コンピュータ断層撮影（CT）

画像検査

磁気共鳴断層撮影（MRI）

X線を使わずに体内の形態的な異常を探る検査

わかる病気 脳血管疾患・脳腫瘍・各種臓器がん・大動脈瘤・脊髄疾患など

検査の目的・内容

体内には、多量の水素原子が存在しています。その原子核は、一定の周波数の磁場の中に置かれると、振動現象（共振）を起こし、ラジオ波（MR信号）を発します。その波を体外でとらえてコンピュータ処理し、画像化して体内の様子を調べるのが、磁気共鳴断層撮影検査です。

検査装置の全体的な形はCT（→P.122）とよく似ていますが、**X線不使用**という点がまったく異なります。この相違点により、MRIはX線被曝（ひばく）による制限があるCTより、多くの場面での活用が可能です。

検査対象となるのは全身です。骨に覆われている部分でも、詳細に調べること

検査画像の例

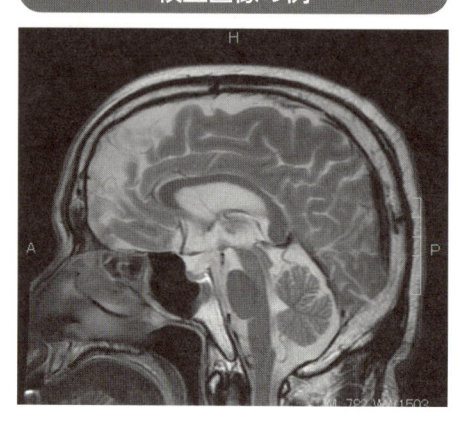

ができます。モニター画面では、縦、横、斜め、どの方向からも自由に断面画像を得ることができます。検査の目的により、造影剤を使用することがあります。

この検査は、スライド式のベッドに横

検査対象となるおもな臓器と病気

おもな臓器	おもな病気
脳・脊髄	脳腫瘍、脳梗塞、脳出血、くも膜下出血、脳動脈瘤（りゅう）、脊髄腫瘍、脊髄梗塞、脊髄空洞症、脊柱管狭窄症、多発性硬化症など
胸部	肺がん、乳がんなど
腹部	肝臓がん、肝血管腫、膵臓がん、腎臓がん、副腎がん、脾臓がんなど
骨盤内	子宮がん、子宮筋腫、子宮内膜症、卵巣がん、卵巣嚢腫など
そのほか	椎間板ヘルニア、半月板断裂、靱帯損傷、耳鼻咽喉科系腫瘍、眼科系腫瘍など

ココが知りたい！

血管を対象とするMRA検査

　MRIの検査装置は、検出の設定を変えることで血管だけを調べることができます。この検査を、磁気共鳴血管造影（MRA）検査といいます。MRA検査は、血管疾患が起きている場合に、その病態を詳しく知る目的で行われます。検査は、全身のどの部分の血管でも対象にすることができます。名称に造影の文字があるように、この検査では造影剤を用いることがありますが、用いなくても、かなり鮮明な画像を得ることができます。

　この検査の対象となる病気は、脳梗塞、脳出血、くも膜下出血、脳血管奇形、脳動脈瘤、もやもや病などの脳血管疾患が中心となりますが、全身の血管閉塞や血管狭窄などが疑われる場合にも行われています。

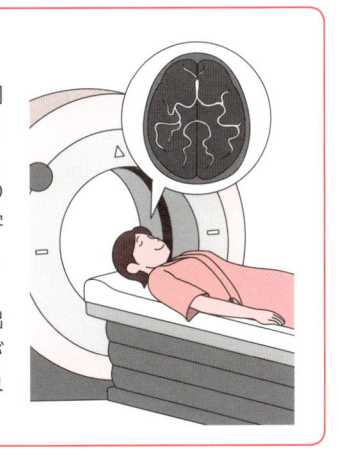

になった姿勢で行われます。検査が始まると、ベッドが**ガントリー**というトンネル状の装置の中へ移動し、そこでラジオ波が体内へ放射されます。検出時間はCT検査より長く、その間は身体を静止させていることが必要です。また、検査中は何種類かの断続音が聞こえます。

　MRIは強い磁気の中で行われるため、心臓ペースメーカーや人工内耳などがあると作動異常を起こす心配があり、このような人は検査を受けることができません。また、人工関節や心臓の人工弁といった体内に金属製の物質が埋め込まれている場合も同様です。磁性体の物質の場合は磁気の作用で移動してしまうおそれが、非磁性体の物質の場合でも発熱のおそれがあるからです。

　同様の理由で、金属製の装身具はすべて取り外す必要があります。義歯も可能であれば外します。これらは、得られる画像を乱す原因にもなるからです。ただ、金冠などはそのままでも大丈夫です。

　なお、妊娠している人は受検不可となるケースがあります。強力な磁場が胎児にどのような影響をおよぼすかよくわかっていないからです。

検査でわかること

　全身の形態的な変化を伴う病変を、すべて探り出すことができます。 とくに、骨が周囲にある脳や骨盤内も調べることができ、軟骨や筋肉などの柔らかい組織の検査も可能であるため、この検査はそれらの分野で積極的に活用されています。

異常所見があった場合は

　MRIを行えば、おおよその診断をつけることができますが、さらに血液検査や細胞診・組織検査（→P.248）、腫瘍マーカー検査（→P.128）などの必要な検査を適宜行い、病態などを含めた診断を確定させます。

　この検査は身体への負担が少ないので、検査後の安静は不要です。ただし、造影剤を使った場合は、少しの時間、安静にしていることが必要です。

画像検査

頸動脈超音波

動脈硬化の進行状況を頸動脈で調べる検査

わかる病気 脳梗塞・心筋梗塞・大動脈解離など

| 基準値 | 下記のとおり |

検査の目的・内容

超音波検査（→P.120）の装置を使って、**首にある頸動脈の状態を調べる検査**です。頸動脈は超音波で観察しやすい部分であるため、ここを調べることにより、全身の動脈硬化の進行の程度や血管の狭窄（きょうさく）の異常、血液の流れの状態などを推測する手がかりとします。また、脳梗塞（こうそく）との関連もあります。

検査の方法は、一般的な超音波検査と同様で、まず**プローブ**（超音波の送受信を行う探触子（たんしょくし））と皮膚との密着性を高め、その滑りをスムーズにするためのゼリーを塗り、プローブを首に当て、その部分を滑らせるという形で行われます。検査は、ベッドにあお向けになった姿勢で行います。枕は使いません。身体への負担はほとんどありません。

最大IMTの基準値

（総頸動脈の場合）

年齢	基準値
20〜29歳	0.7 mm 以下
30〜39歳	0.8 mm 以下
40〜49歳	0.9 mm 以下
50〜59歳	1.0 mm 以下
60〜69歳	1.1 mm 以下
70歳以上	1.2 mm 以下

動脈血管の構造

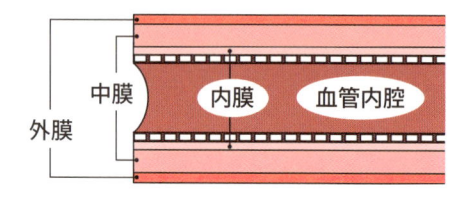

動脈血管は、外膜・中膜・内膜の3層構造になっていて、その内側を血液が流れている。

モニター上には、頸動脈の一部を縦や輪に切ったような形で血管が表示されます。この状態を克明に観察することにより、動脈硬化の有無や進行状態を観察します。頸動脈は首の左右にありますから、その両方を調べます。

検査でわかること

動脈血管は上図のような**3層構造**になっていて、内側2層（内膜と中膜、IMC）の厚さ（IMT）を測り、画像に現れている血管の全体的な状態を勘案したうえで、動脈硬化の判定を行います。これが1mmを超えると、IMTといって動脈硬化の存在が示唆（しさ）されます。また、プラーク（右ページのコラムを参照）がないか、明らかな血管狭窄がないかもわかります。

この検査で直接的にわかるのは、**頸動脈の動脈硬化の状態**です。頸動脈に動脈

ココが知りたい！

動脈硬化の種類

動脈硬化には、次の3つの種類があります。動脈硬化性疾患を起こすのは、おもに粥状硬化です。

①粥状硬化……動脈血管の内膜に LDL コレステロールが大量に沈着し、その部分にマクロファージなどが集合、粥状のかたまり（プラーク）を形成することによって起こります。これにより血管内腔が狭くなったり、その部分が破れてしまい、そこに血栓ができてつまると、心筋梗塞や脳梗塞となります。

②中膜石灰化硬化……動脈血管の中膜に石灰沈着が生じて起きる動脈硬化です。

③細動脈硬化……細い動脈の血管壁が厚くなり、内腔が細くなる形で起こる動脈硬化です。

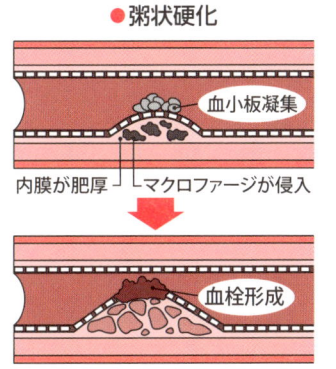

● 粥状硬化

血小板凝集
内膜が肥厚　マクロファージが侵入

血栓形成

内膜が破れアテロームが内腔に

硬化が認められた場合は、その程度が強いほど、全身の動脈硬化も進行していると判断することができます。また、検査部位から上の頭部については、超音波の反応が得られないので直接調べることはできませんが、血管の状態や血流の状態を見て、脳内の動脈の状態をある程度推測することができます。頸動脈での血流状態をみるには、超音波検査の一種である**カラードップラー法**により、血流の方向や速さなどを調べます。

動脈硬化が進行した場合は、**脳梗塞**や脳血栓、脳出血、くも膜下出血、**心筋梗塞**、狭心症、**大動脈解離**、腎硬化症壊疽、下肢の閉塞性動脈硬化症などの原因になります。ただし、この検査で、このような動脈硬化性疾患が実際に発症しているかどうかを、直接調べることはできません。

異常所見があった場合は

この検査で異常がみられたときは、**実際に動脈硬化性疾患が起きているかどうかをまず確認**します。発症が想定できれば関連検査を行い、確定診断を得て、治療に入ります。

検査画像の例

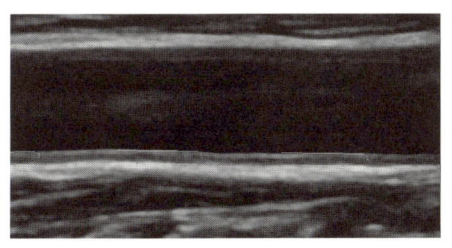

● 正常

● 高度肥厚

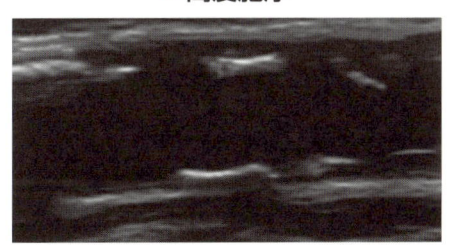

腫瘍マーカー
おもな腫瘍マーカー

わかる病気 がん

がんの存在を示唆する物質の有無をとらえる検査

検査の目的・内容

　身体のどこかにがんができると、正常ならわずかにしか存在しない物質が、血液や細胞組織、排泄物などの中で増えてくることがあります。いいかえると、それらの物質の増加をとらえることができれば、がんができていることの証拠となります。このような物質を、「**腫瘍マーカー**」と呼び、**がんから出てくる物質**と、**がんができたことに反応して細胞組織がつくる物質**の2つの種類があります。

　この検査は、腫瘍のスクリーニング検査の1つとして広く行われているほか、がんの診断や、その治療中の病勢の経過観察などにも活用されています。

検査でわかること

　腫瘍マーカーの種類はたくさんありますが、そのほとんどは特定のがんに対する特異性が高くありません。つまり、**腫瘍マーカーのどれかが異常値を示したとしても、それだけでがんが存在する診断をつけることはできません**。また、たとえばアミラーゼ（→P.94）は膵臓がんの腫瘍マーカーの1つとして活用されていますが、膵炎などでも血中濃度が高くなるというように、がん以外の病気が原因で異常値を示すものが、腫瘍マーカーの中にはいくつもあります。

　いくつかの腫瘍マーカーを組み合わせて調べることにより、がんができているか、できているとすればどの臓器かをより詳しく判断する手がかりとしています。

異常値が出た場合は

　異常値が、がんの存在を示す明確な証拠にはなりません。スクリーニングを目的に腫瘍マーカー検査を実施した場合、異常値はそのマーカーにかかわる臓器にがんが発症している可能性を示唆しますから、追加検査を行い、がんが実際にできているか、できていればどの臓器かを確認し、精密検査によってその病態を調べ、確定診断を得ることになります。

　あらかじめ特定の臓器にがんができていることが推測されていて、この検査を行うこともあります。検査によって異常値が示されたら、**確定診断のための手がかりの1つ**とします。

　なお、腫瘍マーカーががんの存在を示しているとは限らないのと同様に、異常値が見られなければがんが存在しないという確かな証拠にもなりません。これは、がんがある程度進行しないと異常値を示さない腫瘍マーカーが少なくないからです。この検査の位置づけは、あくまでも補助検査です。したがって、**腫瘍マーカー検査の結果だけをみて、一喜一憂するのは避けるべき**でしょう。

おもな腫瘍マーカー

腫瘍マーカー	基準値	異常値で疑われるがん
AFP （α-フェトプロテイン）	10ng/mℓ以下	おもに肝臓がん、肝芽細胞腫。ほかに卵巣がん、睾丸腫瘍、ヨークサック腫瘍、胃がん、肺がん、膵臓がん、胆道がん、大腸がんなど
BCA225	160U/mℓ以下	乳がんなど
BFP （塩基性フェトプロテイン）	75ng/mℓ以下	前立腺がん、睾丸腫瘍、卵巣がん、尿路系のがん、肝臓がん、膵臓がん、膀胱がんなど
BJP	陰性（－）	多発性骨髄腫、慢性リンパ性白血病、悪性リンパ腫、骨肉腫など
尿中BTA	陰性（－）	膀胱がんなど
β2-m （BMG）	2.5μg/mℓ以下	膵臓がん、肝臓がん、肺がん、胃がん、大腸がんなど
CA15-3	27U/mℓ以下	乳がん、卵巣がん、子宮がんなど
CA19-9	37U/mℓ以下	膵臓がん、胆道がん、肝臓がん、胃がん、大腸がんなど
CA50	40U/mℓ以下	膵臓がん、胆管がん、胆嚢がん、肺がん、胃がん、大腸がん、膀胱がんなど
CA54/61 （CA546）	12U/mℓ以下	卵巣がんなど
CA72-4	8.0U/mℓ以下	卵巣がん、乳がん、胃がん、大腸がん、肝臓がん、腎臓がんなど
CA125	閉経前の女性： 40U/mℓ以下 男性と閉経後の女性： 35U/mℓ以下	卵巣がん、膵臓がん、肝臓がん、肺がんなど
CA130	35U/mℓ以下	卵巣がん、子宮がん、膵臓がん、胆道がんなど

腫瘍マーカー

おもな腫瘍マーカー

腫瘍マーカー	基準値	異常値で疑われるがん
CA602	63U/mℓ以下	卵巣がん、子宮がん、膵臓がん、胆道がんなど
✓ CEA	5.0ng/mℓ以下	大腸がん、直腸がん、食道がん、胃がん、膵臓がん、肝臓がん、肺がん、乳がん、卵巣がん、甲状腺がんなど
CSLEX	8.0U/mℓ未満	肺がん、膵臓がん、胆道がん、大腸がん、卵巣がんなど
CYFRA21-1	2.0ng/mℓ以下	肺がん、卵巣がん、乳がん（再発）、肝臓がんなど
D-pyr	男性：2.1～5.4nmol/ℓ・Cr/Cr 女性：2.8～7.6nmol/ℓ・Cr/Cr	多発性骨髄腫、悪性腫瘍の骨転移など
DUPAN-2	150U/mℓ以下	膵臓がん、胆道がん、肝臓がん、胃がん、大腸がん、卵巣がんなど
γ-Sm （γ-セミノプロテイン）	4.0ng/mℓ以下	前立腺がんなど
hCG （ヒト絨毛性ゴナドトロピン）	1.0 IU/mℓ以下	卵巣がん、睾丸腫瘍、子宮がん、胃がん、肺がん、膵臓がんなど
IAP	500μg/mℓ以下	消化器がん、胆道がん、膵臓がん、乳がん、肺がん、卵巣がん、子宮がん、膀胱がん、悪性リンパ腫、白血病など
ICTP	5.5ng/mℓ未満	悪性腫瘍の骨転移など
KMO-1	530U/mℓ以下	膵臓がん、肝臓がん、胆嚢がん、胆道がん、胆管がんなど
NCC-ST-439	男性：4.5U/mℓ未満 女性：7.0U/mℓ未満（49歳以下） 4.5U/mℓ未満（50歳以上）	肺がん、甲状腺髄様がん、乳がん、卵巣がん、褐色細胞腫、神経芽細胞腫、神経内分泌系腫瘍など
NSE	16.3ng/mℓ以下	卵巣がん、乳がん、肝臓がん、胃がん、大腸がんなど
PAP	3.0ng/mℓ以下	前立腺がん、膀胱がんなど
PIVKA-Ⅱ	40mAU/mℓ未満	肝臓がん、胆管がんなど

腫瘍マーカー	基準値	異常値で疑われるがん
POA	11.5U/mℓ以下	膵臓がん、肝臓がん、胆道がんなど
ProGRP	80pg/mℓ以下	肺がん、神経内分泌腫瘍など
PSA	4.0ng/mℓ以下	前立腺がんなど
SCC抗原	1.5ng/mℓ以下	子宮がん、子宮頸がん、膣がん、外陰がん、卵巣がん、食道がん、肺がん、口腔がん、肛門がんなど
SLX抗原	38U/mℓ以下	肺がん、卵巣がん、子宮がん、膵臓がん、肝臓がん、胆嚢がん、胆道がん、胃がん、大腸がん、慢性リンパ性白血病など
SPAN-1抗原	30U/mℓ以下	膵臓がん、肝臓がん、胆管がん、胆道がん、大腸がん、肺がん、悪性リンパ腫など
STN抗原	45U/mℓ以下	卵巣がん、子宮頸がん、胃がん、膵臓がん、胆道がん、大腸がん、肺がんなど
TPA	70U/ℓ以下	胃がん、食道がん、大腸がん、肝臓がん、胆道がん、膵臓がん、肺がん、乳がん、卵巣がん、子宮がん、膀胱がん、悪性リンパ腫、白血病など
アミラーゼ	2.5μg/mℓ以下	膵臓がん、肝臓がん、胃がん、大腸がん、卵巣がん、肺がんなど
エラスターゼ1	300ng/mℓ以下	膵臓がん、乳頭部がんなど
テロメラーゼ	陰性（−）	胃がん、大腸がん、膵臓がん、肺がん、乳がん、卵巣がんなど
尿中ポリアミン	13.2〜46.2μmolℓ/g·CRE	胃がん、大腸がん、悪性リンパ腫、白血病など
フェリチン	男性：18.6〜261ng/mℓ 女性：4〜64.2ng/mℓ	白血病、膵臓がん、肝臓がん、肺がん、胃がん、大腸がん、卵巣がん、子宮がん、睾丸腫瘍など

＊基準値は、医療施設や検査方法などによって大きく異なることがあります。
＊腫瘍マーカーの多くは、がん以外の病気でも異常値を示します。

腫瘍マーカー　おもな腫瘍マーカー

呼吸器の検査
肺機能 (PFT)

肺の呼吸する能力の状態を調べる検査

わかる病気 慢性閉塞性肺疾患・気管支ぜんそく・肺線維症など

基準値 下記のとおり

検査の目的・内容

　肺が酸素を取り込み、二酸化炭素を排出することを、**換気（ガス交換）**と呼びます。この肺の換気能力を、**電子スパイロメーターという検査機器で調べる検査**が、肺機能検査です。

　スパイロメーター検査は、筒状のマウスピースをくわえ、指示に従って口だけで息を吸ったり吐いたりします。実測肺活量や努力性肺活量などの所定の項目について調べ、**肺の呼吸機能がどのような状態であるかを判断**します。

検査でわかること

　肺機能の異常を**呼吸障害**といいます。呼吸障害は、気道が細くなって起こる**閉塞性呼吸障害**、肺や筋肉の異常により肺が広がりにくくなって起こる**拘束性呼吸障害**、その2つの状態がともにみられる**混合性呼吸障害**の3種類に分類できます。

　この検査により、呼吸障害が起きているか、起きているとすればどの種類の障害であるかを判定します。

数値の見方

　スパイロメーターによる検査では、一般的に、**％肺活量**と**1秒率**に着目して基本的な判定を行います。％肺活量が**80％未満**、1秒率が**70％未満**であれば異常値となります。3種類の呼吸障害のうち、閉塞性呼吸障害と判定された場合に考えられるのは、**慢性閉塞性肺疾患**（**COPD**：慢性気管支炎・肺気腫を含む）、

基準値

検査項目	基準値
実測肺活量	―
1回換気量	―
予測肺活量	男性：(27.63 − 0.112 ×年齢) ×身長（cm） 女性：(21.78 − 0.101 ×年齢) ×身長（cm）
％肺活量	予測肺活量× 80％以上
努力性肺活量	予測肺活量と同値前後
1秒量	―
1秒率	努力性肺活量× 70％以上
残気量	1,000 〜 1,500mℓ

検査のおもな項目

検査項目	検査内容
実測肺活量	精一杯に吸い込んだ息を自然にすべて吐き出したときの息の量
1回換気量	通常の吸気と呼気の量
予測肺活量	年齢・性別・体格などから算出される標準的な肺活量
%肺活量	予測肺活量に対する実測肺活量の比率
努力性肺活量	息を精一杯吸い込んで一気に吐き出したときの息の量
1秒量	努力性肺活量を調べる際に最初の1秒間で吐き出した息の量
1秒率	努力性肺活量に占める1秒量の比率
残気量	息を吐き出したあと、肺に残っている空気の量

気管支ぜんそく、気管の腫瘍、細気管支炎などの病気です。

拘束性呼吸障害なら、肺線維症、塵肺、無気肺、広範な肺炎などの肺疾患や、サルコイドーシス、胸水貯留、側弯症、重症筋無力症、筋ジストロフィーなどが疑われます。混合性呼吸障害は、それらの病気が重症化した場合に起こるものです。

換気障害の判定

種類	1秒率	%肺活量
閉塞性呼吸障害	70%未満	―
拘束性呼吸障害	―	80%未満
混合性呼吸障害	70%未満	80%未満

異常値が出た場合は

検査で異常がみられたときは、疑われる病気によっても異なりますが、%肺活量と1秒率以外の肺機能検査の結果や、胸部X線検査、胸部CTなどの画像検査、血液検査などを行って確定診断を得ることになります。

ココが知りたい！

「COPD」とは？

気管支や肺に継続的な炎症が続いていると、気管支の内側が狭くなったり肺の構造が壊れたりして、呼吸の際の空気の流れが悪くなります。このような形で起こる病気を、慢性閉塞性肺疾患（COPD）と呼んでいます。慢性気管支炎や肺気腫などは、この病気の仲間です。

COPDの最大の原因は、喫煙です。進行すると治療がきわめて厄介になりますから、その兆候がみられたら、愛煙家はただちに禁煙を実行することが必要です。

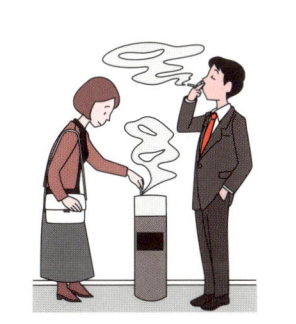

呼吸器の検査
喀痰細胞診

わかる病気 肺がんなど

肺がんを発見するために欠かせない検査

| 基準値 | 陰性（−）／異常所見なし |

検査の目的・内容

　痰を採取して、肺がんが起きているかどうかを調べる検査です。痰は、呼吸器から分泌されている粘液の一種です。痰の中には、気道の上皮細胞や赤血球、白血球などが混じっていますが、気道や肺のどこかにがんが起きると、その細胞も混じってきます。それをとらえるのが喀痰細胞診検査です。

　通常、肺がん発見の第1のスクリーニング検査は**胸部X線検査**（→P.72）などです。ただし、肺の入り口周辺のがんについては、骨や心臓などが集まっている部分であるため、胸部X線検査では発見できないことがあります。

　喀痰細胞診検査は、そのような**胸部X線検査の苦手部分を補う存在**になっています。したがって、肺がんの検診では、胸部X線単純撮影やCTと喀痰細胞診を、組み合わせて行います。

　喀痰細胞診検査は、通常、痰を3回採取します。この検査は、細胞診を専門とする技師が顕微鏡を使ってがん細胞の有無を調べるものですが、がんが起きているにもかかわらず、摂取した痰にたまたまがん細胞が混じっていなかったというケースもあるため、3回行うのです。ある報告によると、がんがある人の1回だけの痰の検査では50〜60％、2回なら**70％前後**、3回行うと**85％近く**という確率で、痰にがん細胞が混じってくるということです。これは、かなり高い数値といえます。喀痰検査を3回行う意味はここにあります。

検査でわかること

　肺の奥にできたがんの細胞は、痰に混じることがほとんどありません。この検査で異常な細胞がみられたら、ほぼ**太い気管支や気管に異常が起きている**場合と考えられます。この部分に起こるがんの多くは、**扁平上皮がん**という種類のがんです。皮膚と似たような構造をもつがんであり、アカがはがれ落ちるような形でがん細胞が痰に混じってきます。それを確認することになります。したがって、検査では唾液（つば）ではなく、しっかりした痰を出すことが大切です。

　検査では、異常な細胞の有無と、異常細胞が存在している場合は、その形状を詳細に観察して、それががん細胞なのかどうかを判定します。

　ただし、この検査の精度は100％とはいえないので、この検査で異常所見なしになったからといって、実際に肺がんが起きていないと断定することはできません。

パパニコロウ分類の判定基準

判定区分	所見	定性
CLASS Ⅰ	異常細胞を認めない	陰性（－）
CLASS Ⅱ	異常細胞を認めるが悪性所見ではない	陰性（－）
CLASS Ⅲ	異常細胞を認め、悪性の疑いがあるが、悪性と判定できない	疑陽性（±）
CLASS Ⅳ	悪性が強く疑われる異常細胞を認める	陽性（＋）
CLASS Ⅴ	悪性と判定できる異常細胞を認める	陽性（＋）
判定不能	検体不適	―

数値の見方

喀痰細胞診検査の結果は、パパニコロウ分類の **CLASS Ⅰ～Ⅴで判定する**のが一般的です。

検査の結果、パパニコロウ分類の **CLASS Ⅲ以上**、あるいは**疑陽性**や**陽性**の判定となった場合は、肺がんのおそれが否定できないことになります。それより下（CLASS Ⅰ・Ⅱまたは陰性）であれば、肺がんが起きているとはいえないということになりますが、前述のとおり、3回の検査でも15％は発見できないということですから、肺がんの心配が完全にないということにはなりません。

異常所見があった場合は

この検査は**肺がん**の**早期発見を目的**に行われますが、異常がみられたら肺がんが発病しているとは断定できません。そのほかの**喉頭がん**、**咽頭がん**、**口腔がん**の可能性もあります。いずれにしてもがんであることに変わりはありませんが、その確認のための検査が適宜行われます。

判定基準のうちの5段階判定の場合では、**CLASS Ⅲ**であれば、6か月以内の再検査・追加検査・経過観察が行われます。**CLASS ⅣまたはⅤ**の場合は、ただちに精密検査を行い、確定診断を得てから治療を始めることになります。

そのほかの検査
体組成

体組成の状態から身体の健康度をみる検査

わかる病気 特定の病気を調べる検査ではない

基準値 右記のとおり

検査の目的・内容

体組成とは、**身体を構成する各種成分**のことです。健康で標準的な身体は、一定のレベルの組成から成り立っています。その状態がどうであるかを、この検査によって確認します。

体組成検査の項目は、検査機関や検査目的によって多少異なりますが、おおむね体脂肪率、体水分量、内臓脂肪レベルなど、下表に示したような検査項目について行われています。

この検査は、**体組成計という検査機器を使用**して行われます。家庭で利用する一般の体重計にも、体組成の検査項目のいくつかを調べることができる機能付きのものが市販されていますが、その機能を増やし、検査精度をより高めた機器が、この検査で使われると考えればよいでしょう。

体重計のように台の上に立って計測するタイプや、ベッドに横になり、身体に電極をいくつかつけて計測するタイプなど、いろいろな種類が利用されています。各種検査結果は、いずれの場合も、検査機器が自動的にはじき出してくれます。

検査でわかること

この検査により、体脂肪の量や内臓脂肪の状態、推定骨量、基礎代謝量、体内

おもな検査項目

検査項目	検査内容
体重	実際に測定した体重
脂肪量	身体の脂肪の重量
除脂肪量	身体の脂肪以外の組成（水分・筋肉・骨など）の重量
水分量	血液など身体のすべての水分の重量
筋肉量	骨格筋などの重量（水分量を含む）
推定骨量	骨に含まれる骨塩（カルシウム・リンなど）の重量
体脂肪率	体重に対する脂肪量の比率
内臓脂肪レベル	腹腔内についた脂肪の量を段階評価したもの
腕・脚脂肪率	体重に占める腕・脚部の脂肪の比率
基礎代謝量	生命を維持するために使われる熱量
体組成年齢	体組成の状態からみた身体の年齢
そのほか	標準体重、BMI、肥満度など

＊検査項目は、医療（検査）機関により少々異なります。

基準値・判定基準の例

● 筋肉量（平均値）

		男性		女性	
BMI		24.9 以下	25.0 以上	24.9 以下	25.0 以上
筋肉量	全身	22.0kg	24.0kg	14.0kg	17.0kg
	腕	1.5kg	1.6kg	0.9kg	1.1kg
	脚	5.5kg	5.8kg	3.5kg	4.0kg

（大和製衡株式会社調べ）

● 推定骨量（平均値）

男性		女性	
体重	骨量	体重	骨量
60kg 未満	2.5kg	45kg 未満	1.8kg
60～75kg	2.9kg	45～60kg	2.2kg
75kg 以上	3.2kg	60kg 以上	2.5kg

（タニタ体重科学研究所調べ）

● 体脂肪率（参考）

男性	女性	
	10～14歳	15歳以上
体脂肪率 20%未満	25%未満	30%未満

（日本肥満学会による、一部改変）

● 内臓脂肪レベル（参考判定基準）

9 以下 ＝ 標準
10～14 ＝ やや過剰
15 以上 ＝ 過剰

● 基礎代謝量

年齢	9～11歳	12～14歳	15～17歳	18～29歳	30～49歳	50～69歳	70歳以上
男性	1,290kcal	1,480kcal	1,610kcal	1,550kcal	1,500kcal	1,350kcal	1,220kcal
女性	1,180kcal	1,340kcal	1,300kcal	1,210kcal	1,170kcal	1,110kcal	1,010kcal

（厚生労働省「日本人の栄養所要量第6次改訂」による）

年齢などを知ることができます。内臓脂肪の状態は、**メタボリック症候群を発見するきっかけ**になり、推定骨量は**骨粗鬆症の状態を知る指標**となります。このような形で、健康維持や生活習慣病などの予防に役立てています。

数値の見方

体組成計は、機器のタイプにより、基準値（参考値）の設定や検査精度などに多少の違いがあります。したがって、あるときはAタイプの機器、別の機会にはBタイプの機器というように計測機器を変えると、体組成の経年変化を正しく把握することができません。

そのような理由から、体組成検査を定期的に受ける場合は、**できるだけ同じ医療（検査）機関で行う**ことが大切になります。

異常値が出た場合は

体組成検査で異常値が出ても、それが何らかの病気の存在を直接的に示しているわけではありません。生活習慣の改善についてのアドバイスを参考に、健康増進に役立ててください。

そのほかの検査

眼圧

緑内障などを発見するための検査

わかる病気 緑内障・網膜剥離・低眼圧性黄斑症など

基準値 10～20mmHg

検査の目的・内容

眼球が球の状態を保っていられるのは、房水(ぼうすい)により内側からの圧力が一定に維持されているためです。これが、眼圧です。

房水は、眼球の前面付近にある毛様体(もうようたい)でつくられ、眼球内を循環したあと、外部に排出されて血液に入っていきます。このバランスが維持されていることにより、眼圧はつねに一定の範囲に保たれているのです。また、房水には、眼球内に養分や酸素を補給するという役割もあります。

眼圧が変化すると、目の病気が起きるおそれが生じます。そのような異常が起きていないかどうかを、この検査によって確認します。

検査方法には、おもに2つのタイプがあります。1つは**角膜接触法(かくまく)**です。麻酔薬(やく)を角膜に点眼し、細隙灯顕微鏡(さいげきとう)を使って組み込まれているチップを一瞬、角膜に触れさせることによって計測します。

もう1つは、**角膜非接触法**です。角膜に触れることなく、圧縮空気を一瞬、角膜に吹きつけて眼圧を計測します。

検査法としての精度は接触法のほうが高く、正確な診断を行いたいときは接触法が選択されます。この方法は医師が行う必要がありますが、非接触法は麻酔の必要がなく、看護師や検査技師でも検査することができるので、おもにスクリーニング検査などで広く行われています。非接触法は、感染のおそれもありません。

検査でわかること

この検査でわかるのは、**眼圧が正常かどうか**ということです。検査数値が高くても低くても「異常所見あり」ということになりますが、この検査で異常の具体的な判断をすることはできません。

数値の見方

高値の場合

眼圧が高い状態が続くと視神経が圧迫され、萎縮(いしゅく)します。このようにして起こるのが**緑内障(りょくないしょう)**で、眼圧の上昇が原因となります。また、単に眼圧が高い状態にあるだけの場合を、**高眼圧症**といいます。

ただし、緑内障は眼圧が高い人だけに起こるとは限りません。**正常眼圧緑内障**といって、眼圧が正常でも、継続的な目の酷使(こくし)などにより視神経がダメージを受けて起こるケースも多くみられます。したがって、眼圧が正常なら緑内障の危険はないと考えることはできません。

近年、パソコンや携帯端末が広く普及し、知らないうちに目を酷使している人が激増しており、それが原因で緑内障が増加するおそれが指摘されています。

ココが知りたい！

視野検査の内容

1点を見つめているときでも、視界には一定の範囲が入り、見えています。その全体の範囲を視野といいます。目の状態が正常であれば、見つめている視線に対して、上側60度、下側75度、内側60度、外側100度程度の視野があります。視野検査では、視野が正常であるかどうかを調べます。

緑内障になると視野が欠けてくるため、緑内障の確定診断を得るために、眼底検査と視野検査を必ず行うことになります。

また、緑内障の70％を占める正常眼圧緑内障では、眼圧は正常範囲内で、眼底検査や視野検査をしないと見つかりません。

視野検査は、専用の視野計を用い、両方の目に対して行われます。視野計にはいくつかの種類があり、使用する視野計により異なりますが、検査の所要時間は、短いタイプの視野計では5分程度、長いタイプの視野計で40分程度です。

視野の欠損は、緑内障のほか、網膜剥離、網膜色素変性症、視神経疾患、白内障、脳腫瘍、下垂体腫瘍などでも起こります。多くの場合は眼科で対応しますが、脳や下垂体の病変が疑われる場合は、基本的に脳外科か脳神経外科で対応します。

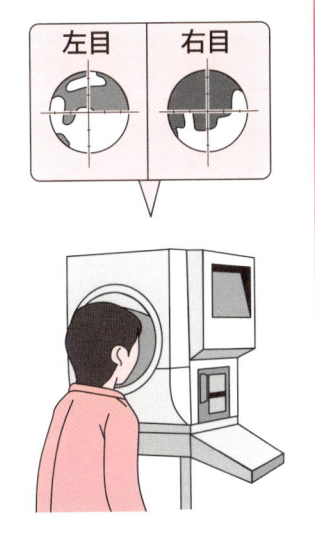

低値の場合

低値の場合、**網膜剥離**が起こる心配があります。眼圧が低下すると、眼球内の大部分を占めている硝子体が少しずつ変形し、それに引きずられるようにして、眼球の奥の網膜がはがれることがあります。これが網膜剥離です。網膜剥離が原因で眼圧が低くなるのではなく、眼圧の低下が、結果として網膜剥離を起こすということです。このほか、眼圧の低下は、**低眼圧性黄斑症**や強膜破裂などを招く原因にもなります。

異常所見があった場合は

眼圧検査で異常所見が出たら、**眼底検査**（→P.140）や**視野検査**（上記）などの関連検査を行い、確定診断を得ることになります。眼底検査は、眼圧検査と並行して行うのが一般的です。

眼圧検査をスクリーニング検査として行う場合は、おもに**緑内障の早期発見**を目ざしています。緑内障は、本人にもわからないくらいゆっくりと進行するタイプが多くみられます。緑内障と診断された時点で、視力低下や視野欠損などの緑内障特有の症状がなくても、早期に治療を始めることが大切です。治療開始が遅くなるほど、治療も難しくなっていきます。視神経が障害を受けると、再生することはできません。最悪の場合は、**失明**に至ります。

眼圧が低下した場合に起こるおそれのある網膜剥離などについても、失明の危険がありますから、検査結果が低値でも、安心してはいけません。すみやかに治療を始めるようにしましょう。

そのほかの検査

眼底

目の網膜に生じる病変を調べる検査

わかる病気 眼底出血・網膜剥離・緑内障・糖尿病性網膜症・動脈硬化症など

基準値 異常所見なし（0度）

検査の目的・内容

　目は、**体外から動脈や神経組織の様子を直接観察できる唯一の部位**です。目の最も奥の部分には、瞳孔から入ってくる光が像を結ぶ網膜などが分布しているほか、その情報を脳へと伝える視神経もつながっています。この部分が眼底です。眼底には、目に栄養と酸素を送るための動脈も張り巡らされています。

　眼底検査は、眼底の様子を調べると同時に、眼底の手前に位置する**硝子体などについての異常もチェック**します。

　検査には、**眼底鏡**または**眼底カメラ**と呼ばれる装置が使われます。検査に入る前に、まず瞳孔を開く薬（散瞳薬）を点眼します。30分程度で瞳孔が開いてきますから、その状態で検査を始めます。眼底の様子をくまなくチェックし、必要に応じて撮影し、判定を行います。検査終了後は散瞳薬の影響で、4～5時間ほど視界がまぶしく感じられます。

　散瞳薬は、緑内障がすでにある人には使用できませんので、該当する人は、事前にその旨を医師に伝えておきましょう。

　また、散瞳薬を使わない無散瞳眼底カメラで撮影する方法があります。この方法では、検査後のまぶしさなどがありま

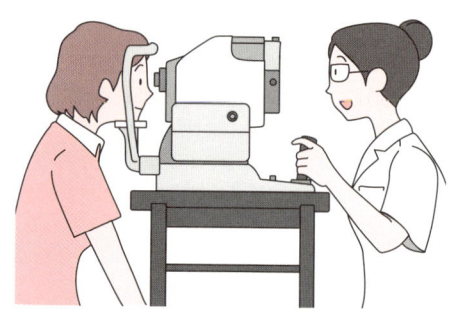

眼底カメラ装置で検査を行う場合は、台にあごをのせて、眼底の様子をチェックしたり、撮影したりする。散瞳薬を使う場合と使わない場合がある。

せん。ただし、眼底の中央しか撮影できないので、この点には注意が必要です。

検査でわかること

　眼底検査の判定には、**キースワグナー分類**（動脈硬化と高血圧の進行度）などの種類があり、目的に応じて使い分けられています。

　この検査によって発見できるのは、**眼底出血**、**網膜剥離**、**緑内障**、視神経乳頭陥凹、**糖尿病性網膜症**、高血圧性網膜症、黄斑変性症、網脈絡膜萎縮、白内障などの、眼球に生じる病気です。

　また、観察できる血管の形状から**動脈硬化症**や高血圧の進行の程度を確認することができるため、**脳血管疾患や糖尿病などの示唆を得る**こともできます。

判定

●キースワグナー分類（KW）

進行度	所見	
0	異常所見なし	正常
Ⅰ	動脈に軽度の狭窄と硬化がみられる	
Ⅱa	動脈の狭窄が顕著で、血管が閉塞している場合もある	高血圧性眼底
Ⅱb	Ⅱaに加え、出血または硬性白斑がみられる	
Ⅲ	Ⅱbに加え、綿花性（軟性）白斑、網膜浮腫がみられる	高血圧性網膜症
Ⅳ	Ⅲに加え、乳頭（眼球に視神経が入る部分）の浮腫がみられる	

（0・Ⅰ＝異常なし／Ⅱa＝要経過観察／Ⅱb＝要精密検査／Ⅲ・Ⅳ＝要医療）

●動脈硬化性変化（SS）

進行度	所見	
0	異常所見なし	正常
1	動脈の血流の勢いがやや増しており、動脈と静脈の交差現象も軽度にみられる	軽度異常
2	動脈の血流の勢いが増しており、動脈と静脈の交差現象も中等度にみられる。血管の太さに異常が感じられる	中等度異常
3	血液が赤銅色になって血管が銅線のように見える。動脈と静脈の交差が高度にみられる	重度異常
4	血管が銀線のように見える	

●高血圧性変化（SH）

進行度	所見	
1	細動脈がやや狭細化している	軽度異常
2	細動脈が顕著に狭細化し、動脈血管の太さが均一でなくなる	中等度異常
3	2の所見がさらに顕著になり、網膜に出血や白斑がみられる	重度異常
4	3に加え、視神経乳頭に浮腫がみられる	

●糖尿病性変化

日本眼科学会

（1）単純糖尿病性網膜症	毛細血管瘤、点状・斑状出血、硬性白斑	
（2）前増殖糖尿病性網膜症	軟性白斑、静脈異常	
（3）増殖糖尿病性網膜症	新生血管の増殖、硝子体出血、網膜剥離	

異常所見があった場合は

目だけの異常には眼科で対応しますが、内科や内分泌代謝科、脳外科などで治療を行うケースも多いので、眼科医の指示に従ってください。

そのほかの検査
脈波伝達速度（PWV）

動脈硬化の進行状態を知る指標とする検査

わかる病気 心血管障害・脳血管障害・糖尿病・腎機能障害など

| 基準値 | 1,400cm／秒以下 |

検査の目的・内容

　心臓の拍動（脈波）が手足に届くまでの速さを計測する検査です。**脈波伝播速度検査**とも呼ばれます。

　心臓の拍動は、血管が柔軟であれば圧力が血管に吸収されるため、脈波が手足の先まで届くのが遅くなります。これが正常な状態なのですが、動脈血管が硬くなる（動脈硬化）と、柔軟な状態のときと比べて脈波の伝わり方が直接的になり、手足の先まで届く時間が短くなります。この現象を利用してその時間を計測し、脈波の伝達速度を計算して、**動脈硬化の進行の度合いを推測する**のが、この検査の実施目的です。

　検査は、両上肢と両足首に血圧測定用のカフを巻き、さらに心電図用のクリップを数か所に取り付け、心音マイクを装着して行います。たいへんな検査のように感じますが、痛みやしびれなどの違和感はいっさいありません。

検査でわかること

　検査数値の状態により、動脈硬化の進行の様子が推測できます。上記の基準値は、動脈硬化を起こしていない人（おおよそ60歳代）の平均値と考えます。脈波伝達速度は、**年齢を重ねるほど速くな**るからです。実際の判定では、年齢を加味した形で行うことになります。

数値の見方

高値の場合

　数値の高さは、動脈硬化の進行の度合いを反映しているので、**高値であれば動脈硬化が進行している**ことがわかります。動脈硬化は、**心筋梗塞**や**狭心症**、**脳血管障害**、**腎臓障害**の原因になります。また、**糖尿病**の状態がよくないと、動脈硬化が進行して数値が高くなります。

低値の場合

　動脈血管に動脈瘤や狭窄部があると、血流が妨げられて検査数値が低下します。基準値には低値が示されていませんが、**明らかに低い場合は動脈瘤や狭窄部があるおそれ**を考えます。わずかな低値であれば、ほぼ問題ありません。

異常値が出た場合は

　動脈硬化が進行していると判定された場合は、食生活の改善や運動で数値の改善に努めます。喫煙習慣のある人はまず禁煙し、高血圧の人は正常範囲に安定させることが必要です。高コレステロール血症や糖尿病の人は、食事や運動（必要なら薬物療法も）により、正常な状態にコントロールしていきます。

そのほかの検査
足関節上腕血圧比（ABI）

動脈血管の異常の有無や状態を知る検査

わかる病気 動脈硬化症・虚血性心疾患・脳動脈血管疾患など

基準値 0.9～1.3

検査の目的・内容

足関節上腕血圧比は、両上腕と両足首の血圧を測り、その比をみる検査です。この検査は、**動脈硬化の有無**や、動脈硬化が起きている場合は、その状態を調べるために行われています。

検査でわかること

正常であれば、足首と上腕の血圧はほぼ同じ（1.0）か、足首のほうがやや上回る数値を示します。しかし、動脈硬化が進行して動脈のどこかが狭くなると、そこから先の血圧は低下します。それが、足首や手首の血圧の状態として現れてきます。このような動向を検査により明らかにして、動脈硬化の様子を調べます。

血圧比は、次の計算式から算出します。

ABI ＝ 足首の最高血圧値 ÷ 上腕の最高血圧値

動脈硬化が進行すると、その影響から血管疾患（しっかん）が起こりやすくなるため、ABIの検査結果は、そのような病気の存在を知る指標にもなります。

評価基準

数値	評価
1.3以上	動脈石灰化の疑い
0.9～1.3未満	正常（基準値）
0.9未満	動脈狭窄・閉塞の疑い
0.8未満	動脈狭窄・閉塞の強い疑い
0.5～0.8未満	動脈閉塞が少なくとも1か所存在
0.5未満	動脈閉塞が複数か所存在

数値の見方

高値の場合

基準値より高い場合は、**動脈の石灰化**が疑われます。これは、動脈血管の内側にカルシウムがこびりつき、血管が硬くなっている状態です。

低値の場合

低値の場合は、動脈硬化によって動脈の血流に支障が生じていることを意味します。つまり、**動脈硬化の進行状態を反映**しています。この状態が続くと、心筋梗塞（こうそく）や狭心症（きょうしんしょう）、脳梗塞などの**虚血性疾患**（きょけつせい）の原因になります。また、足の動脈硬化が進行すると、閉塞性動脈硬化症（ASO）といって、間欠性跛行（かんけつせいはこう）から安静時疼痛（とうつう）、潰瘍（かいよう）、壊死（えし）を起こすことがあります。

異常値が出た場合は

動脈硬化の指摘を受けたら、それ以上進行しないように、食事や運動などの生活習慣を改善することが必要です。

そのほかの検査
子宮頸がん細胞診

子宮頸部の細胞を調べてがんを発見する検査

わかる病気 子宮頸がんなど

検査の目的・内容

子宮頸がんは、**子宮の入り口の部分にできるがん**で、子宮がん全体の **65％** を占めています。子宮頸がん細胞診は、子宮頸がんを発見するために行われる最初の検査です。

この検査は、子宮頸部の表面の細胞を専用の器具でかき取り、それを顕微鏡で調べて、異常細胞（がん細胞を含む）の有無を確認するものです。

検査でわかること

子宮頸がんが起きているかどうか、あるいはその兆候はないかを知ることができます。

異常値が出た場合は

異常所見の判定が出た場合は、**膣拡大鏡（コルポスコープ）** による視診や子宮頸部の組織を採取して行う **組織検査**（→ P.248）などを行い、診断を確定させます。

判定基準

（ベセスダシステムによる）

判定分類	所見
NILM	異常なし（炎症を認める場合も含む）
ASC-US	異型細胞を認めるが、がんと断定はできない
ASC-H	異型細胞を高度に認めるが、がんと断定はできない
LSIL	HPV に感染しており、軽度の異形成が推定できる（がんの可能性を否定できない）
HSIL	中等度または高度の異形成が認められ、がんを推定できる
AGC	腺がんなどを疑う
AIS	上皮内腺がんを推定できる
SCC	扁平上皮がんを推定できる

＊ HPV とはヒトパピローマウイルスの略称（→ P.145）で、子宮頸がんの原因となるウイルスです。
＊ 以前の主流であった段階評価とは異なり、がんの重症度についての判定は希薄です。
＊ 上表の判定分類のほか、そのほかの悪性腫瘍を推定するなどの分類項目もあります。

そのほかの検査
ヒトパピローマウイルス（HPV）

子宮頸がんを早期発見するための検査

わかる病気 子宮頸がん・膣がん・外陰がん・肛門がんなど

基準値	陰性（－）

検査の目的・内容

　子宮頸部の細胞を採取して、ヒトパピローマウイルスの有無を調べる検査です。

　ヒトパピローマウイルスは、**乳頭腫**（パピローマ）というイボの一種をつくるウイルスで、現在、遺伝子のわずかな違いから、**100種類以上が存在する**ことがわかっています。このうち40種類ほどが、人のがん抑制因子を分解するなどして、**子宮頸部などのがんの原因**になります。

　このウイルスは、性交などによる接触感染により広がるもので、性交経験のある女性の80％が、一生に1度は感染するといわれています。

　この検査は、通常、子宮頸がん細胞診で異型細胞の存在や細胞の異形成が認められた場合に行われます。

　検査目的は、**おもに女性の生殖器がんの発見**です。性交が主原因となって感染するので、男性への感染も当然あるわけですが、男性でもがんを形成するかどうかは、よくわかっていません。

　ただし、感染が原因とみられる皮膚症状が出るケースがあることはわかっています。

検査でわかること

　この検査では、**ヒトパピローマウイル**スの感染の有無がわかります。

　このウイルスには、尖圭コンジローマなど良性腫瘍の原因になるローリスク型と、子宮頸がんなど悪性腫瘍の原因になるハイリスク型がありますが、その区別をすることもできます。ハイリスク型ウイルスの場合は、子宮頸がんのほか、**膣がん**、**外陰がん**、**肛門がん**、陰茎がん、口腔がん、咽頭がん、喉頭がんなどの原因になります。

異常値が出た場合は

　ヒトパピローマウイルス検査で陽性になったからといって、それが子宮頸がんなどの存在の証拠になるわけではありません。というのも、このウイルスに感染しても、人の免疫作用により、多くの場合は数年で、発病しないまま消失してしまいます。

　ウイルスが消失せずに存在し続けていても、実際にがんに至るのはその一部で、感染した人のうちの**10％程度**と報告されています。

　がんの発病に至る前に感染を発見して治療を行えば、がんを発症することはありません。

　日本でもワクチン接種は始まっており、副作用が話題になっています（サーバリックスなど）。

そのほかの検査
膣鏡診／膣拡大鏡診

子宮頸がん・膣がんなどを発見する検査

わかる病気 子宮頸がん・膣がん、子宮頸管炎など

検査の目的・内容

　膣内や子宮の入り口・内部の異常を目視して調べる検査です。

　膣鏡診は、膣鏡を用いて膣を広げ、内部を目で見て観察します。検査名に「鏡」の字がありますが、膣鏡自体にレンズなどが付いているわけではなく、膣を広げる機能をもった器具を「**膣鏡**」と呼んでいます。

　膣鏡にはいくつかの種類がありますが、その代表的な器具であるクスコ鏡の名を冠して、この検査を**クスコ鏡診**、あるいは**クスコ診**とも呼ばれます。膣鏡は、検査だけでなく、膣部の治療用としても使われています。

　この検査は、**子宮頸がんや膣がんなどの有無を調べる**際に行われますが、がんだけを対象とする検査ではなく、炎症やポリープの有無、粘膜や分泌物の状態のチェックなど、ほかの病気の検査にも広く活用されています。

　なお、膣鏡にはさまざまなサイズが用意されており、被検者の年齢や出産・性交の有無などを勘案して使い分けられています。

　膣拡大鏡診は、先端部に拡大鏡の付いた一種の内視鏡を膣内に挿入し、内部を調べる検査です。拡大鏡の倍率は6〜40倍で、照明器具を付属しており、検査器具にカメラやモニターを接続することができます。これにより、膣鏡診では見えにくい大きさの膣内の表面の病変まで、詳細に調べることができます。

　膣拡大鏡は**コルポスコープ**といい、この検査は**コルポスコピー**とも呼ばれています。

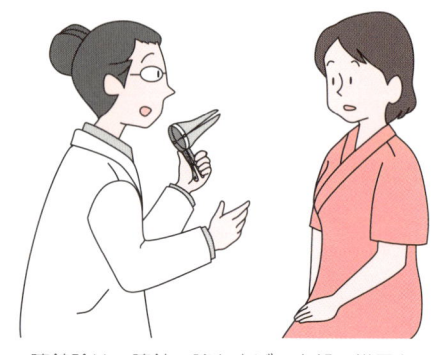

膣鏡診は、膣鏡で膣を広げ、内部の様子を観察する。

検査でわかること

　この検査で発見できるのは、**子宮頸がん**、**膣がん**、**子宮頸管炎**、膣炎、子宮膣部びらん、膣ポリープなどです。

　子宮がんには、**子宮頸がん**と**子宮体がん**の2種類があり、子宮頸がんが子宮がん全体の60〜80％を占めています。この2種類の検査により、その子宮頸がんの存在を知ることが可能です。

　とくに膣拡大鏡診の場合は、事前に細

ココが知りたい！

子宮頸がん検診の流れ

子宮頸がんの発病は、近年、急速に若年齢化が進んでいます。そこで、早期発見を目ざして、子宮頸がん検診を地方自治体や職場などが実施するようになりました。その広報活動を通じて、子宮頸がん検診の重要性は徐々に認知をされつつありますが、18歳以上の女性の受検率は、アメリカでは80％に達しているのに対して、日本では25％程度と、まだ低い水準にあります。

子宮頸がん検診では、まず、子宮頸がん細胞診（→P.144）が行われます。この段階で「異形成あり（細胞が正常な状態からがんになるより前の状態）」、あるいはごく初期のがんの状態であれば、早期発見につながり、適切な治療により、ほぼ100％子宮を残すことができます。

子宮頸がんは、発病しても、早期の場合は症状がほとんどありません。不正出血や性交時出血、おりものの異常などが現れたら、ある程度進行していることが考えられます。さらに、腰痛や下腹部痛が出てきたら、かなり進行しているおそれがあります。こうなると、子宮を温存することが難しくなります。

早期発見・早期治療開始を果たすためには、子宮頸がん検診の受検をためらってはいけません。

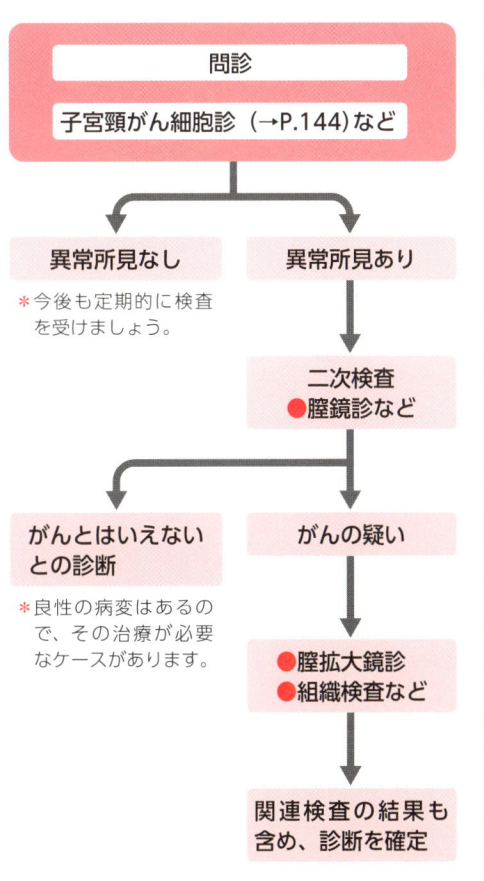

```
           問診
           ↓
    子宮頸がん細胞診（→P.144）など
           ↓
   ┌───────┴───────┐
異常所見なし          異常所見あり
                       ↓
*今後も定期的に検査      二次検査
を受けましょう。      ●膣鏡診など
                       ↓
             ┌─────────┴─────────┐
      がんとはいえない           がんの疑い
         との診断                  ↓
*良性の病変はあるの           ●膣拡大鏡診
で、その治療が必要           ●組織検査など
なケースがあります。            ↓
                         関連検査の結果も
                         含め、診断を確定
```

*状況により、流れが異なることがあります。

胞診を行っている場合が多く、膣拡大鏡診で異常所見があれば、異常がみられる部分の組織検査（→P.248）を行うことになります。

一般的には、この3つの検査により、病態まで含めた子宮頸がんの診断を行うことができます。

膣拡大鏡診では、子宮の中のほうに発生する子宮体がんに対応するのが難しいのですが、これについては、子宮の中まで届く子宮鏡や、超音波検査、CT検査、MRI検査などの画像検査により対応することができます。

異常所見があった場合は

がんと診断された場合は、関連検査として超音波検査や腹部CTなどの画像検査を必要に応じて行い、詳細な病態を把握したうえで治療方針を立てることになります。

コラム

検体検査と生体検査

「検体検査」の代表は血液検査

　検査の種類の分け方にはいくつかの方法がありますが、その1つに、検体検査と生体検査という分け方があります。

　検体検査の「検体」とは、受検者の身体から検査用に採取したものを意味しています。その代表が、受検者の血液です。血液検査は、きわめて膨大な情報を提供してくれる重要な検査となっています（→ P.80）。

　そのほか、細胞や組織、喀痰（かくたん）、尿、便、腹水、胸水など、さまざまな検体があります。これらを、顕微鏡による観察や化学的分析など、それぞれ適した手法により調べ、異常の有無を観察したり、異常の状態を調べたりします。

「生体検査」の代表は生理学検査

　生体検査は、被検者の身体を直接調べる検査法の総称です。それぞれの検査専用の機器などを使用して、身体の機能や形態、反応などの異常の有無や状態を調べるものです。

　生体検査には、血圧や脈拍、心電図、脳波、肺機能、筋電図など、身体の機能を調べる生理学的検査、消化管など管状の臓器の内側を調べる内視鏡検査、超音波、X線、電磁波、放射性同位元素などのもつ特性を活用して体外から体内の形状の異常を調べる画像検査、特定の物質や運動を身体に加えて反応をみる負荷機能検査などがあります。身長や体重、視力、眼底（がんてい）、聴力、平衡（へいこう）機能などの検査も、生体検査の一種です。

　内視鏡検査の場合、検査対象を直接目で見て調べることができるほか、必要に応じてその場で異常が生じていると推測できる部位の組織片を採取し、それを調べることもできるので、検体検査の手法の1つとしてもみなすことができます。がんや梗塞（こうそく）などの病気の場合は、内視鏡を病巣部（びょうそう）の切除や修復にも活用できるので、治療の面でも広く活用されています。

　また、心電図検査でも負荷心電図の場合は、身体に運動という負荷を加える検査法であるので、生理学的検査であるとともに、負荷機能検査としての側面をもっています。筋電図検査も、電気的刺激を与えるという方法面からみれば、負荷心電図と同様に、負荷機能検査として位置づけることもできます。

第4章

そのほかの
各種検査と
精密検査

血液の検査

網状赤血球

骨髄の赤血球産生能力の状態を調べる検査

わかる病気 溶血性貧血・悪性貧血・再生不良性貧血・骨髄機能低下など

基準値 0.5～2.0%

検査の目的・内容

赤血球は、骨の中にある骨髄という部分でつくられています。生まれた赤血球は血液中に入りますが、生まれたてのころは未熟で、1～2日かけて成熟します。この未熟な段階の赤血球を、「**網状赤血球（網赤血球・幼若赤血球）**」といいます。

この検査は、赤血球100個中に網状赤血球がどれだけ含まれているかを調べ、**骨髄機能の状態や貧血の種類を知る手がかりを得る**ものです。

そのほか、貧血患者への治療効果の観察や、がん患者への化学療法などによる骨髄への影響や回復の程度の確認などにも利用されています。

骨髄検査は、穿刺操作を伴うため、検査を受ける人に負担が生じますが、血液検査であれば、それを回避することができます。

検査でわかること

検査での異常値は、まず**骨髄の造血能力の異常**を示唆します。つまり、**高値では赤血球の産生が亢進している**ことを、**低値では赤血球の産生が低下している**ことを意味しています。

また、古くなった赤血球は脾臓で破壊されますが、この検査の異常値の背景に、脾臓の機能異常が存在していることも考えられます。

さらに、**貧血**がある場合も、検査数値の異常につながります。貧血により赤血球のバランスが崩れ、検査数値が高値または低値を示します。

数値の見方

高値の場合

絶対値が基準値を超えている場合にまず考えられるのは、**溶血性貧血**です。これは、何らかの原因で赤血球が正常な寿命を維持できずに破壊されてしまうために起こる貧血で、**遺伝性のもの、自己免疫性のもの、そのほかのもの**と、さまざまな種類があります。成熟した赤血球の破壊が多いと、生まれたてである網状赤血球の比率が相対的に高くなるため、検査値は高くなるのです。

そのほか、大量出血のあとや、鉄欠乏性貧血・**悪性貧血**（巨赤芽球性貧血の一種）の治療効果が出はじめたときなどには、赤血球の需要が高まるために、検査値が高くなります。赤血球の処理臓器である脾臓の働きが低下した場合も、検査数値が高くなります。

低値の場合

絶対値が基準値を下回っている場合に

ココが知りたい！

「サラセミア」は溶血性貧血の一種

サラセミアは、赤血球の主要成分であるヘモグロビンの合成障害から起こる先天性の血液疾患（しっかん）です。溶血性貧血の一種で、「地中海貧血」とも呼ばれます。その合成障害の状態がさまざまであるため、無症状から重度の貧血まで、症状も多岐にわたります。

無症状や軽度異常の場合は治療を行いませんが、症状があれば対症療法を行います。

また、重症化している場合は輸血を行い、適合するドナーがいれば骨髄移植を行うことになります。

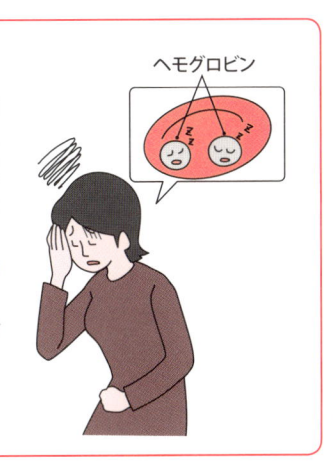

場合にまず疑われるのは、**再生不良性貧血**です。この貧血は、骨髄線維症などの骨髄の障害により、赤血球が十分につくられなくなって起こる貧血です。網状赤血球が減少してしまい、数値が低くなるのです。この場合、赤血球以外の血液成分も不足してしまいます。

同じ理由で、**急性白血病**も低値を示す代表的な原因となります。

また、骨髄で赤血球がつくられる際にはビタミンKや葉酸（ようさん）を必要としますが、それらが足りないと、赤血球が正常に発育せずに巨赤芽球（きょせきがきゅう）という形をとります。これにより起こる貧血を、巨赤芽球性貧血といいます。この貧血では、成熟途中で赤血球が壊されるため、網状赤血球は減少します。

脾臓の機能が異常に亢進していると、赤血球の破壊が進行してしまうので、低値を示すようになります。

そのほか、**悪性貧血**の増悪期や、甲状腺機能低下症、腎不全（じん）、低栄養などによって、検査数値が低くなることもあります。

🔍 異常値が出た場合は

まずいえるのは、**検査数値が基準値内なら問題がないとは限らない**ということです。

たとえば、悪性貧血や溶血性貧血の一種である**サラセミア**の場合、異常値を示すこともありますが、基準値内にとどまることも珍しくありません。**鉄芽球性貧血**（骨髄異形成症候群などにより、鉄は不足していないのに赤血球の産生が不足する病気）でも、検査数値は基準値内にとどまります。

したがって、赤血球関連の各種貧血検査の結果を総合的に判断することが必要になります。

異常値が出た場合も、ほかの貧血検査の結果とともに判断して診断を確定し、貧血の種類に応じた治療を開始します。

また、骨髄や脾臓などの異常が考えられる場合は、関連検査や画像検査により病態を確認して、それぞれの治療を優先して行うことになります。

血液の検査
血液ガス分析（BGA）

呼吸機能や酸塩基平衡などの状態を調べる検査

わかる病気 慢性閉塞性肺疾患・過換気症候群・腎不全など

基準値 下記のとおり

検査の目的・内容

血液中に溶け込んでいる酸素や二酸化炭素、pH（水素イオン濃度）、重炭酸（炭酸水素）イオンなどの状態を調べることにより、身体に起きているさまざまな異常をとらえる指標を得るための検査です。おもに、**呼吸機能や循環器機能、腎機能、代謝機能などの異常の有無**がわかります。

基本的には、動脈血を採取して調べます。おもな検査項目は下表のとおりですが、実際に計測するのは**酸素分圧、二酸化炭素分圧、pH**の3項目で、そのほかの項目は、計算やそのほかの要素を加えて求めます。これらはすべて、自動分析器により算出することができます。

検査でわかること

下表のうち、酸素分圧、二酸化炭素分

おもな項目と基準値

検査項目	略記	基準値	意味
酸素分圧	PaO_2	74～108Torr（mmHg）	動脈血中の酸素の量を圧力の単位で示したもの
二酸化炭素分圧	$PaCO_2$	32～46Torr（mmHg）	動脈血中の二酸化炭素の量を圧力の単位で示したもの
酸素飽和度	SaO_2	92～96%	血液中でヘモグロビンと結合している酸素の比率
動脈血酸素分圧較差	$AaDO_2$	10以下	肺から血液中に酸素が移動している状態を示す指標
水素イオン濃度	pH	7.38～7.46	血液中の酸塩基平衡の状態
重炭酸イオン濃度	HCO_3^-	21～29mEq/ℓ	酸塩基平衡を維持する物質の量
塩基余剰	BE	－2.0～＋2.0mEq/ℓ	酸塩基平衡の状態を示す指標

＊基準値は参考値です。
＊検査項目は、動脈血酸素含有量、シャント率など、ほかにもあります。

異常値から疑われる病気の例

		疑われる病気の例	$PaCO_2$	pH	HCO_3^-	BE
呼吸性	アシドーシス	慢性閉塞性肺疾患、ぜんそく、睡眠時無呼吸症候群、重症筋無力症など	上昇	低下	−	−
呼吸性	アルカローシス	過換気症候群、急性呼吸促迫症候群、肺水腫、間質性肺炎、肺線維症、脳血管障害など	低下	上昇	−	−
代謝性	アシドーシス	糖尿病、腎不全、ショック、下痢など	−	低下	低下	低下
代謝性	アルカローシス	低カリウム血症、クッシング症候群、原発性アルドステロン症など	−	上昇	上昇	上昇

＊このほか、さまざまな判断が行われます。

圧、酸素飽和度、動脈血酸素分圧較差の4項目は、おもに**呼吸機能や循環器機能の状態を知る指標**となります。ほかの3項目は、**酸塩基平衡の状態**（→ P.92）を示します。これらの検査結果から、どのような病気が起きているかを推測することができます。

たとえば、酸素分圧や酸素飽和度が低く、二酸化炭素分圧が低ければ、肺炎や肺梗塞などの**呼吸機能（肺機能）の低下をもたらす病気**の存在が考えられます。これが逆の状態なら、**過換気症候群などを疑う**ことができます。

また、酸塩基平衡の異常は、身体が**アシドーシス**（酸性）に傾いているか**アルカローシス**（アルカリ性）に傾いているかを示しており、それぞれの原因となる病気の存在が疑われることになります。

以上は単純な判断例ですが、実際には、各項目を総合的に判断することになります。

異常値が出た場合は

この検査は、おもに**呼吸機能や酸塩基平衡に異常がみられる人を対象**に行われます。多くの場合、この検査を行う前に、すでにさまざまな症状が現れ、事前に一次検査も行われています。それらを含めて総合的に判断することにより、病気の診断を行います。

この検査で異常値がみられ、それが継続している場合、重大な病気が起きていることが示唆されますから、疑われる病気に対応する精密検査を行って病態を確認したうえで、ただちに必要な治療を始めることになるのが一般的です。

血液の検査
クレアチンキナーゼ（CK／CPK）

心筋など全身の筋肉の異常をとらえる検査

わかる病気 心筋梗塞・横紋筋融解症・筋ジストロフィー・多発性筋炎など

基準値	男性：67〜210 IU/ℓ	女性：51〜155 IU/ℓ
	（ともにJSCC準拠法）	

検査の目的・内容

クレアチンキナーゼ（クレアチンフォスフォキナーゼ）は、全身の筋肉や脳などに存在している酵素で、**筋肉のエネルギー代謝**（筋肉のエネルギー源であるアデノシン三リン酸の合成）に不可欠の物質です。

クレアチンキナーゼは、存在する臓器に障害が起きると血液中に流出するので、この検査によりそれをとらえ、診断する際の手がかりとします。

なお、クレアチンキナーゼは、激しい運動をすると検査数値が高くなります。その影響は3〜4日続きますから、検査を受ける予定がある人は、**検査前の最低4日間、激しい運動を控える**ことが必要です。

なお、女性は男性に比べて平均的に筋肉量が少ないので、血液中に流出するクレアチンキナーゼの量も男性より少なく、基準値も低くなっています。

検査でわかること

クレアチンキナーゼの検査数値が異常を示している場合は、まず**心筋を含めた筋肉の疾患**を疑います。筋肉の疾患が考えにくい場合は、**脳や甲状腺などの障害**を想定します。

数値の見方

高値の場合

検査数値が著しく高い場合は、**急性心筋梗塞**や**横紋筋融解症**、**進行性筋ジス**

異常値から疑われるおもな病気

異常値	疑われるおもな病気
高値	急性心筋梗塞、横紋筋融解症、狭心症、心筋炎、心外膜炎、心室細動、心室頻拍症、末梢循環不全、進行性筋ジストロフィー、神経性筋萎縮症、多発性筋炎（皮膚筋炎）、動脈閉塞などに伴う筋肉障害、脳梗塞、脳血栓、脳損傷、悪性腫瘍、甲状腺機能低下症、腎不全、糖尿病など
低値	全身性エリテマトーデス、シェーグレン症候群、甲状腺機能亢進症、高ビリルビン血症などのほか、妊娠時

ココが知りたい！

3種類の「クレアチンキナーゼ・アイソザイム」

クレアチンには、CK-BB(CK1)、CK-MB(CK2)、CK-MM(CK3) という3種類のアイソザイムがあります。これらは、それぞれ存在している臓器に偏りがあり、CK-BB は脳や脊髄に、CK-MB は心筋に、CK-MM は骨格筋などに多く分布しています。これらの動向を調べることにより、総クレアチンキナーゼ検査でははっきりしなかった病気の発生部位や病気の種類を、ある程度絞り込むことが可能になります。

基準値は、CK-BB が1％以下、CK-MB が5％以下、CK-MM が94％以上です。

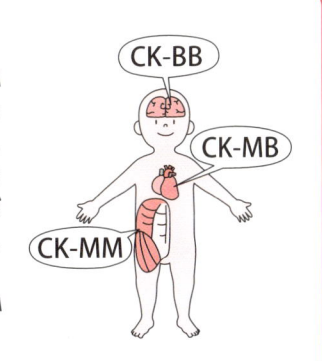

● アイソザイムの動向から疑われる病気の例

（高値のみ）

アイソザイム	疑われる病気の例
CK-BB	脳梗塞、脳血栓、脳損傷、脳腫瘍、腎不全、胃がん、大腸がん、前立腺がん、膀胱がん、肺がん、乳がん、腸間膜動脈血栓症など
CK-MB	心筋梗塞、心筋炎、心外膜炎、多発性筋炎、進行性筋ジストロフィー、一酸化炭素中毒など
CK-MM	進行性筋ジストロフィー、多発性筋炎（皮膚筋炎）、動脈閉塞などに伴う筋肉障害、神経性筋萎縮症、末梢循環不全、甲状腺機能低下症など

トロフィーなどの存在を考えます。実際には、この検査を行う前にそれらの病気の症状が強く現れていることが多いので、この検査は、**確定診断を行うための検査の1つ**という位置づけになります。

この2つの病気のほか、**各種の心筋疾患**や**筋肉疾患**、**脳梗塞**や**脳疾患**でも、検査数値は高くなります。また、アルコールを継続的に多飲している人は、軽度の上昇を見ることがあります。

一般的な傾向として、検査数値の高さの程度は、病気の重症度をある程度反映しています。

低値の場合

基準値を下回る状態が続いている場合は、**全身性エリテマトーデス**などの存在を疑います。

異常値が出た場合は

クレアチンキナーゼは、その存在する場所により、分子構造がわずかに異なっています。これによる分類を、「**アイソザイム**」といいます。

クレアチンキナーゼの場合、アイソザイムは **CK-BB**、**CK-MB**、**CK-MM** の3種類です（上記コラムを参照）。クレアチンキナーゼの検査で異常がみられたら、通常は、アイソザイムの動向を調べ、身体のどの部位に障害が起きているかを推測する手がかりを得ます。

血液の検査

経口ブドウ糖負荷試験（OGTT／GTT）

糖尿病の確定診断に欠かせない検査

わかる病気 糖尿病・膵臓障害・肝臓障害・甲状腺機能亢進症など

| 基準値 | 糖負荷前 110mg/dℓ未満 | 糖負荷後2時間 140mg/dℓ未満 |

検査の目的・内容

経口ブドウ糖負荷検査は、血糖検査（→P.46）やグリコヘモグロビン検査（→P.48）で数値が高めの人が、**本当に糖尿病であるかどうかを診断する**ために行われる検査です。

検査は、空腹時血糖値を測定したあと、**75gのブドウ糖**が入っている液体を飲み、1時間後と2時間後の血糖値を測定するという形で行われます。そして、**空腹時と2時間後の血糖値、および2時間の推移状況から判定**します。

糖尿病は、空腹時血糖値が基準値内でも、**食事のあとに急激に血糖値が上昇するタイプ**があります。空腹時血糖値だけでは判断できないこのようなタイプの糖尿病も、この検査では発見が可能になります。1時間値は、一般的には判定の基準となりませんが、食事のあとに急激に血糖値が上昇するタイプの糖尿病の発見に役立ちます。

検査の前日は、夜9時以降の食事が禁止となり、検査終了まで続けます。前日の暴飲暴食は控え、とくにアルコール類は厳禁です。

ただし、水やノーカロリー飲料を口にすることはできます。また、喫煙は血糖値を上昇させる作用があるので、検査中は禁煙です。

なお、妊娠している人の場合も、75gのブドウ糖で検査を行います。

検査でわかること

血糖検査の判定では、**正常型・境界型・糖尿病型**というように、「型」という言葉がつけられます。これは、1回の検査では断定できないためです。経口ブドウ

判定基準

	空腹時血糖値	負荷後2時間の血糖値	左2項目の関係	判定
血糖値	126mg/dℓ以上	200mg/dℓ以上	一方でも該当すれば	糖尿病型
	糖尿病型にも正常型にも属さない			境界型
	110mg/dℓ未満	140mg/dℓ未満	ともに該当すれば	正常型

（日本糖尿病学会による）

ココが知りたい！

「境界型」と判定されたら

境界型は糖尿病ではありませんが、放置していると糖尿病になる確率がきわめて高い状態であることを意味しています。いわば、"糖尿病予備群"の状態です。また、境界型のレベルでも、動脈硬化が確実に進行することがわかっています。

境界型と判定されたら、糖尿病に準じた生活改善をすることが大切です。

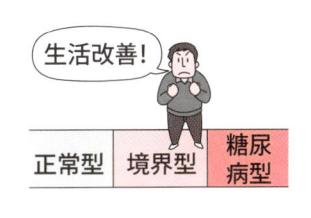

糖負荷試験の場合も、単独で行った場合は、そのような形になります。しかし、通常は血糖検査などにより、一度「糖尿病型」と判定されているケースがほとんどですから、ブドウ糖負荷試験で再び同じ判定が出れば、**糖尿病**と診断されることになります。

数値の見方

高値の場合

前述のような形で**糖尿病**の判定が行われるほか、**膵疾患、肝疾患、甲状腺機能亢進症**、褐色細胞腫、クッシング症候群、中枢神経障害などが原因で、検査数値が高くなることもあります。また、心身の強いストレスが引き金となって血糖値が上昇し、糖尿病に至るケースも少なくありません。

なお、**境界型も高値の範囲に入ります**（上記コラムを参照）。つまり、正常ではないということです。

低値の場合

検査数値が低いときは、インスリノーマや高インスリン血症、アジソン病、下垂体機能低下症、肝硬変、吸収障害、糖原病などの存在が推測されますが、低値を示すケースはあまり多くありません。

異常値が出た場合は

糖尿病は、発病初期の段階では、自覚症状がほとんどありません。それだけに、この検査結果はとても重要です。糖尿病であると確定診断が出た場合は、**ただちに医師などの指導に基づく適切な治療を始めることが大切**です。

糖尿病は、一生治らない病気といわれていますが、食事療法や運動療法、そして必要に応じて薬物療法を行うことで血糖コントロールを続けていれば、**治癒したのと同じレベルの生活を送ることが十分に可能**です。病態が重くならないうちに治療を開始すれば、その可能性はきわめて高くなります。

そのような適切な対応を行わないと、糖尿病は確実に進行して、**三大合併症**（**糖尿病性網膜症、糖尿病性腎症、糖尿病性神経障害**）をはじめとする、さまざまな合併症に悩まされることになります。いずれの合併症も日常生活に重大な影響をおよぼすものであり、場合によっては命にかかわることもあります。

糖尿病の治療の目標は、このような**合併症の発症や進展をいかに食い止めるか**というところにあります。

血液の検査
フルクトサミン／グリコアルブミン

短期的な血糖コントロールの指標となる検査

わかる病気 糖尿病・甲状腺機能異常など

基準値	フルクトサミン 300μmol/ℓ 以下	グリコアルブミン 12.3〜16.5%

検査の目的・内容

フルクトサミンは、血液中のたんぱく質がブドウ糖と結合した物質（**糖化たんぱく**）の総称で、グリコアルブミンも、フルクトサミンに含まれます。

フルクトサミンとグリコアルブミンの検査数値は、血糖値が高いと高値を示します。ともに直前の食事の影響をほとんど受けないため、**血糖コントロールの状態を知る指標**として活用することができます。

グリコヘモグロビン検査によりわかるのは過去1〜2か月の血糖コントロールの状態ですが、フルクトサミンとグリコアルブミンは過去1〜2週間の血糖の状態となります。

したがって、グリコヘモグロビン検査ではわかりにくい**直近の血糖コントロールの状態を知りたいときに有用な検査**となっています。このような特徴から、糖尿病の急速な悪化、また改善の判断指標となり、さまざまな示唆を与えてくれます。

また、たとえば溶血性貧血の人や、人工透析中で貧血の注射を受けている人などに対しては、グリコヘモグロビン検査は適さないのですが、フルクトサミンやグリコアルブミン検査なら、その心配は低くなります。

この2つの検査は、同じ指標を得るために行うものであるため、通常は、同時に行うことはありません。どちらか一方が選択されるわけですが、フルクトサミンは血中たんぱく質やビリルビンの変動の影響を受けやすいため、グリコアルブミンのほうを選択するケースが多くなっています。

なお、フルクトサミン検査の単位は血液1ℓ中のフルクトサミンの量μmol/ℓ、またグリコアルブミンの単位は血液中のアルブミン（たんぱく質の1つ）に

血糖コントロールの評価基準

評価　　　検査	優	良	可	不可
フルクトサミン（μmol/ℓ）	300以下	301〜379	380〜449	450以上
グリコアルブミン（％）	12.3〜16.5	16.6〜17.9	18.0〜20.9	21.0以上

＊この基準は参考値で、医療機関や医師の考え方により多少異なります。

ココが知りたい！

低たんぱく血症とフルクトサミン値

　肝硬変やネフローゼ症候群、甲状腺機能亢進症などは、血液中のたんぱく質量を低下させる症状を伴います。これを「低たんぱく血症」といいますが、これは低栄養状態で、たんぱく質の摂取や吸収が異常に少ない場合にも起こります。

　低たんぱく血症はフルクトサミン値を低下させますが、血糖値が高くても起こるもので、血糖コントロールの改善とは関係ありません。

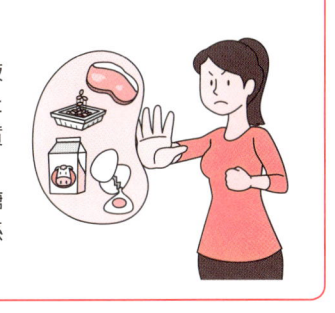

占めるグリコアルブミンの比率％を意味しています。

検査でわかること

　この検査は、糖尿病などを発見するために行われるのではなく、前述のとおり、過去1～2週間の血糖コントロールの状態を知るための検査です。つまり、この検査により、**治療が適切に進んでいるかの判断をする**ことができます。

数値の見方

高値の場合

　数値の高さは、血糖コントロールの状態に比例しているので、高値を示している場合は、少なくとも**過去1～2週間の血糖コントロールの状態がよくない**ことを意味します。

　検査数値を上昇させる原因としては、**糖尿病**のほか、甲状腺機能低下症や高ビリルビン血症、高尿酸血症などがあげられます。ただし、この検査が糖尿病以外の病気を対象として行われることはありません。

低値の場合

　糖尿病の血糖コントロールの評価と、この検査での低値とは、ほとんど関係がありません。

　肝硬変やネフローゼ症候群、**甲状腺機能亢進症**、溶血性貧血、大量出血、熱傷などがあると、血液中のたんぱく質の量が少なくなるなどの影響で、検査数値が低くなります。

　高値・低値を問わず、糖尿病以外の病気の可能性がある場合は、症状などから発症している病気の推測を行ったうえで、それに合わせた検査を進めることになります。

異常値が出た場合は

　異常値（高値）が出たら、その数値の高さに注目して、左ページに示した評価基準と見比べてみましょう。そして、現在の食事療法と運動療法の状態をチェックして改善するべき点を見つけ、1ランク上の評価を目標にして、治療に取り組みましょう。

　「優」評価に該当する人は、もちろん、現在の生活習慣を維持していくようにしてください。糖尿病の治療は、患者さん本人の心がけが、成否に大きくかかわっています。

血液の検査
1,5アンヒドログルシトール(1,5AG)

過去数日間の血糖の状態を把握するための検査

わかる病気 糖尿病・甲状腺機能異常・高ビリルビン血症など

基準値	14.0μg/mℓ以上

検査の目的・内容

1,5アンヒドログルシトールは糖の一種で、血液中では、最も多いブドウ糖に次ぐ、**2番目に多い糖**となっています。1,5アンヒドログルシトールは食物から摂取されますが、体内でどのような役割を果たしているのかは、よくわかっていません。

血液中を流れる1,5アンヒドログルシトールは、腎臓でろ過されますが、その大半は尿細管から再吸収されて、血液中に戻ります。1日の1,5アンヒドログルシトールの摂取量はわずかに3〜10mg程度ですが、尿中に出てくる量もその程度でほぼ均衡しているため、血液中の濃度も、正常であればほぼ一定の範囲に保たれています。

ところが、高血糖状態になると、ブドウ糖の排泄量増加（尿糖の増加）の影響で1,5アンヒドログルシトールの腎臓での再吸収に支障が生じ、多く排泄されるようになるため、1,5アンヒドログルシトールの血中濃度が低下します。この現象をとらえて**血糖値の状態を把握する**のが、この検査の目的です。

検査でわかること

高血糖に伴って1,5アンヒドログルシトールの血中濃度が低下するという現象は、ここ数日間に起こっていることです。そのため、検査によって得られる数値は、検査時から数日前までの血糖の様子を反映していることになります。しかも、検査によって得られる数値は直前の食事の影響をほとんど受けないため、こ

血糖コントロールの評価基準

（空腹時血糖値との対比）

評価　検査	優	良	可	不可
1,5AG (μg/mℓ)	14.0以上	10.0〜13.9	6.0〜9.9	6.0未満
空腹時血糖値 (mg/dℓ)	80〜110未満	110〜130未満	130〜160未満	160以上

（空腹時血糖値は日本糖尿病学会による）

＊1,5AGの基準は参考値。医療機関や医師の考え方により、異なることがあります。

ココが知りたい！

HbA1cと1,5AGの関係

HbA1c（→P.48）は過去2～3か月間の、また1,5AGは過去数日間の血糖コントロールの状態を反映しますが、この両者を調べると、いろいろなことがわかります。

たとえば、HbA1cが「不可」なのに1,5AGが「良」であれば、低血糖をしばしば起こしていることが想像できます。また、HbA1cが「良」で1,5AGが「可」以下であれば、食後高血糖が起こっていることが推測できます。

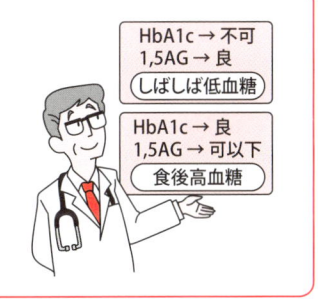

```
HbA1c → 不可
1,5AG → 良
 しばしば低血糖

HbA1c → 良
1,5AG → 可以下
 食後高血糖
```

の検査により、**過去数日間の血糖コントロールの状態がわかる**わけです。

また、検査数値は軽度の高血糖、とくに食後高血糖にも敏感に反応するため、厳格な血糖コントロールが必要な場合に役立ちます。

数値の見方

検査数値を見る際に、注意してほしいことがあります。ほかの同類の検査、たとえばグリコヘモグロビン検査（→P.48）やグリコアルブミン検査（→P.158）などの場合は、高値が血糖コントロールの不調を意味しますが、1,5アンヒドログルシトールの場合は、**基準値を下回っていると血糖コントロールの不調を示唆している**ことです。つまり、高低の関係が逆になっているわけです。

高値の場合

この検査での高値は、**血糖コントロールが適切であることの証**となります。

ただ、血糖値の検査などで高値が見られるにもかかわらず1,5アンヒドログルシトールが高値を示している場合は、肝硬変やネフローゼ症候群、**甲状腺機能亢進症**、溶血性貧血などが原因となっている心配があります。

低値の場合

検査数値が基準値を下回っている場合は、**血糖コントロールが不十分である**ことを意味しています。数値が小さければ小さいほど、血糖コントロールがうまくいっていないことになります。

糖尿病以外では、**甲状腺機能低下症**、腎不全、**高ビリルビン血症**、高尿酸血症などが、低値の原因になります。そのほか、腎性糖尿の場合も低値を示しますが、腎性糖尿自体は病気とはいえないため、この場合の低値は問題ありません。ただし、腎性糖尿が糖尿病に移行することもあり、注意が必要です。

異常値が出た場合は

異常値（低値）が出た場合は、左ページの評価基準に当てはめて、自分の血糖コントロールの状態を確認してください。そして、食事や運動の習慣を適切に維持し、高血糖状態を是正していきます。グリコヘモグロビンと比べ、短期間の血糖変動を反映するため、がんばれば数値はすぐ改善に向かいます。組み合わせて評価しましょう。

血液の検査
抗GAD抗体／抗IA-2抗体

1型糖尿病の確定診断に用いる検査

わかる病気 1型糖尿病・スティッフマン症候群など

| 基準値 | 抗GAD抗体 5.0U/mℓ未満（ELISA法） | 抗IA-2抗体 0.4U/mℓ未満 |

検査の目的・内容

　GADは「**グルタミン酸脱炭酸酵素**」の略称で、おもに脳とインスリンの分泌組織である膵臓ランゲルハンス島β細胞に存在しています。膵臓から分泌されるインスリンやグルカゴンなどの分泌を調整する物質の生成にかかわっています。この酵素を異物（抗原）と間違えて攻撃する自己抗体が、抗GAD抗体です。

　抗GAD抗体がGADを攻撃することにより、存在している膵臓ランゲルハンス島β細胞が破壊されると、インスリンの分泌ができなくなり、糖尿病を引き起こします。このような形で起こる糖尿病を、「**1型糖尿病**」と呼びます。

　もう一方のIA-2も、膵臓のランゲルハンス島β細胞に豊富に存在しているたんぱく質の一種です。GADと同様の形で自己抗体の抗IA-2抗体が形成されると、1型糖尿病を発病する原因になります。

　この2種類の検査は、糖尿病と診断された人が、**1型であるか2型であるかを判別するために**行われています。この2種類の抗体は、1型糖尿病の症状が出る前から血中濃度が上昇してくるので、1型糖尿病の発病予知やスクリーニングとしても有用な検査となっています。

検査でわかること

　この検査により、発症している糖尿病が1型であるかどうかがわかります。

　また、糖尿病ではない人で抗GAD抗体が異常値を示している場合は、**スティッフマン症候群**という病気のおそれがあります。これはとても珍しい病気で、筋肉が異常に硬直する症状を呈するものです。抗GAD抗体は元来、このスティッフマン症候群についての研究の過程で発見されたものです。

数値の見方

　この2つの検査を行うおもな目的は、ともに**1型糖尿病の判別**です。その目的だけを考えると、どちらか一方だけを行えばよいことになります。しかし、**2つを同時に調べることによって判明することもあります**。じつは、両検査での異常値についての相関関係は、あまり強くありません。この違いを利用することで、起きている1型糖尿病のさらに詳細な情報を得ることができるのです。

　たとえば、抗GAD抗体は明らかな高値を示しているのに、抗IA-2抗体はそれほど高くない状態であれば、**ゆっくりと進行するタイプの1型糖尿病**（当初は2型として発症した糖尿病が、進行過程

ココが知りたい！

「1型糖尿病」と「2型糖尿病」の違い

糖尿病にはいくつかのタイプがありますが、その代表的なタイプが1型糖尿病と2型糖尿病です。このうち、2型糖尿病は全体の95％を占め、遺伝的な素因（糖尿病になりやすい体質）を背景に不適切な生活習慣などを引き金として起こる、代表的な生活習慣病となっています。

一方の1型糖尿病は、本文で解説したように、その多くが自己抗体によって引き起こされる自己免疫性の病気です。

つまり、1型と2型とは、糖尿病という点では同じでも、発病原因からみれば、まったく違う病気なのです。

2型糖尿病の場合は、ほとんどのケースで、食事と運動を中心とする生活改善が治療の大きな柱になりますが、1型糖尿病の場合は、それが大きな柱にはなり得ません。膵臓のインスリン分泌能力がほとんど失われている状態であるとともに、もともと生活習慣とは関係なく発症する病気だからです。そのため、1型糖尿病は、継続的なインスリン注射療法が治療の柱となります。

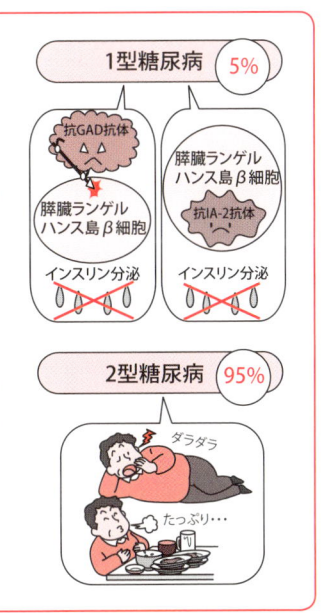

で1型と同様の状態になる）であることが推測できます。これは、おもに中高年の人に発症することが多いタイプです。

逆に、抗GAD抗体の異常はわずかであるのに抗IA-2抗体が明らかに高値を示している場合は、**若年性の1型糖尿病**であることが推測できます。抗IA-2抗体は、若年層、とくに小児の1型糖尿病患者に、高率で見つかっているからです。

また、両検査の数値がともに明らかな上昇をみせている場合は、**急速に発病・進行するタイプの1型糖尿病**であることがわかります。

逆に、両方とも基準値以内であれば、**1型ではなく2型糖尿病**である可能性が示唆されます。

🔍 異常値が出た場合は

1型糖尿病であることがわかったら、病態を確認したうえで、即座に治療を開始する必要があります。この検査で、1型糖尿病の発病予知につながった場合も同様です。病態にもよりますが、いずれの場合でも、放置していれば、代表的な急性合併症である**糖尿病性の昏睡を引き起こして、重篤な事態を迎える**ことになります。

1型糖尿病の場合は、薬物療法以外に治療法がなく、しかも経口血糖降下薬は効果がありません。すべて、インスリン注射（自己注射）による治療を行うことになります。2型糖尿病の場合は、血糖コントロールが安定してくれば、インスリン注射療法を採用していた人でも、経口薬に変更したり、薬物療法を中止したりすることが可能なことがありますが、1型糖尿病の場合は、一生、インスリン注射療法を続けることが必要です。

血液の検査
ICG

肝機能の異常の有無を知るための検査

わかる病気 肝硬変・肝臓がん・肝炎・脂肪肝など

基準値	15分値 **10％以下**

検査の目的・内容

ICGは**インドシアニン・グリーン**という色素の略称で、肝臓の異物を解毒(げどく)・中和して排出する働きを利用した検査です。異物としてICGを注入し、一定時間後にどれだけ血液中に残っているかを調べることで、肝臓の解毒能力を確認し、**肝機能の状態を知る指標**とします。

検査は、一方の腕の静脈からICGを注入し、15分後に反対側の腕の静脈から血液を採取して、ICGの残留量を調べるという形で行われます。**ICGの残留量の数値が10％以下であれば正常**と判定されます。

数値が**15％以上の場合に異常がある**と考えられます。

ICG検査と同様の検査に、**BSP検査**があります。ICG検査とは使用する色素が異なるだけですが、検査の精度にやや難があることから、ICG検査のほうがよく利用されています。

BSP検査の場合は**ブロムサルファレイン**という色素を用いますが、これはショックなどの副作用の心配があるうえ、この色素がほかの細胞に吸収されるなどの性質があります。

ただし、ICGについても、ヨードアレルギーのある人や過敏症の人など使用できないケースがあります。このような検査を総称して、**色素排泄(はいせつ)試験**といいます。

数値の見方

最初の15分後の採血時に**30％以上**という高値になっていたら、**肝硬変の疑い**がかなり高い確率で生じます。あるいは、30分値**15％以上**かつ45分値**30％以上**という場合も、まず**肝硬変の存在**を考えます。

このほか、**肝臓がん**、**肝炎**、**脂肪肝**、中毒性肝臓障害、胆汁(たんじゅう)流出障害、体質性黄疸(おうだん)などの肝臓・胆嚢系疾患(たんのうけいしっかん)や、うっ血性心不全などでも、検査数値が異常を示します。

これらの多くは、何らかの症状が出てくる病気ですが、仮に症状が不明瞭な場合でも、この検査の異常値は、**肝機能障害をもたらす病気が発生している**ことを示唆(しさ)してくれます。

異常値が出た場合は

異常と判定された場合は、AST検査(→ P.52)、ALT検査(→ P.52)、γ(ガンマ)-GTP検査(→ P.54)、アルカリフォスファターゼ検査(→ P.100)、プロトロンビン時間(→ P.181)などの肝疾患にかかわる**血液検査や肝生検**などを実施して、確定診断を得ます。

血液の検査

推算糸球体ろ過量 (eGFR)

腎機能の状態を評価するための検査

わかる病気 慢性腎臓病

基準値	90mℓ/分/1.73㎡以上

検査の目的・内容

糸球体は腎臓の主要な組織で、血液中の不要物や老廃物をろ過する機能を担っています。機能の状態は、**実際に腎臓（糸球体）がどれだけの量の血液をろ過できるか**を調べることによってわかります。これが、糸球体ろ過量検査です。

ただ、その実際の量を調べるには蓄尿の必要があるうえ、検査方法が煩雑であるため、一般的には、**血清クレアチニンの検査**（→P.60）で得られた数値と、年齢、性別により構成される数式で算出することにより、その代わりとしています。これを、**推算糸球体ろ過量（eGFR）**といいます。推算糸球体ろ過量の算出結果は、**慢性腎臓病の重症度を反映**しています。

数値の見方

下表に示したように、検査数値が基準値より低ければ低いほど、**慢性腎臓病の重症度が高い**と考えます。

少しわかりにくいのは、基準値下限と病期1との数値が重なっている点です。これは、糸球体ろ過量としては正常範囲内であっても、たんぱく尿などで異常値が出ている、というケースに対応するものです。eGFR低下がみられたら、病気の進行を軽減するため、生活に注意したり、治療を始めます。**病期5では、人工透析か腎臓移植が必要**です。

慢性腎臓病のステージ（病期）分類

(eGFRの単位：mℓ/分/1.73㎡)

病期	eGFR	状態	食事療法
1	90以上	正常または高値。尿アルブミンや尿たんぱくが異常なら腎障害を推測	高血圧を合併している場合は食塩制限が必要
2	60〜89	正常または軽度低下。腎障害が存在	
3a	45〜59	軽度〜中等度低下	食塩とたんぱく質の制限が必要
3b	30〜44	中等度〜高度低下	
4	15〜29	高度低下	食塩・たんぱく質制限に加えカリウム制限が必要
5	15未満	末期腎不全	

（分類は日本腎臓学会「CKD 診療ガイド 2012」による）

血液の検査

血清エラスターゼ

膵疾患の発見や経過観察に有用な検査

わかる病気 膵臓がん・急性膵炎など

基準値 300ng/dℓ以下（LA法）

検査の目的・内容

エラスターゼは、たんぱく分解酵素の一種で、動脈血管壁や筋肉の腱などに含まれる弾性線維（エラスチン）の分解にかかわっています。

エラスターゼの主要な産生部位は**膵臓**です。膵臓もたんぱく質によって形成されているので、その母体を分解しないように、膵臓ではエラスターゼの1つ前の形態であるプロエラスターゼの形をとっています。プロエラスターゼは、膵液に混じって十二指腸に出たあと、エラスターゼとなって吸収され、機能を発揮する形になります。

また、エラスターゼは、白血球や血小板、大動脈などにも存在します。

エラスターゼは、存在する部位に障害が起きると血中濃度が上昇します。それをとらえるのが、この検査の目的です。

検査でわかること

血液中のエラスターゼは、大半が膵臓由来のものです。したがって、エラスターゼ検査でみられる異常値は、基本的に**膵疾患の存在を示唆**しています。膵臓の異常は、アミラーゼ（→ P.94）やリパーゼ（→ P.168）の検査などでもとらえることができますが、それらに比べてエラスターゼは、膵臓への特異性が明瞭であるため、膵疾患に対する検査として有効です。また、その特徴を生かして、**膵疾患治療中の経過観察の指標としても活用**されています。

ただし、エラスターゼは血液中での分解が遅いため、急性膵炎のように病態変化が急速な病気については、アミラーゼやリパーゼ検査のほうが、より有用とされています。

数値の見方

この検査では、低値を問題にすることはありません。

高値の場合は、まず急性膵炎や慢性膵炎、膵臓がんなどの**膵疾患の存在**を考えます。

そのほか、肝硬変や肝臓がん、アルコール性肝障害、胆管がん、消化器がん、肺がん、慢性腎不全などでも検査数値が上昇することがあります。

なお、血清エラスターゼ検査は、検査法により基準値が大きく異なります。その点には注意が必要です。

異常値が出た場合は

この検査では確定診断を行うことができないので、異常値がみられた場合は、関連検査を行うことになります。

ココが知りたい！

膵臓がんの自覚症状

　膵臓がんは、発病初期の自覚症状がほとんどないとされています。たしかにそのとおりですが、たとえば「だるさが何となく続いている」「胃が重い」「背中に重苦しさを感じる」「下痢をしやすくなった」「食欲がわかない」などといった症状が、じつは現れていることがあるのです。ただし、これらの症状から膵臓がんを考えることには、無理があります。ちょっとした体調不良だろうと思い過ごしてしまうのが、ふつうでしょう。

　膵臓がんが一定程度以上進行すると、これらの症状が顕著に現れるほか、吐き気・嘔吐、腹部・背中・腰の痛み、急な体重減少、消化不良、強い下痢、強い倦怠感なども出てきます。また、黄疸が出たり、糖尿病を発症したりするケースもあります。これらの症状が現れて初めて病院を訪れる人が多くみられます。

　膵臓がんの末期になると、みぞおちや背中の痛みが強くなり、黄疸症状が顕著になるとともに、腹水がたまるようになり、かなりの体重減少がみられます。

　膵臓がんは、早期には発見しにくいうえ、門脈を経由したり周囲に浸潤したりして、早期の段階から全身にがんの転移が始まるため、治療が難しい病気です。膵臓がんの早期発見・早期治療を実現するには、前述したような早期の段階の「何となく感じる異常」を軽視せず、念のため医師の診察を受けることが大切です。

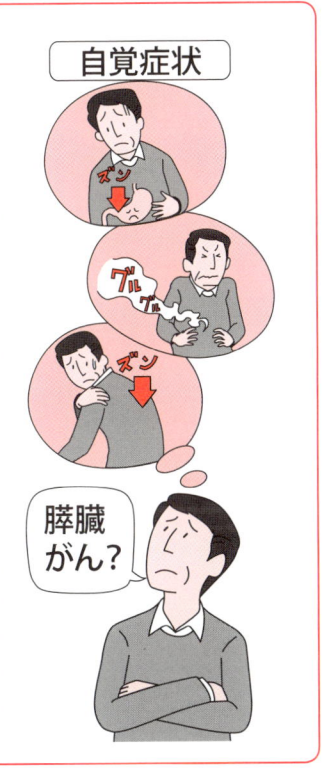

　膵臓がんの発症が推測される場合は、エラスターゼ1やCA19-9、CEA、SPan-1といった膵臓がんに関係する腫瘍マーカー検査（→ P.128）、CT（→ P.122）、MRI（→ P.124）、超音波内視鏡、逆行性胆道膵管造影（→ P.234）などの画像検査などを通じて、早急に診断を確定することが必要です。

　エラスターゼには、2つの**アイソザイム**（分子構造がわずかに異なるタイプ）があり、そのうちの1つである**エラスターゼ1は、膵臓がんの代表的な腫瘍マーカー**となっています。

　ただし、膵臓に関係する腫瘍マーカーのうち、膵臓由来のエラスターゼ1やアミラーゼについては、膵炎が進行して膵機能が低下していると、産生量が低下し、膵臓がんがあっても数値の上昇が見られないケースもあり、これらの数値が低ければ安心とは限りませんので、注意が必要です。

　膵臓がんは、基本的に自覚症状が乏しいのですが、たとえ自覚症状を感じたり、ある程度進行した段階でも、膵臓がんであるとは気づきにくいものです。さらに、膵臓がんは一般的に進行が速く、見つかったときにはすでに重症化していることが多い病気です。膵臓がんの疑いを指摘されたら、必要な検査をすぐに受けることが大切になります。

血液の検査

血清リパーゼ

膵炎などの膵疾患の病態を調べる検査

わかる病気 膵炎・膵臓がん・膵嚢胞・膵線維症など

基準値 5～35 U/ℓ（酵素法）

検査の目的・内容

リパーゼは、膵臓（すいぞう）で生成され、十二指腸に分泌される**脂肪分解酵素**です。その一部は、血液中にも入っていきます。

膵臓に障害が起こると、血液中のリパーゼの濃度が変化します。この現象を利用して、**膵臓の異常をとらえるために行われる**のが、血清リパーゼ検査です。

検査でわかること

この検査で異常値が出た場合は、高値・低値ともに、**膵疾患の存在**を推測することができます。

膵臓の異常を調べる検査の1つにアミラーゼ検査がありますが、たとえば急性膵炎が起きた場合、**陽性率はリパーゼがほぼ100％**であるのに対して、**アミラーゼは80％前後**といわれています。つまり、それだけリパーゼ検査の信頼性が高いことになります。

数値の見方

高値の場合

検査数値が高い場合は、急性・慢性膵炎や膵臓がんをはじめとする**膵疾患が存在している**と考えることができますが、**肝臓や腎臓の病気が原因**となり、高値を示していることもあります。

低値の場合

膵臓機能が大幅に低下するとリパーゼの分泌が少なくなり、低値を示します。

異常値が出た場合は

高値の場合は、アミラーゼやトリプシン（→P.169）など、ほかの検査数値も参考にします。それらも異常であれば膵臓の病気である可能性が高く、そのほかの血液検査、腹部超音波（→P.120）や腹部CT（→P.122）、逆行性胆道膵管造影（→P.234）などの画像検査を行います。

異常値から疑われるおもな病気

異常値	疑われるおもな病気
高値	急性膵炎、慢性膵炎、膵臓がん、ファーター乳頭がん、膵嚢胞（すいのうほう）、肝臓・胆道・胆嚢系疾患、腹膜炎、慢性腎炎、腎不全など
低値	末期の慢性膵炎、末期の膵臓がん、膵線維症、重症脂質異常症、重症糖尿病など

血液の検査
血清トリプシン

膵疾患などを探るための補助的な検査

わかる病気 急性膵炎・慢性膵炎・膵臓がん・肝硬変など

基準値 100～550ng/mℓ（RIA法）

検査の目的・内容

トリプシンは**たんぱく分解酵素**で、膵臓から分泌されています。ただし、膵臓のたんぱく質を分解しないように、膵臓ではトリプシンの前身のトリプシノーゲンという形態をとっており、十二指腸へ分泌されたあと、トリプシンとなってたんぱく質の分解に役立っています。

トリプシンは、平常でもわずかに血液中に流れ出ていますが、膵臓に異常が生じると、その血中濃度に変化が起こります。**トリプシンのほとんどは膵臓から分泌される**ため、血中濃度の変化は、多くの場合、膵臓の異常に由来しています。この検査は、トリプシンの血中濃度の変化を調べることにより、**膵疾患の有無を調べる**ものです。

検査でわかること

この検査により、**膵臓に異常が起きて**いることが推測できます。ただし、血液中にトリプシンの活性化を妨げる物質が存在していたり、トリプシンがほかの物質と結びつきやすい性質をもっていたりするため、検査結果の確実性がやや不足しています。そのため、トリプシン検査は、**膵臓の病気の有無を確認するための補助的な検査**として位置づけられています。

数値の見方

高値の場合

膵臓に異常が起こると、トリプシンの血中濃度が高まるため、検査数値は高くなります。また、**肝臓や胆道、腎臓などの病気**が高値の原因になっているケースもあります。

低値の場合

膵疾患が悪化しているとトリプシノーゲンの生成が滞るため、低値を示します。また、**1型糖尿病**などがあっても、検査数値が低くなることがあります。

異常値から疑われるおもな病気

異常値	疑われるおもな病気
高値	急性膵炎、初期・急性増悪期・再発時の慢性膵炎、早期の肝臓がん、ファーター乳頭がん、膵嚢胞、肝硬変、胆道炎、胆石、慢性肝炎の急性増悪期、慢性腎炎、腎不全、腹膜炎など
低値	末期の慢性膵炎、進行期・末期の膵臓がん、膵線維症、膵石症、重症脂質異常症、1型糖尿病など

血液の検査

コリンエステラーゼ（ChE）

肝機能の異常の有無を調べる検査

わかる病気 急性肝炎・劇症肝炎・肝硬変・悪性腫瘍・甲状腺機能異常など

基準値 168〜470 IU/ℓ（JSCC準拠法による）

検査の目的・内容

コリンエステラーゼは、神経伝達物質のアセチルコリンなどのコリンエステルを分解する触媒酵素で、肝臓で合成されています。コリンエステラーゼには、アセチルコリンだけを分解する**アセチルコリンエステラーゼ（AChE）**と、コリンエステル全般を分解する**非特異的コリンエステラーゼ（ChE）**の2種類がありますが、一般にコリンエステラーゼというときは後者を指します。前者はおもに神経組織や骨格筋に、後者はおもに肝臓や膵臓、血液中に存在しています。

肝臓にたんぱく合成能力の異常が生じると、コリンエステラーゼの血液中の濃度が変化するため、おもに**肝機能の異常をとらえるための検査**として利用されています。

検査でわかること

コリンエステラーゼ検査での異常値は、おもに**合成組織である肝臓の異常を示唆**していますが、肝臓以外の異常でも、異常値を示します。

数値の見方

高値の場合

高値が出た場合は、急性肝炎の回復期など、**肝機能が亢進していることを示す証拠**となります。また、ネフローゼ症候群のように、たんぱく質が過剰に失われる病気があると、それを補うために肝臓がたんぱく質を多く合成し、それに伴ってコリンエステラーゼ値も上昇します。

低値の場合

肝硬変や急性肝炎など、**肝機能の低下を伴う病気**があると、低値を示します。

異常値から疑われるおもな病気

異常値	疑われるおもな病気
高値	回復期の急性肝炎、脂肪肝、ネフローゼ症候群、甲状腺機能亢進症、肥満症、脂質異常症、糖尿病、抗リポたんぱく血症など
低値	肝硬変、劇症肝炎、急性肝炎、慢性肝炎、有機リン系農薬中毒、肝臓がん、悪性腫瘍、甲状腺機能低下症、栄養障害、心不全、急性感染症、妊娠中毒など

血液の検査

アンモニア（NH₃）

肝機能の異常の有無を調べる検査

わかる病気 劇症肝炎・肝硬変・低たんぱく血症など

基準値
- 全血 30〜86μg/dℓ
- 血漿 12〜66μg/dℓ

検査の目的・内容

アンモニアは、たんぱく質が分解されてできる物質で、有毒であるため、肝臓で毒性の低い尿素を合成する形で解毒処理され（尿素サイクル）、腎臓から排泄されます。**肝臓の解毒機能が低下するとアンモニアの血中濃度が上昇**し、とくに中枢神経系に悪影響を与えます。

この検査は、アンモニアの血中濃度を調べることにより、肝機能の異常の有無や、異常があればその重症度を調べるものですが、基本的には、**劇症肝炎や肝硬変によって起こる肝性昏睡を診断するために行われる**ことの多い検査です。

数値の見方

高値の場合

この検査は、昏睡状態に陥っている場合に、それが劇症肝炎や末期の肝硬変の際に起こる**肝性昏睡であるかどうかの判断をする指針**となります。肝性脳症の疑いがある場合も同様です。

そのほか、腎不全や尿毒症、特発性門脈圧亢進症、出血性ショック、先天性尿素サイクル酵素欠損症などでも、検査数値が高くなります。

肝臓は、大きな予備能力を備えた臓器で、多少の障害では機能低下には至りません。それにもかかわらず、この検査で異常がみられたら、**肝硬変など重大な病気が起こっている**ことが考えられます。

低値の場合

低たんぱく血症や貧血などがあると低値を示しますが、この検査では臨床的な意義を認めません。

異常値が出た場合は

肝性昏睡の心配がある場合は、薬物療法を基本に治療を行います。

ココが知りたい！

尿に含まれるアンモニア量はわずか！

尿に含まれるアンモニア量はごくわずかで、誤解している人が多いようです。ただし、尿が放置された状態だと、含まれている尿素が分解してアンモニアが生成され、アンモニア臭が生じます。

もし、排尿直後の尿にアンモニア臭がしたら、アンモニアの血中濃度が高まっているおそれがあるので、内科で検査を受けましょう。

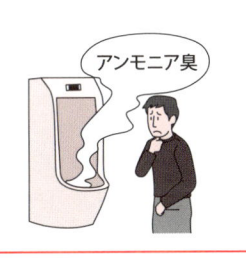

アンモニア臭

血液の検査

ペプシノゲン(PG)

胃がんのスクリーニングに用いる検査

わかる病気 胃がん・萎縮性胃炎・胃潰瘍・十二指腸潰瘍など

基準値	71ng/mℓ以上(PGI値)

判定基準

(PGⅠの単位：ng/mℓ)

検査数値			判定
PGⅠ		PGⅠ／PGⅡ	
71以上	または	3.1以上	陰性
70以下	かつ	3以下	陽性
50以下	かつ	3以下	中等度陽性
30以下	かつ	2以下	強陽性

検査の目的・内容

　ペプシノゲンは、胃の消化酵素の1つであるたんぱく質を分解するペプシンの1つ前の形態（前駆体）です。ペプシノゲンは胃粘膜から分泌され、胃酸の作用により、ペプシンに変わります。

　ペプシノゲンは、胃粘膜の萎縮が進行すると分泌量が減っていき、胃炎の原因になります。この検査は、直接的には**胃炎の萎縮の程度を知るために行われる**ものです。P.222の「ヘリコバクター・ピロリ抗体」の結果と組み合わせた「胃がんのABC検診」が広く行われています。

検査でわかること

　萎縮性胃炎が存在していると、**胃がんの発生率が高くなります**。つまり、胃がんが発病しているか、または発病のおそれが高いかを、検査数値が示唆してくれます。そのほか、ヘリコバクター・ピロリ菌の感染があると、高値を示します。

数値の見方

　ペプシノゲンは、分泌される胃粘膜の位置により、**ペプシノゲンⅠ（PGⅠ）**と**ペプシノゲンⅡ（PGⅡ）**の2種類に分類できます。この検査では、PGⅠの数値と、PGⅠ・Ⅱの比率（PGⅠ／PGⅡ）から判定を行います。

　検査で**陽性以上**であれば、胃粘膜の萎縮があると推測され、**萎縮性胃炎**や**胃がん**の存在を疑います。ただし、胃がんの種類によっては、胃粘膜の萎縮を伴わないものがあり、この検査では反応が得られないことがあります。陰性なら胃がんの心配がないということではありません。

異常値が出た場合は

　検査結果が陽性以上である場合は、**上部消化管X線造影検査**（→P.74）や**上部消化管内視鏡検査**（→P.116）などを行って、確定診断へとつなげます。

　なお、胃酸分泌抑制薬（プロトンポンプ阻害薬）を使用している人は検査数値が高くなるため、検査前にその旨を医師に伝えてください。

血液の検査

脳性ナトリウム利尿ペプチド(BNP)

心不全の早期発見や病態の把握に活用する検査

わかる病気 心不全・心筋症・急性心筋梗塞など

基準値 18.4pg/mℓ以下

検査の目的・内容

脳性ナトリウム利尿ペプチドは、心室への負荷が大きくなったときに、おもに心室から血液中に分泌されるホルモンです。**利尿作用**、**血管拡張作用**、**交感神経抑制作用**などにより、心室への負荷を低減するために働き、これにより、血圧のコントロールができるのです。

この検査は、血液から脳性ナトリウム利尿ペプチドの濃度を調べ、**心疾患の有無を確認する**目的で行われています。

数値の見方

検査数値が高ければ、**心不全が起きている**ことが推測できます。症状がほとんど現れていないレベルの心不全でも、異常値を示します。

そして、数値が高ければ高いほど、心不全の重症度も高いと考えることができます。治療開始後も、検査数値の状態が病態を反映するため、経過観察にも利用されています。

高値の場合に推測される病気は、うっ血性心不全、急性心筋梗塞、狭心症、心筋症、心肥大、心臓弁膜症などの**心疾患**です。

そのほか、高血圧症、甲状腺機能亢進症、ネフローゼ症候群、クッシング症候群、肝硬変、妊娠中毒などが原因で、検査数値が上昇することがあります。

なお、脱水などにより異常な低値を示すことがありますが、低値には臨床的な意義はありません。

異常値が出た場合は

数値の高さに注意することが必要です。心疾患では、基準値を超えて**40pg/mℓ未満のレベルでは軽度の心疾患**を、**100pg/mℓ未満のレベルでは心不全を想定**します。**それ以上なら、重症の心不全**であると考えることができます。

ココが知りたい！

「NT-proBNP」とは、どんな物質？

BNPが前駆体から変化するときは、NT-proBNPという物質も生成されます。ともに、心不全などの診断や発症後の病態の変化予測に活用できます。違いは、生理活性の有無です。NT-proBNPは生理活性がなく、半減期が6倍も長いため、検査の指標としての有用性はBNPより高いと考えられています。

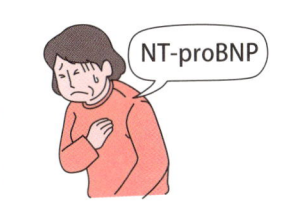

NT-proBNP

血液の検査
血清鉄(Fe)／総鉄結合能(TIBC)

貧血の種類を診断するための指標となる検査

わかる病気 鉄欠乏性貧血・再生不良性貧血・溶血性貧血など

| 基準値 | 下記のとおり |

検査の目的・内容

体内には約4gの鉄がありますが、そのうちの99.9％は、血液中のヘモグロビン量（→P.34）や肝臓、脾臓などに存在しています。肝臓や脾臓に存在している鉄は、フェリチンなどの貯蔵鉄となっています。残りの0.1％が、トランスフェリンというたんぱく質の一種と結びつき、血液中を流れています。この**0.1％の鉄を血清鉄**といいます。

トランスフェリンは、通常、およそ3分の1が鉄と結合していますが、そのすべてが結合した場合の鉄の総量を**総鉄結合能（TIBC）**と呼んでいます。**トランスフェリンが鉄と結びつく最大能力を鉄の量で表したもの**です。

ちなみに、トランスフェリンと結合していない鉄の量を**不飽和鉄結合能（UIBC）**といいます。この関係を数式にすると、次のようになります。

$$TIBC = Fe + UIBC$$

この2つの検査は、おもに**貧血の種類を診断する指標**を得るために行われています。

また、検査数値は病気の進行状態をある程度反映するため、起こっている病気の病態の把握や、治療効果の推測などにも活用されています。

基準値

（単位：μg/dℓ）

検査項目	基準値 男性	基準値 女性
血清鉄	80～200	70～180
総鉄結合能	280～410	260～420

＊基準値は検査方法や医師の考え方により異なります。

検査でわかること

血清鉄検査は、**貧血の種類を大まかに区別することができる検査**です。総鉄結合能も同様です。さらに、血清鉄と不飽和鉄結合能の比率を調べると、起こっている貧血の種類をさらに絞り込むことが可能になります。

数値の見方

血清鉄が高値を示している場合は、まず赤血球の産生が不足するために起こる**再生不良性貧血**を疑います。赤血球の産生が不足すると鉄の需要が減るため、血清鉄が増えてくるのです。

低値を示している場合は、**鉄欠乏性貧血**を疑います。その名のとおり、鉄が不足しているために起こる貧血です。

また、**肝硬変**などのように、貧血とは

異常値から疑われるおもな病気

● 血清鉄

異常値	疑われるおもな病気
高値	再生不良性貧血、鉄芽球性貧血、巨核芽球性貧血、骨髄異形成症候群、溶血性貧血(サラセミアを含む)、ヘモクロマトーシス、肝硬変、急性白血病など
低値	鉄欠乏性貧血、赤血球増多症、慢性出血、悪性腫瘍や感染症などに伴う症候性貧血など

● 総鉄結合能

異常値	疑われるおもな病気
高値	鉄欠乏性貧血など
低値	再生不良性貧血、溶血性貧血、巨赤芽球性貧血、ヘモクロマトーシス、悪性腫瘍、急性肝炎、肝硬変、重症ネフローゼ症候群など

関係ない病気でも、異常値を示すことがあります。たとえば、肝硬変の場合は、肝臓の硬化により肝臓内の血流がとどこおるため、血液の処理臓器である脾臓への血流が増加し、破壊される赤血球が増えて、血液中の鉄の濃度が高くなります。

総鉄結合能の数値が高い場合は**鉄欠乏性貧血**などを、低い場合は**感染症**や**膠原病**、**悪性腫瘍などに伴う貧血(症候性貧血)**などを疑います。

血清鉄と不飽和鉄結合能の比率をみると、異常がなければ2:1前後ですが、異常が生じると、特徴的な変化をみせます。たとえば、**再生不良性貧血では15:1前後、鉄欠乏性貧血では1:9前後、溶血性貧血では1:1前後**となります。ヘモクロマトーシスでは、不飽和鉄結合能の数値は、ほぼゼロになります。

このような動向を総合的に判断して、診断のための指針とします。

異常値が出た場合は

血清鉄と総鉄結合能(不飽和鉄結合能)の各検査は、血清フェリチン検査(→P.176)と同時に行うことが多く、この3種類の検査により、さらにはっきりとした診断の指針を得ることができます。とくにフェリチンは鉄と結合した物質であるため、鉄欠乏性貧血の診断に欠かすことができません。

検査の結果、病名の絞り込みができたら、関連する血液検査や、場合によっては画像検査、骨髄検査などの精密検査を実施して、診断を確定させます。

血液の検査
血清フェリチン

鉄欠乏性貧血の診断に役立つ検査

わかる病気 鉄欠乏性貧血・急性骨髄性白血病・悪性腫瘍など

基準値	男性 18.6～261ng/mℓ	女性 4～64.2ng/mℓ

検査の目的・内容

　フェリチンは、鉄とたんぱく質の一種が結合した物質（**鉄貯蔵たんぱく**）で、肝臓、脾臓、肺、膵臓、そのほか身体の至るところに分布しています。

　この検査は、鉄が成分となっていること、また全身に分布していることを利用して、**鉄欠乏性貧血の診断**に利用されるほか、**がんのスクリーニングや経過観察**などにも利用されています。

検査でわかること

　フェリチンの量の減少は、**体内の鉄が不足している**こと、あるいは**過剰に消費されている**ことを意味しています。

　また、がんが発生すると、フェリチンが発生部位から血液に流れ出てくるため、それをとらえることで、**がんの発症を知る糸口**とします。

数値の見方

高値の場合

　検査数値が高い場合は、肝臓がん、腎臓がん、膵臓がん、肺がん、卵巣がん、急性骨髄性白血病、悪性リンパ腫などの**各種がんの発病を推測する**ことができます。そのため、フェリチンは腫瘍マーカー（→P.128）の1つとなっていますが、身体のどこにがんが発症しているかを特定することはできません。

　また、再生不良性貧血や鉄芽球性貧血、肝炎、心筋梗塞などでも、検査数値が高くなります。

低値の場合

　低値の場合は、まず**鉄欠乏性貧血の存在**を推測します。そのほか、赤血球増多症、潜在性鉄欠乏症などでも低値を示します。

異常値が出た場合は

　がんのスクリーニング検査として行われる場合は、この検査単独で異常値がみられても、発症した部位まではわからないので、通常は、ほかの腫瘍マーカーをいくつか組み合わせて検査を行います。これにより異常であると判定されれば、推測されるがんについての精密検査が行われることになります。

　鉄欠乏性貧血の診断を目的にこの検査を行って異常値がみられた場合は、**検査数値の低下の度合い**にも注目します。軽度低下では貧血症状は現れませんが、中等度や重度の低下では軽度の貧血症状が現れます。この場合、血清鉄（→P.174）やヘモグロビン量（→P.34）の検査値も低下しています。食事内容の改善や鉄剤投与などの治療を行うことになります。

血液の検査

血清リン(P)／血清無機リン(IP)

腎臓や副甲状腺の機能異常をとらえる検査

わかる病気 腎不全・副甲状腺機能異常など

基準値 2.5～4.5mg/dℓ

検査の目的・内容

リンは、骨や歯の成分として欠かせないミネラルであり、細胞膜の成分、エネルギー代謝、酸塩基平衡、糖代謝など、さまざまな役割を担っています。**体内のリンの80％は骨や歯に存在**し、10％ほどがたんぱく質・脂質・糖質と結合し、残りがエネルギー代謝にかかわっています。

リンは、**無機リンと有機リンに大別**できますが、血液中の無機リンの割合は約30％で、身体全体のリンの1％未満です。血液中の無機リンの60％ほどは、腎臓から尿中に排泄されます。その調整は、副甲状腺から分泌されるPTHというホルモンが行っています。この検査は、無機リンの血中濃度を調べ、**腎機能と副腎機能の状態を知るために実施**されます。

検査でわかること

高値の場合は、まず**腎臓や副甲状腺の機能低下を想定**し、低値では、それらの**機能亢進**を考えます。そのほか、骨代謝の異常やビタミンDの吸収異常なども推測できます。

数値の見方

高値の場合

検査数値が高い場合に考えられるのは、**急性・慢性腎不全**や**副甲状腺機能低下症**、甲状腺機能亢進症などの内分泌異常、骨髄腫、低カリウム血症、ビタミンD中毒（過剰摂取）などです。

低値の場合

低値の原因になるのは、**副甲状腺機能亢進症**、骨軟化症、吸収不良症候群、異所性副甲状腺ホルモン産生腫瘍、ビタミンD欠乏症などの病気です。

異常値が出た場合は

リンは、食事によって体内に入ります。検査数値が低い場合は、牛乳・乳製品、肉類、魚類などのリンを多く含む食品を積極的に食べることも大切です。

ココが知りたい！

副甲状腺は小さな分泌腺

副甲状腺は、のどにある甲状腺に付着する形で存在する4個の小さい分泌腺です。副甲状腺からは、体内のカルシウム代謝や腎機能調節にかかわる副甲状腺ホルモン（PTH）が分泌されています。

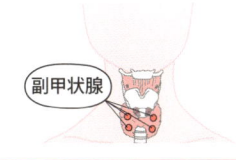

副甲状腺

血液の検査

血清マグネシウム(Mg)

腎臓や甲状腺などの異常の有無を探る検査

わかる病気 腎不全・アジソン病・アルドステロン症・甲状腺機能異常など

基準値 1.9～2.5mg/dℓ

検査の目的・内容

マグネシウムは、体内の300以上にもおよぶ酵素の働きに関与している電解質で、エネルギー産生、循環器機能の維持、神経活動の維持、骨代謝への関与、筋収縮の円滑化などの働きを担っています。

成人の身体には20～30gのマグネシウムが存在していますが、その**60～65％はカルシウムとともに骨や歯に存在**し、**25％以上が筋肉に存在**しています。そのほか、肝臓や腎臓などの軟部組織や細胞外液などにも分布しており、血液中には、全体の1％弱が流れています。

この検査は、血液中のマグネシウム濃度を調べることにより、身体に異常が生じているかどうかの指針を得るものです。マグネシウムの血中濃度は、おもに腎機能と甲状腺機能の状態によって左右されるので、この検査は、**腎臓と甲状腺の病気を探る目的**で行われています。

検査でわかること

しびれやけいれん、抑うつ状態などの症状がみられる場合に、その原因となっている病気を調べるために行われることの多い検査の1つです。

通常、血清マグネシウムの血中濃度は、腎機能が正常であれば、基準値を超えることはほとんどありません。したがって、検査数値が高ければ、まず**腎機能低下をもたらす病気の存在**を考えます。また、腎臓の排泄機能をコントロールしている**甲状腺の機能低下**なども考えられます。

低値では、甲状腺の機能が亢進しているケースや、マグネシウムの吸収が不足しているケース、マグネシウムの排出が亢進しているケースなどを推測します。

数値の見方

高値の場合

検査数値が高ければ、**腎不全**や**尿崩症**、**甲状腺機能低下症**、副甲状腺機能亢進症、白血病、**アジソン病**などを疑います。また、腎機能が低下している人がマグネシウム関連薬を長期、または多量に使用した場合、高マグネシウム血症を起こすことがあります。

低値の場合

慢性腎盂腎炎や**甲状腺機能亢進症**、**アルドステロン症**、吸収不良症候群、骨がんなどがあると、低値を示します。

異常値が出た場合は

高度上昇の場合は心停止など、高度低下の場合は嗜眠、錯乱、幻覚などのおそれがあります。すぐに症状改善のための対症療法を行う必要があります。

血液の検査
血清亜鉛(Zn)

病気と亜鉛の過不足との関係を調べる検査

わかる病気 溶血性貧血・赤血球増多症・皮膚炎・腎盂腎炎・肝硬変など

基準値 64〜111μg/dℓ

検査の目的・内容

亜鉛は体内に2gほど存在し、**その約90％が筋肉や骨に含まれている**ほか、肝臓、心臓、腎臓、皮膚、毛髪など、身体全体に分布しています。その役割もさまざまで、たんぱく質の合成、免疫細胞の形成、各種臓器の機能維持、筋肉収縮性の維持、糖・アルコールの代謝など、きわめて多彩です。そのため、亜鉛の過不足はさまざまな病気の原因になります。

この検査は、病気と亜鉛の過不足とのかかわりを知るために行われます。この検査で高値となるケースはわずかで、**大半は低値を示すケース**です。

数値の見方

高値の場合
溶血性貧血や甲状腺機能亢進症などで、検査数値が上昇します。

低値の場合
亜鉛が不足すると、味覚が変わったり、感じにくくなったりします。また、皮膚の新陳代謝がスムーズに行われずに肌荒れを起こします。亜鉛の吸収不足は、人工栄養（静脈栄養や腸管栄養）を長く続けている場合も起こりやすくなります。そのほか、重症の肝障害や炎症性の腸疾患、腎疾患、各種貧血など、さまざまな病気で低値を示します。

異常値が出た場合は

検査数値が低値の場合は、起こっている病気の確定診断を行い、それに合わせた治療を行いますが、それと同時に、**硫酸亜鉛薬の服用**により、亜鉛不足の解消を図ります。

亜鉛を補充する治療開始は、早ければ早いほど効果があります。**発病から1か月以内に治療を開始することができれば、80％以上で有効**となりますが、1年以内なら60％程度となり、さらに遅くなると、有効率は50％を下回るようになります。

異常値から疑われるおもな病気

異常値	疑われるおもな病気
高値	溶血性貧血、赤血球増多症、好酸球増多症、甲状腺機能亢進症、成長ホルモン欠損症など
低値	味覚障害、皮膚炎、肝硬変、肝臓がん、潰瘍性大腸炎、クローン病、再生不良性貧血、鉄欠乏性貧血、巨赤芽球性貧血、ネフローゼ症候群、糸球体腎炎、糖尿病など

血液凝固・線溶の検査

出血時間

止血機能にかかわる血小板の異常を調べる検査

わかる病気 特発性血小板減少性紫斑病・白血病・播種性血管内凝固症候群など

基準値	Duke法 5分以内	Ivy法 2〜5分

検査の目的・内容

皮膚からの出血が自然に止まるまでの時間を出血時間といいます。

身体に出血が起きた場合、さまざまな形で止血機能が働いて出血が止まりますが、皮膚からの出血を止める主役となっているのは、血液中を流れている**血小板**です。

この検査では、耳たぶ（Duke法）か前腕部（Ivy法）に小さい傷をつけて出血させ、どれだけの時間で止まるかを、30秒おきにろ紙に吸収させる形で計測します。これにより、**血小板の数や機能の異常、そのほかの血液凝固因子の異常**などをとらえる手がかりを得ます。この検査は、血小板数の減少や機能異常などを総合的にとらえるうえで、正確性という点では十分とはいえませんが、特別な設備を必要としないため、一定程度の傾向を知るうえで有用な検査となっています。

この検査で異常値とされるのは、事実上、**出血時間が延長している場合**となります。

検査でわかること

この検査で止血時間が基準値を超えていた場合は、**血小板の数が少ないか、血小板の機能に異常が生じているか**を、まず推測します。そのほか、血管の異常や薬剤の使用による影響なども、原因として考えられます。

手術前などに、止血機能に問題がないかを確認するためにも行われます。

数値の見方

検査数値が高値になるのは、**止血に要する時間が長い**ことを意味しています。その原因としては、血小板数の減少（再生不良性貧血・**特発性血小板減少性紫斑病・急性白血病・播種性血管内凝固症候群**・重症肝臓障害など）、血小板の機能低下（血小板無力症・骨髄腫・尿毒症など）、血管の異常（壊血病・出血性末梢血管拡張症など）などが考えられます。また、アスピリンやインドメタシン、コカインなど、抗血小板作用のある薬の使用が原因になることもあります。

異常値が出た場合は

異常値が出たら、まず**出血時間を長引かせるタイプの薬を使用しているかどうかを確認**します。そのほか、血小板数検査（→ P.37）、プロトロンビン時間検査（→ P.181）、活性化部分トロンボプラスチン時間検査（→ P.182）などとともに、必要に応じた精密検査を行い、起こっている病気の確定診断を得ます。

血液凝固・線溶の検査
プロトロンビン時間（PT）

止血機能や肝機能の異常をとらえる検査

わかる病気 重症肝臓障害・播種性血管内凝固症候群など

| 基準値 | PT
10～13秒（正常対象との差2秒未満） | PT活性
70～140％ |

検査の目的・内容

血液の凝固はさまざまな因子の作用を経て起こりますが、プロトロンビンもその因子の1つです。

身体のどこかに出血が起こると、肝臓でプロトロンビンがつくられます。プロトロンビンは、ほかの因子の作用により**トロンビン**に変化したあと、**フィブリノーゲン（線維素原→P.183）**を**フィブリン**に変える働きを担っています。このフィブリンが血餅を形成することで血液が凝固し、出血が止まります。

この検査は、**出血が起きてからプロトロンビンができるまでの時間を測定する**ものです。この時間が長くなると、出血傾向が強くなっていることを意味します。

なお、この検査では検査手法による誤差が生じやすいので、それを補正する計算式が考案され、活用されています。これを**国際標準化比（INR値）**といいます。この基準値は、0.84～1.44です。

検査でわかること

プロトロンビンは肝臓で生成されるので、プロトロンビン時間が長くなるということは、**肝機能が低下している**ことを意味します。また、プロトロンビンの消費が亢進している場合も、プロトロンビン時間は長くなります。

数値の見方

基準値には下限も示されていますが、この検査の実施意義からは、低値よりも高値のほうに注目します。基準値を下回った場合は、**多発性骨髄腫や急性血栓性静脈炎などの存在**が考えられます。

肝機能低下をもたらす病気としては、**急性肝炎、劇症肝炎、肝硬変**などが考えられます。

また、**播種性血管内凝固症候群**などがあると、プロトロンビンの消費が亢進してプロトロンビン時間が長くなります。そのほか、ビタミンK欠乏症、プロトロンビン欠乏症、心不全、悪性腫瘍なども、高値を示す原因になります。

ワーファリンという抗凝固薬を服用している人の場合は、その治療効果の判定のために用います。

異常値が出た場合は

プロトロンビン時間の延長がみられた場合は、**抗凝固薬の使用の有無を確認**します。使用していなければ、活性化部分トロンボプラスチン時間（→P.182）などの関連検査を行うとともに、肝疾患の疑いがあれば肝機能検査などを実施し、確定診断を得て治療を開始します。

血液凝固・線溶の検査

活性化部分トロンボプラスチン時間(APTT)

血液凝固異常のスクリーニングのための検査

わかる病気 血友病・播種性血管内凝固症候群・肝機能障害など

基準値 24～36秒（正常対象との差10秒未満）

検査の目的・内容

トロンボプラスチンは、12ある血液凝固にかかわる因子の1つです。そのうちの、ある3つの因子が足りないと、トロンボプラスチンの一部（部分トロンボプラスチン）の働きが悪くなり、血液凝固が遅くなります。

この検査は、血漿（けっしょう）に試薬を入れて部分トロンボプラスチンを活性化し、フィブリンが生じてくるまでの時間、つまり**血液凝固が始まるまでの時間を計測**します。

検査でわかること

この検査では、血液凝固にかかわる異常の有無はわかりますが、病気の特定はできません。ただし、血小板数（→ P.37）や出血時間（→ P.180）、プロトロンビン時間（→ P.181）、フィブリノーゲン（→ P.183）など、血液凝固の関連検査の結果を比較検討することにより、起こっている病気を絞り込んでいくことは可能です。

数値の見方

判定対象は高値の場合で、考えられるのは**血友病**（けつゆうびょう）です。これは、**男性だけに起こる先天的な異常**で、血液凝固因子の一部が不足していることによる病気です。血友病は、血小板数や出血時間、プロトロンビン時間の検査では異常値が現れないため、この検査は、**血友病を発見するスクリーニング検査**としても位置づけられています。

そのほか、**肝硬変**や**肝炎**などにより血液凝固因子の生成に支障が生じている場合や、ビタミンK欠乏症、**播種性血管内凝固症候群**（はしゅ）などでも高値を示します。

なお、この検査は、検査機関で試薬の種類が異なるなどのため、基準値に違いが生じることがあります。この場合も、**正常な人の場合との差が10秒以上あるかどうか**により、異常の有無を判定します。ヘパリンという抗凝固薬を使用している場合、その効果判定にも使われます。

ココが知りたい！

ビタミンKと血液凝固

ビタミンKは、肝臓で血液凝固因子のうちの4個の因子が生成される際に、補酵素として作用します。ビタミンKが不足すると、全12個のうちの3分の1の因子生成に支障が生じることになるので、深刻な血液凝固の遅延を招くことになります。

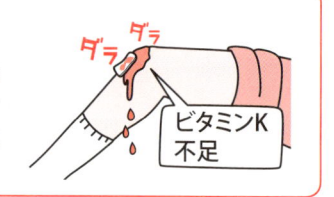

ダラダラ　ビタミンK不足

血液凝固・線溶の検査

フィブリノーゲン(Fib)

止血機能の状態や肝疾患の有無を調べる検査

わかる病気 播種性血管内凝固症候群・肝硬変・肝臓がん・感染症・心筋梗塞など

基準値 155〜415mg/dℓ

検査の目的・内容

フィブリノーゲンは、12個ある血液凝固因子の筆頭に位置づけられている糖たんぱくです。**止血作用に欠かせない物質**で、血液凝固因子が複雑に作用したあと、フィブリンに変化して、最終的に血液を固まらせる役割を果たしています。

フィブリノーゲンは、肝臓で生成されており、その血中濃度はつねに一定の範囲を保っています。

この検査は、そのフィブリノーゲンの血中濃度を調べることにより、**血液凝固や肝機能の異常の有無などを調べる**ものです。

検査でわかること

フィブリノーゲンの血中濃度は、**身体に急性炎症や組織破壊が起こると上昇**し、**フィブリノーゲンの消耗や肝機能の低下が起こると低下**します。このような動向から、身体に起きている変調を知ることができますが、この検査だけでは、実際にどのような病気が起こっているかを知ることはできません。

数値の見方

高値の場合

検査数値の上昇は、**感染症などの炎症性の病気**や、悪性腫瘍、**発作後の心筋梗塞・脳梗塞**、ネフローゼ症候群などの組織破壊を伴う病気によって現れます。また、抗血栓薬を急に中断した場合に検査数値が上昇することがあります。

フィブリノーゲンの血中濃度の上昇は、**血栓ができやすい状態**になっていることを意味しています。**700mg/dℓ以上になると要注意**です。

低値の場合

低値を示す典型的な病気は、**播種性血管内凝固症候群**です。体内の至るところで血液凝固が起こるため、フィブリノーゲンを含む血液凝固因子が消耗してしまいます。肝硬変や劇症肝炎、肝臓がん、慢性肝炎などにより**肝機能が低下**している場合も、フィブリノーゲンの血中濃度は低下します。そのほか、白血病や巨赤芽球性貧血、線溶性紫斑病、低・無フィブリノーゲン血症などが低値の原因になっているケースもあります。

フィブリノーゲンの**血中濃度が60mg/dℓ以下**にまで低下すると、出血傾向が強くなります。

異常値が出た場合は

この検査は異常値を示す病気の範囲が広いので、確定診断を得るにはそのほかの関連検査や精密検査の実施が必要です。

ホルモンの検査
甲状腺ホルモン（T₃／T₄）

甲状腺疾患の確定診断に欠かせない検査

わかる病気 バセドウ病・プランマー病・橋本病・クレチン病など

基準値 下記のとおり

検査の目的・内容

甲状腺はのど仏の下あたりに巻きつくように存在しているホルモン分泌組織で、ここからは**トリヨードサイロニン（T₃）** と**サイロキシン（T₄）** の2つのホルモンが分泌されています。

この2つのうち、甲状腺からの分泌量が圧倒的に多いのはサイロキシンで、トリヨードサイロニンの多くは末梢組織でサイロキシンから合成されます。血液中を流れる甲状腺ホルモンの多くは、たんぱく質と結合しており、その一部が遊離（**遊離トリヨードサイロニン＝FT₃／遊離サイロキシン＝FT₄**）して、ホルモンとしての働きをしています。ホルモンとしての作用が最も強力なのは**FT₃**です。

甲状腺ホルモンは、ヨードを主成分とする物質で、たんぱく質の合成や新陳代謝の促進など、さまざまな作用を担っています。そのため、分泌異常が生じると、身体全体の各種臓器の活動が亢進したり低下したりすることになります。

この検査は甲状腺ホルモンの血中濃度を調べるもので、**甲状腺ホルモンの分泌異常が推測された場合の確定診断を得る**ために行われます。

検査でわかること

この検査で異常値が出たら、**甲状腺**、または甲状腺のホルモン分泌を調節している**下垂体の機能異常**のどちらかが起きていることが想定されます。

数値の見方

高値の場合

高値の場合は、甲状腺の機能が亢進していることを表し、これを総称して、**甲状腺機能亢進症**といいます。

甲状腺機能亢進症の代表格が、自己免疫疾患の一種である**バセドウ病**です。甲状腺腫が原因となって起こる**プランマー病**や、ウイルス感染によって起こる亜急性甲状腺炎の初期、細菌感染によって起こる急性甲状腺炎、甲状腺刺激ホルモン産生腫瘍、甲状腺ホルモン産生腫瘍（卵

基準値

項目	基準値	項目	基準値
T₃	76～177ng/dl	FT₃	2.13～4.07pg/ml
T₄	4.8～11.2μg/dl	FT₄	0.95～1.74ng/dl

ココが知りたい！

バセドウ病の症状

甲状腺機能亢進症の代表であるバセドウ病は、全身の代謝が異常に高まることにより、動悸、食欲亢進、体重減少、体温上昇、多汗、多飲などの症状が現れます。首がはれる、イライラする、集中力が低下するなどの症状も生じます。バセドウ病の特徴的な症状として眼球の突出がありますが、日本人にはあまり多くはみられません。

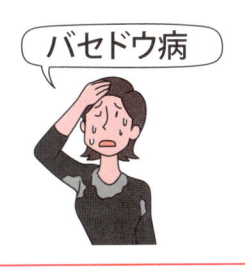

「バセドウ病」

巣甲状腺腫など）、無痛性甲状腺炎、先天性TBG増加症などでも高値を示します。ただし、バセドウ病に比べると、これらの発生頻度はいずれも高くありません。

低値の場合

検査数値が低値を示している場合は、**甲状腺機能低下症**です。

甲状腺機能低下症の代表は、**慢性甲状腺炎**（自己免疫がかかわって起こる**橋本病**）です。そのほか、粘液水腫、下垂体性甲状腺機能低下症、視床下部性甲状腺機能低下症、シーハン症候群、**クレチン病**、亜急性甲状腺炎の回復期、先天性TBG欠損症などがあります。

🔍 異常値が出た場合は

最終的な確定診断は、関連検査を行ったうえで得ることになります。

たとえば、甲状腺機能亢進症の代表格であるバセドウ病や、甲状腺機能低下症の代表格である橋本病の場合は、**甲状腺刺激ホルモンの分泌状態や、自己免疫を起こしている抗体の存在などを確認**します。そのほか、超音波検査やCT検査などの画像検査、穿刺吸引細胞診検査なども必要に応じて行われ、確定診断につなげます。

バセドウ病の場合、**治療の第1選択肢は薬物療法**で、抗甲状腺薬かヨード剤の使用が基本となります。服薬は、1年程度で中止できるケースから、いつまでも続けることが必要なケースまで、さまざまです。

そのほか、病態によっては**アイソトープによる治療や手術**が行われることもあります。アイソトープの場合、放射性ヨードのカプセルを服用する形で、1回か数回の服用で終了となります。放射性物質を扱うための設備がある専門医のいる施設でのみ行うことが可能です。手術については、薬物療法などの内科的治療の効果が得られない場合などのときに行われます。

橋本病については、**甲状腺ホルモン薬による補充療法**が行われます。補充療法は、大半の場合、一生続けることになります。検査数値が基準値を明らかに下回っている場合は、症状の有無にかかわらず、すぐに治療を開始します。しかし、検査数値が基準値の下限前後であったり、時間経過とともに回復する見込みがあったりする場合は、積極的な治療を行わずに、経過観察にとどめるケースが多くなります。

ホルモンの検査　甲状腺ホルモン（T_3/T_4）

ホルモンの検査
甲状腺刺激ホルモン(TSH)

甲状腺機能異常がみられる場合に行われる検査

わかる病気 慢性甲状腺炎(橋本病)・クレチン病・バセドウ病・プランマー病など

基準値 0.34～3.88μIU/mℓ

検査の目的・内容

全身の代謝を活発にする作用がある甲状腺ホルモン（→P.184）の分泌は、下垂体前葉から分泌される甲状腺刺激ホルモンによってコントロールされています。甲状腺ホルモンの分泌異常が生じている場合は、甲状腺刺激ホルモンの分泌が正常であるかどうかが、原因を探るうえで重要になります。この検査は、**甲状腺刺激ホルモンの血中濃度から分泌が正常であるかどうかを調べる**ために行われます。

なお、甲状腺刺激ホルモンの分泌については、脳の視床下部から分泌される**甲状腺刺激ホルモン放出ホルモン(TRH)**がコントロールしています。

検査でわかること

甲状腺ホルモンの分泌量が低下しているにもかかわらず甲状腺刺激ホルモンが高値を示している場合は、その刺激に甲状腺が応えられない状態にあるということがわかり、甲状腺の機能が低下していることが判明する、などというように、**甲状腺ホルモンの動向との比較から、甲状腺の機能異常を知ることができます。**

数値の見方

高値の場合

検査数値が高値を示している場合は、**橋本病**、粘液水腫、**クレチン病**、下垂体TSH産生腫瘍、異所性TSH産生腫瘍などの病気の存在が考えられます。実際には、甲状腺ホルモンの動向などとの比較から診断が行われます。

低値の場合

低値の場合にまず考えられるのは、**バセドウ病**です。そのほか、**プランマー病**や下垂体性甲状腺機能低下症、視床下部性甲状腺機能低下症、TSH単独欠損症など、あるいは急性期の亜急性・急性甲状腺炎などでも低値を示します。

ココが知りたい！

橋本病の症状

橋本病などの甲状腺機能低下症を発症すると、まず慢性的な炎症により、のど周辺がはれてきます。ただし、はれの程度と甲状腺の機能低下の程度とは、あまり相関関係がありません。その後、倦怠感や脈拍数・筋力・体温・集中力の低下などの症状が現れますが、これには個人差があります。

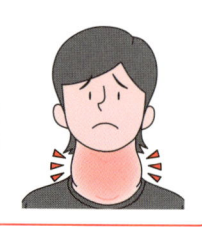

ホルモンの検査
抗TSH受容体抗体(TRAb／TSAb)

バセドウ病の確定診断に不可欠な検査

わかる病気 バセドウ病・橋本病・特発性粘液水腫 など

基準値	TRAb 1.0 IU/ℓ 未満	TSAb 180% 未満

検査の目的・内容

　甲状腺ホルモン（→P.184）の分泌は、下垂体から分泌される甲状腺刺激ホルモン（→P.186）によってコントロールされています。甲状腺の内部には濾胞細胞という組織がたくさんあり、この中に甲状腺ホルモンが貯蔵されています。濾胞細胞の表面には、甲状腺刺激ホルモンと結合するための受容体（**TSH受容体**）があり、ここに甲状腺刺激ホルモンが結合すると、その刺激により甲状腺ホルモンが分泌されます。

　甲状腺ホルモンの血中濃度が高くなると、その情報が下垂体に伝わり、甲状腺刺激ホルモンの分泌は抑制されます。

　ところが、TSH受容体を抗原と誤認識して、自己抗体ができてしまうことがあります。この抗体は、まずTSHと同じように受容体に結合します。これにより、正規のTSHが結合できなくなり、TSHによる甲状腺ホルモン分泌のコントロールがきかなくなります。これが、**TRAb**です。さらに悪いことに、この抗体の中には、甲状腺を刺激する性質をもつもの（**TSAb**）もあり、その刺激により、甲状腺からは甲状腺ホルモンが分泌されるようになります。こうして、バセドウ病を発症するのです。

　この検査は、甲状腺ホルモンの分泌が亢進している場合の**バセドウ病の確定診断を得る**ために行われます。

数値の見方

　この検査により、抗TSH受容体抗体の数値が高値を示していれば、**バセドウ病**であることがわかります。この検査数値が基準値以内であるにもかかわらず、甲状腺ホルモンの分泌が過剰になっている場合は、**バセドウ病とは異なるタイプの甲状腺機能亢進症**であると診断します。

　検査数値の高さは、バセドウ病の病態を反映しているため、診断以外に、治療効果の判定や、寛解・再発の判断などにも活用されています。

　なお、TRAbにより受容体の機能が阻止されている場合（甲状腺への刺激が少ない場合）は、甲状腺機能低下症である**橋本病**や**特発性粘液水腫**などを発症することもあります。

異常値が出た場合は

　バセドウ病と診断できた場合は、病態を確認したうえで、それに合った治療を始めることになります。

　バセドウ病以外の病気であると考えられる場合は、想定される病気の診断に必要な検査を実施することになります。

ホルモンの検査
抗TPO抗体

自己免疫性の甲状腺疾患を判別するための検査

わかる病気 橋本病・バセドウ病・甲状腺腫など

基準値　16 IU/mℓ未満

検査の目的・内容

TPOは**甲状腺ペルオキシダーゼ**の略称で、甲状腺ホルモンを合成する際に触媒として作用しているマイクロゾームの分画の1つです。抗TPO抗体は、甲状腺ペルオキシダーゼを抗原と誤認識して生じた自己抗体（身体の組織を異物として攻撃してしまう抗体）です。従来は「抗マイクロゾーム抗体」と呼ばれていました。

抗TPO抗体は細胞を破壊してしまう作用があり、これによって甲状腺の組織が破壊され、甲状腺機能低下症をきたす原因になります。

この検査は、**甲状腺の組織に障害が起き、腫大がみられる場合に行われます**。

数値の見方

異常値は高値のみで、甲状腺機能低下症の代表である**橋本病**の場合にこの検査を行うと、ほとんどのケースで高値を示します。そのため、**橋本病の確定診断を行うための必須の検査**となっています。

甲状腺ホルモンの分泌低下と甲状腺刺激ホルモンの分泌増加、甲状腺腫があり、抗TPO抗体が陽性の場合、橋本病と診断できます。

また、甲状腺ホルモンや甲状腺刺激ホルモンの分泌が正常であるにもかかわらず、**びまん性甲状腺腫**（甲状腺が全体的に膨らんでいる状態）が存在し、抗TPO抗体が高い数値を示している場合は、橋本病の疑いがあると判断します。

一方、甲状腺機能亢進症の代表である**バセドウ病**の場合も、大半のケースで高値を示します。

抗TPO抗体の検査数値は、橋本病とバセドウ病のほか、特発性粘液水腫、**甲状腺腫瘍**、全身性エリテマトーデスなどの病気が原因となって高値を示すこともあります。

また、妊娠中期には、高値を示すことが珍しくありません。

異常値が出た場合は

検査数値が高ければ、ほかに行われる各種検査の結果を踏まえ、診断を下すことになります。

多くの場合は橋本病ですが、検査数値の高さそのものは、病気の重症度を反映するものではありません。

単純なびまん性甲状腺腫で、ホルモン分泌に異常がなく、症状もない場合は、とくに治療を要しません。ただし、将来、甲状腺機能低下症になる可能性は残されているので、**継続的な経過観察を続けていくことが大切**です。

ホルモンの検査
抗サイログロブリン抗体(TgAb)

自己抗体性の甲状腺疾患を診断するための検査

わかる病気 橋本病・バセドウ病など

| 基準値 | ECLIA法 28IU/ml以下 | PA法 100倍未満 |

検査の目的・内容

サイログロブリンは、甲状腺ホルモン（→P.184）が生成される1つ前の形態の物質で、体内では甲状腺の濾胞細胞の中にのみ存在しています。

抗サイログロブリン抗体は、サイログロブリンが体内にふつうに存在する物質であるにもかかわらず、異物と誤って認識されてできる自己抗体です。これが形成されると、サイログロブリンが攻撃を受けるため、甲状腺ホルモンの生成・分泌量が低下し、甲状腺機能低下症の代表である**橋本病**を引き起こします。

抗サイログロブリン抗体検査は、**橋本病の確定診断を行う場合に必要な検査**です。なお、検査法にはいくつかの種類があり、基準値も異なることがありますから、正常か異常かの判断は、基準値を確認したうえで行うことが必要です。

検査でわかること

甲状腺機能低下症の原因はさまざまですが、自己免疫性の甲状腺機能低下症は橋本病だけですから、**最終的に行われるこの検査で高値が出れば橋本病であると診断**することができます。

橋本病にかかわる自己免疫検査には、**抗TPO抗体**（→P.188）があります。ともに、高値を示す場合は橋本病であるとほぼ確定できますが、どちらか一方だけ陽性のこともあります。そこで、両検査を同時に行い、確実な判定に結びつけるケースが多くなっています。

数値の見方

前述したとおり、甲状腺機能低下がみられ、この検査で高値であれば、橋本病であるとほぼ診断できます。

ただし、甲状腺機能低下症の所見があるにもかかわらず、抗体検査で正常値の範囲に入ってしまうケースもまれにあります。この場合は、**超音波検査**（→P.120）や**穿刺吸引細胞診検査**などを行って、最終的な診断を得ます。この検査で異常所見があれば橋本病、細胞診で異常所見がなければ**単純性びまん性甲状腺腫**などが疑われます。

特発性粘液水腫、膠原病、糖尿病などが原因で数値が高くなることがあり、バセドウ病でも陽性を示します。

異常値が出た場合は

検査数値が高く、触診でびまん性甲状腺腫が確認でき、それが硬い状態である場合は橋本病である可能性が高いのですが、甲状腺の機能亢進が認められている場合は、**バセドウ病の可能性**もあります。

ホルモンの検査
免疫活性インスリン(IRI)

糖尿病の病態を知る指標を得るための検査

わかる病気 糖尿病・膵炎・異常インスリン血症・クッシング症候群など

| 基準値 | 空腹時 1.7～10.4μU/ml | 75gOGTT30分値 13.3～109μU/ml |

検査の目的・内容

インスリンは、膵臓のランゲルハンス島β細胞という組織から分泌されるホルモンです。インスリンにはいくつもの役割がありますが、結果として、血糖値を下げる働きをしています。血糖値を上昇させるホルモンはいくつかありますが、**血糖値を下げるホルモンはインスリンだけ**です。インスリンは、つねにわずかな量が血液中に存在しており、食事をして血糖値が上昇すると、それに反応して一気に分泌量が増え、血糖値を一定のレベルに戻します。インスリンの血中濃度が十分に上昇しないと、血糖値が基準値を超えて上昇したり、下がりにくくなったりします。

この検査は、血糖値の異常がみられる場合に、**インスリンの血中濃度から、その原因を探るための検査**です。

検査でわかること

この検査は、**経口ブドウ糖負荷試験**（→P.156）を実施中に、ブドウ糖負荷後30分の血糖値に異常がみられた場合、負荷前と負荷後30分に採取した血液により行われることが多くなっています。これにより得られた数値と、同時に測定されている血糖値との動向をみることにより、糖尿病であるかどうか、糖尿病のタイプがどうであるかの判断が可能になります。

数値の見方

高値の場合

この検査の実施目的は低値であるかどうかということですが、高値を示している場合は、インスリノーマ、異常インスリン血症など、**インスリンの過剰分泌をきたす疾患の存在**が考えられます。そのほか、**インスリン受容体異常症、クッシング症候群**、甲状腺機能亢進症、肝硬変、末端肥大症、肥満症などでも、検査数値が高くなることがあります。

低値の場合

低値の場合は、まず**糖尿病であることを想定**します。糖尿病の中でも、とくに**決定的なインスリン分泌低下をきたす1型糖尿病の可能性が高い**と判断することになります。そのほか、**一部の2型糖尿病、急性・慢性膵炎**、下垂体機能低下症、副腎皮質機能低下症などでも、検査数値が低くなることがあります。

異常値が出た場合は

異常値がみられた場合、**C-ペプチド活性**（→P.191）と比較することで、さらに想定できる病気の絞り込みを行うことができます。

ホルモンの検査
C-ペプチド活性（CPR）

インスリン分泌の状態を知るための検査

わかる病気 糖尿病・膵炎・異常インスリン血症・クッシング症候群など

基準値	血清 0.6～1.8ng/mℓ（空腹時）	尿 20.1～155μg/日

検査の目的・内容

C-ペプチドは、インスリンの前駆物質であるプロインスリンが分解されるときにインスリンと同量が血中に放出される物質です。ともに血液中を流れるため、**インスリンの分泌状態は、この2つのどちらかを調べればわかる**ことになります。

膵臓のインスリン産生能力を調べる場合、通常はインスリンの血中濃度を調べるのですが、インスリンの注射療法をしている人や、インスリンに対する抗体ができている人の場合、インスリンの血中濃度を調べても、膵臓のインスリン産生能力を正確にとらえることが難しくなります。その点、C-ペプチドは、そのような影響を受けないので、有用な検査方法となります。

C-ペプチド検査は、一般的には**血液を採取**して行いますが、この物質は腎臓から尿中に排泄されるため、**尿検査**によって調べることもあります。

検査でわかること

検査数値は、インスリンの分泌状態を正確に反映しています。

低値ではインスリンの分泌状態が低く、高値ならその逆です。低値の場合は、**1型か2型糖尿病の判定にきわめて有用な検査**となります。

数値の見方

前ページの免疫活性インスリン検査と数値の見方は同じです。

異常値が出た場合は

1型糖尿病では、現在のところ、インスリン注射を毎日、複数回（各食前と就寝前の4回が一般的）打つ、あるいは携帯型のインスリン注入器を常時装着して、継続的にインスリンを体内に注入する（持続皮下インスリン注入＝CSII）などの方法を、一生続けることになります。

ココが知りたい！

インスリンの役割

インスリンには、ブドウ糖の細胞内への取り込み、肝臓でのグリコーゲン合成の促進と糖新生の抑制、たんぱく質の合成、脂質分解の抑制などの役割があり、これが総体的に、血糖値の抑制効果につながっています。

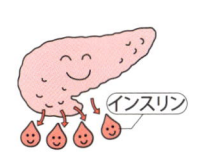

尿・便の検査

尿量

1日の尿排泄量から腎臓などの異常を探る検査

わかる病気 慢性腎不全・尿路悪性腫瘍・尿崩症・糖尿病など

基準値 500〜2,000mℓ/日

検査の目的・内容

尿は、腎臓が血液の中の不要物や身体によくないものをろ過することによってつくられます。尿の量は、水分摂取量や発汗量などによって変動しますが、その変動は一過性のものです。

尿量が何日にもわたって基準値量をはずれていたら、**身体に何らかの異常が起こっているおそれ**があり、この検査はそれをとらえるために行われます。

1日の最低必要尿量

1日の最低必要尿量(mℓ)
＝10(mℓ)×体重(kg)

異常の判定

異常値	尿量	判定
高値	2,500mℓ/日以上	多尿
低値	400mℓ/日以下	乏尿
低値	100mℓ/日未満	無尿

検査でわかること

この検査は、尿量に変化をもたらす病気の存在が考えられる場合に行われます。**尿量が異常に多いか少ないかを調べる**ことにより、どのような病気が存在しているかの情報を得ることができます。

数値の見方

高値の場合

高値を示している場合は、急性腎不全の回復期を除き、**腎臓の機能とは関係のない病気の存在**が考えられます。たとえば、**尿崩症**や、コントロールが不十分な**糖尿病**、心因性多飲症などがあると、尿量は確実に多くなります。

低値の場合

尿量が少ない場合の原因は、2つ考えられます。

1つは、**腎機能が低下して尿をつくる機能が低下している場合**です。この場合は、慢性腎不全など各種の**腎疾患**が原因になります。

もう1つは、腎機能が正常であるにもかかわらず**尿の通り道のどこかに狭窄が起き、尿の排出に支障が生じている場合**で、**尿閉**といいます。この場合は、**尿路悪性腫瘍**や前立腺肥大症などの存在が考えられます。

そのほか、脱水や心不全、敗血症が原因で尿量が減少することがあります。

異常値が出た場合は

これまでにわかっている各種検査結果に尿量検査の結果を加え、起こっている病気の診断の一助とします。

尿・便の検査

尿pH

身体の酸塩基平衡や腎機能などの異常を探る検査

わかる病気 アルカローシス・腎盂腎炎・アシドーシスなど

基準値 pH4.5〜7.5

検査の目的・内容

尿の水素イオン濃度（pH／酸性度）、つまり**酸性かアルカリ性かの状態を調べる検査**です。中性は、**pH7.0**です。

身体の血液などの体液は、通常、**pH7.4〜7.5**と弱アルカリ性に保たれています。このように水素イオン濃度が維持されている状態を「**酸塩基平衡**」と呼んでいます。ただし、体内には酸性物質も存在するため、尿を含めた身体全体は、ごく弱い酸性の状態になっています。

検査でわかること

酸塩基平衡の維持には、腎臓が大きくかかわっています。そのため、**腎機能に異常が生じると、酸塩基平衡が損なわれることがあります**。また、呼吸器の異常により血液中の酸素や二酸化炭素の濃度が変化している場合や、血液中の尿酸値（→P.50）に異常がみられる場合などにも、検査数値が異常を示します。

数値の見方

高値の場合

高値の場合を**アルカリ尿**といい、身体がアルカリ性に傾いている状態を「**アルカローシス**」と呼びます。アルカローシスは、原発性アルドステロン症や腎盂腎炎などの**腎障害**、低カリウム血症、嘔吐・下痢による胃酸の喪失、過換気症候群などが原因で起こります。その結果、尿はアルカリ性度が強くなります。

低値の場合

低値の状態を**酸性尿**といい、身体が酸性に傾いている状態を「**アシドーシス**」と呼びます。閉塞性・拘束性・実質肺疾患などにより二酸化炭素の排出が滞ると、アシドーシスの原因になります。また、慢性腎不全や尿細管機能低下、糖尿病などもアシドーシスの原因で、尿の酸性度が強くなります。

異常値が出た場合は

アルカローシスまたはアシドーシスが強い場合は、改善するための**薬物療法**を行い、原因疾患の治療も開始します。

アルカローシスが進行すると、筋肉のこわばりやけいれん、耳鳴りなどが生じ、重症化すると意識障害が起こります。アシドーシスでは、吐き気・嘔吐、疲労感、脱力感が生じ、対応が遅れると血圧低下や昏睡を招き、死に至るケースもあります。どちらの場合も、重症例では、すみやかな治療開始が必要です。

酸性尿では尿酸結石ができやすくなるため、高尿酸血症の人では、尿のアルカリ化を心がけましょう。

尿・便の検査

尿ケトン体

糖代謝の異常などを探る指標の１つとなる検査

わかる病気 糖尿病・糖原病・グルカゴノーマ・褐色細胞腫など

| 基準値 | 陰性（−） |

🩺 検査の目的・内容

　私たちの身体は、ブドウ糖をおもなエネルギー源にしていますが、何らかの原因でブドウ糖が不足したり、ブドウ糖をうまく利用できなくなったりすると、脂肪やたんぱく質が肝臓で分解され、エネルギー源として活用されます。その際にできる中間産物を「**アセトン体**」といいます。アセトン体には３つの種類があり、これを総称して「**ケトン体**」と呼んでいます。

　ケトン体は、過剰に産生されると腎臓から尿中に排出されますが、これはブドウ糖代謝などに異常が生じていることを示唆します。この検査は、**ブドウ糖代謝などの異常をとらえる目的**で行われます。

🧪 検査でわかること

　この検査で陽性反応が出た場合は、おもに３つの原因が考えられます。

　１つは**ブドウ糖代謝の低下**で、ブドウ糖がエネルギー源として適切に利用されていない状態です。次は**身体全体の代謝の亢進**で、ブドウ糖が過剰に消費する病気の存在が示唆されます。最後は**飢餓状態**で、糖質の摂取不足に加え、脂肪の多い食事を続けていると、陽性を示すことがあります。

🧪 数値の見方

　陽性反応を示すケースで最も多いのは、**コントロールが不十分な糖尿病**です。そのほか、**糖原病**、**グルカゴノーマ**、**甲状腺機能亢進症**、クッシング症候群、**褐色細胞腫**などの病気や、発熱、脱水、妊娠・授乳期などで陽性反応を示します。

🔍 異常値が出た場合は

　陽性では、原因となっている病気の診断を確定し、それに合わせた治療を行います。尿中のケトン体が多くなると、尿から甘酸っぱい臭い（**ケトン臭**）がするようになります。この状態になると利尿が亢進するので、水分補給が必要です。

ココが知りたい！

「グルカゴノーマ」とは？

　膵臓からは、インスリンのほか、血糖値を上昇させるグルカゴンというホルモンも分泌されています。グルカゴンを分泌しているランゲルハンス島α細胞に腫瘍が生じ、その分泌が亢進状態になるのが、グルカゴノーマ（グルカゴン産生腫瘍）です。

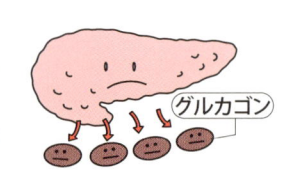

グルカゴン

尿・便の検査
寄生虫・寄生虫卵

大腸などに宿る寄生虫の存在を調べる検査

わかる病気 寄生虫感染

基準値	陰性（−）

検査の目的・内容

腸を中心に生息する寄生虫の存在を確認するための検査で、大半は検便によって行います。蟯虫については、肛門のあたりに卵を産む習性があるので、肛門部に粘着テープを貼って卵を採取します。

採取した検体を顕微鏡で調べ、それにより1個でも発見されれば、**陽性**と判定します。

異常値が出た場合は

寄生虫やその卵が見つかったら、駆虫剤による駆除を行います。これでほぼ確実に治療できますが、寄生虫の中には、肝臓や尿路、ときには脳にまで迷入するものもあります。きわめて少ない症例ですが、その場合は内視鏡を使ったり、手術を行ったりして駆除することが必要になります。

代表的な寄生虫

名称	感染経路	成虫の大きさ	感染中のおもな症状
回虫	経口	15〜25cm	腹痛、下痢、消化・栄養障害、腸閉塞、胃・腹腔・肝臓・肺への迷入など
条虫	経口	5〜15m	腹痛、下痢、体重減少、貧血、脳への迷入など
鉤虫	経口 経皮	8〜12mm	腹痛、下痢、嘔吐、食欲減退、全身倦怠感、めまい、貧血など
鞭虫	経口	3〜5cm	腹痛、下痢、粘血便、貧血、脱肛など
蟯虫	経口	1〜2.5mm	肛門部のかゆみ、腹痛、リンパ節の炎症、かゆみによる不眠・集中力低下・情緒不安定など
糞線虫	経皮	2〜3mm	皮疹、下痢、腹痛、吐き気、嘔吐、栄養障害、食欲減退、体重減少、血便、咳・喘鳴、貧血など
吸虫	経皮	1〜2.5mm	粘血便、胃腸障害、肝脾腫、血痰など

＊存在個体数が少ないときは、いずれも無症状です。
＊吸虫の大きさと症状は、吸虫の種類によって異なります。

アレルギー・免疫の検査

アレルゲン特異的IgE (RAST)

アレルギーの原因物質を調べる検査

わかる病気 気管支ぜんそく・アトピー性皮膚炎・花粉症・アレルギー性鼻炎など

基準値	定量 0.34UA/mℓ未満	定性 陰性(−)

検査の目的・内容

血液中を流れるたんぱく質の中には、免疫にかかわっているタイプがあり、これを**免疫グロブリン（Ig）**といいます。そのうち、アレルギーにかかわるものを**免疫グロブリンE（IgE）**といい、その一種で、特定のアレルゲン（抗原）にだけ反応する（抗体をつくる）ものを、「**アレルゲン特異的IgE**」と呼んでいます。

アレルゲンは200種類以上あり、そのうちどのアレルゲンがアレルギーを起こすかを、アレルゲン特異的IgE抗体の血中濃度を調べることによって確認するのが、この検査を行う目的です。

もちろん、そのすべてのアレルゲンについて調べるわけではなく、あらかじめ行った問診や診察により、何がアレルゲンになっているかの推測を行ったうえで、可能性のあるアレルゲンについて、検査を行います。通常は、複数のアレルゲンについて調べることになります。

この検査には、1回で代表的なアレルゲンを調べることのできる「**マルチアレルゲン検査**」と、特定のアレルゲンを調べる「**シングルアレルゲン検査**」の2種類があります。事前にマルチアレルゲン検査で陽性反応が出た場合は、引き続きシングルアレルゲン検査を行います。

検査でわかること

アレルギー疾患の治療では、何がアレルゲンになっているかを確実に知っておくことが必要で、この検査によってそれを確認します。たとえば、スギ花粉がアレルゲンになっているのであれば、この

判定基準

検査数値	クラス	判定	意味
0.34UA/mℓ以下	0	−	陰性
0.35〜0.69UA/mℓ	1	±	疑陽性
0.70〜3.49UA/mℓ	2	+	陽性
3.50〜17.49UA/mℓ	3	++	強陽性
17.50〜49.99UA/mℓ	4		
50.00〜99.99UA/mℓ	5	+++	高度強陽性
100UA/mℓ以上	6		

ココが知りたい！

アナフィラキシーショックの症状

さまざまなアレルギー反応の中で最も激しい症状を呈するのが、アナフィラキシーショックです。顔面蒼白、呼吸困難、じんま疹、めまいなどの症状が現れ、そのまま放置すれば、血圧が低下して、最悪の場合、死に至ることがあります。

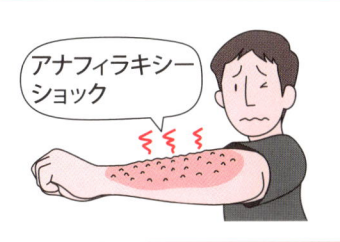

アナフィラキシーショック

アレルゲンの種類

種類	原因物質の例
吸入性アレルゲン	ハウスダスト（ダニ、ペットの毛・羽毛・糞尿・あか、かび、人間のあか・ふけ、たばこの煙・灰、繊維、砂塵、鉱物類など）、花粉など
食物性アレルゲン	卵、牛乳、そば、小麦、らっかせい、大豆、かに、えび、いくら、さば、肉類など
薬物性アレルゲン	医薬品、食品添加物、残留農薬、洗剤、化粧品、塗料など

検査で確認できる代表的なアレルギー疾患

気管支ぜんそく、アレルギー性鼻炎、アレルギー性結膜炎、アトピー性皮膚炎、じんま疹、接触性皮膚炎、花粉症、アレルギー性胃腸疾患、アナフィラキシーショックなど

検査でそれを特定することができます。

なお、1人の患者さんにかかわるアレルゲンは、1種類とは限りません。

数値の見方

検査結果は、0～6までの7クラスで示され、**陰性から高度強陽性までの5段階で判定**されます。クラス0が陰性で、クラス4では50％以上、クラス6ではほぼ100％の確率で発症するとされています。

異常値が出た場合は

この検査によってアレルゲンが特定されたら、まずアレルゲンの吸引や飲食を徹底的に避けることから治療が始まります。そのうえで、アレルゲンに対して反応しなくなるような治療（減感作療法など）を、時間をかけて進めていきます。

その間は、アレルギー反応が起きたときに使用する対症療法薬などにより、発作の軽減を行うことになります。

アレルギー・免疫の検査　アレルゲン特異的IgE（RAST）

アレルギー・免疫の検査
リウマトイド因子(RF)

関節リウマチを診断するための代表的な検査

わかる病気 関節リウマチ・悪性関節リウマチ

基準値	定量	定性
	15 IU/ml	陰性（−）

検査の目的・内容

　身体に悪影響をおよぼすウイルスや細菌などの異物（抗原）が体内に侵入すると、**免疫グロブリン**という抗体がつくられ、異物を攻撃・排除します。ところが、自分自身の一部を抗原と誤って認識して抗体がつくられることがあります。これを**自己抗体**といい、これによって生じる病気を**自己免疫疾患**といいます。関節リウマチは、自己免疫疾患の1つです。

　リウマトイド因子は、抗体の一種であるIgGを抗原としてできる抗体です。関節リウマチが起こるとリウマトイド因子の血中濃度が高くなるので、この検査によってそれをとらえ、**関節リウマチの診断に役立てます**。

検査でわかること

　リウマトイド因子検査で異常値が出るのは、**関節リウマチになった人の80％程度**で、その意味ではこの検査が関節リウマチの診断に重要な意味をもっています。ところが、この検査で異常値が出るのは関節リウマチだけではありません。この検査で異常値がみられた場合、それが関節リウマチによるものであるケースは、**40％程度**とされています。つまり、残りの60％はほかの病気であるということです。

数値の見方

　基準値を超えていたら、まず**関節リウマチの存在**を想定します。ただし、全身性エリテマトーデスや皮膚筋炎、強皮症、シェーグレン症候群などの膠原病でも、検査数値は高くなります。

　そのほか、肝硬変や慢性肝炎、結核、梅毒、細菌性心内膜炎、自己免疫性溶血性貧血、特発性血小板減少性紫斑病などでも、高値を示すことがあります。

異常値が出た場合は

　前述のとおり、関節リウマチであった場合の**陽性率は80％程度**です。たとえば、この検査で**悪性腫瘍では30％前後**、**肝硬変で50％前後の陽性率**ですから、この検査で陽性だったからといって関節リウマチであると診断することはできません。

　また、関節リウマチであっても20％の人は基準値内に入ってしまうので、数値が低ければ安心とはいえません。

　関節リウマチの診断の決定的な方法は確立されていませんが、**MMP-3検査**（→P.200）や**抗CCP抗体検査**（→P.201）などの血液検査、現れている症状、画像検査などを行って、総合的に判断するこ

早期関節リウマチの診断基準

次の6項目のうち、3項目以上当てはまる場合を早期関節リウマチとする。

1	3つ以上の関節で、指で押さえたり動かしたりすると痛みを感じる
2	2つ以上の関節に炎症による腫れがみられる
3	朝のこわばりがみられる
4	皮下結節（リウマトイド結節）がひじやひざなどにみられる
5	血液検査で赤沈に異常がみられる。または CRP（C反応性たんぱく）が陽性である
6	血液検査でリウマトイド因子が陽性である

（1994年日本リウマチ学会）

＊このほか、アメリカリウマチ学会が定めた関節リウマチ診断基準（1987年）や、アメリカリウマチ学会とヨーロッパリウマチ学会が定めた関節リウマチ分類基準（2010年）があります。

関節リウマチによる障害の重症度

重症度	障害の程度
クラスⅠ	多少の痛みは感じるが、日常の一般的な動作は完全に可能である
クラスⅡ	1か所以上の関節に苦痛があり、動作に制限が生じるが、何とか自立した日常生活を過ごせる
クラスⅢ	一般的な仕事や日常の動作がかなり困難で、限られたことしかできない
クラスⅣ	身のまわりのことがほとんど、あるいはまったくできず、寝たきり、あるいは車いすに座りきりの状態である

とになります。

関節リウマチは、**発症早期から治療を開始すれば関節が破壊される前に進行を食い止めること（寛解）ができます**。しかし、治療開始が遅くなると、生活に支障が生じるレベルに至り、治療にも困難が伴うようになります。

なお、関節リウマチではないと診断された場合でも、とくに自己免疫性の病気の存在を考えることは必要です。

アレルギー・免疫の検査

MMP-3

関節リウマチの診断などの指標となる検査

わかる病気 関節リウマチ・悪性関節リウマチ

基準値	男性 36.9～121ng/mℓ	女性 17.3～59.7ng/mℓ

検査の目的・内容

MMP-3（メタロプロテイナーゼ-3）は、軟骨の構成成分であるコラーゲンやフィブロネクチン、プロテオグリカンなどを分解するたんぱく分解酵素の一種です。MMP-3は、関節部の軟骨内部を覆う滑膜細胞が増殖する際に、軟骨細胞や滑膜細胞から分泌され、古くなったコラーゲンなどを分解するという、軟骨代謝にかかわる大切な役割を果たしています。

関節リウマチが起こると、滑膜細胞の炎症により滑膜細胞が増殖を始めるため、MMP-3の分泌量も上昇し、その血中濃度も高くなります。そこで、関節リウマチが疑われる場合に、この血中濃度を調べ、**関節リウマチを診断する際の指標の1つとして活用**します。

数値の見方

基準値には下限が設けられていますが、それより低値の場合については、とくに問題にしません。

検査数値が高い場合に想定されるのが、**関節リウマチや悪性関節リウマチの存在**です。そのほか、リウマチ性多発筋痛症、乾癬性関節炎、全身性エリテマトーデス、強皮症、糸球体腎炎、がんなどがあると、高値を示します。

一方、変形性・外傷性関節症や痛風などの、症状が関節リウマチと似ている病気の場合では、MMP-3の検査値は上昇しないので、それらとの判別を行う際にも有用な検査といえます。

検査数値の高さは関節リウマチの病態にある程度比例しているので、高値の程度が低くなれば病態も収まる方向に進んでいることがわかり、治療効果の指標として意義のある検査となっています。また、**早期の関節リウマチでの関節破壊の状態を知る指標**としても活用できます。

異常値が出た場合は

この検査は、関節リウマチ以外の病気でも異常値を示すため、この検査単独で関節リウマチの診断を行うことはありません。**C反応性たんぱく検査**（→P.102）や**リウマトイド因子検査**（→P.198）、**抗CCP抗体検査**（→P.201）などの関連検査や画像検査などを行ったうえで、確定診断を得ることになります。仮に、リウマトイド因子と抗CCP抗体が基準値内で、MMP-3検査の数値のみ高値を示している場合は、関節リウマチであるとの診断はできません。

ほかの病気が原因で異常値が出ていると考えられる場合は、その病気にかかわる各種検査を行って病気を判別します。

> アレルギー・免疫の検査

抗CCP抗体

関節リウマチの診断などの指標となる検査

わかる病気 関節リウマチ・全身性エリテマトーデス・強皮症など

基準値 4.5U/mℓ未満

検査の目的・内容

CCPは、**環状シトルリン化ペプチド**の略称です。CCPは、関節リウマチを発症した関節の滑膜から多く出てくる物質で、これを抗原としてできるのが**抗CCP抗体**という自己抗体です。この検査で、**関節リウマチの確定診断を行うための大きな指標を得る**ことができます。

抗CCP抗体は1998年に発見された抗体で、日本では2007年にこの検査についての保険が適用されました。新しい検査法であるだけに、関節リウマチの患者さんに対する**陽性率は90％に迫る高率**で、リウマトイド因子（→P.198）やMMP-3（→P.200）を上回る成績です。

数値の見方

検査数値の高さと関節の炎症の程度は相関関係にあるわけではありませんが、この検査で基準値を超えていれば、**高い確率で関節リウマチを発病している**ことが想定されます。ただ、10％以上の確率で、**全身性エリテマトーデス**や**強皮症**、シェーグレン症候群、多発性筋炎などの病気も考えられ、「高値＝関節リウマチ」と即断することはできません。

なお、関節リウマチと診断できない早期のケース（**診断未確定関節炎**）でも陽性を示します。したがって、将来、関節リウマチを起こす可能性があるとの示唆を得ることが可能です。

異常値が出た場合は

検査数値が基準値を超える場合は、症状や事前に行った関連する血液検査や画像検査などの結果と照らし合わせ、確定診断を行います。診断未確定関節炎とされた場合も、定期的な検査を続け、将来の発病に備えることになります。

ココが知りたい！

関節リウマチの治療法

関節リウマチの治療は、薬物療法が中心になります。抗リウマチ薬やステロイド薬、非ステロイド性消炎鎮痛薬などにより、炎症・痛みを和らげることを目ざします。近年は、バイオテクノロジーにより開発された生物学的製剤が登場し、薬物療法の水準が大きく向上しています。そのほか、炎症を起こした滑膜の除去手術や人工関節による機能再建手術などが行われます。

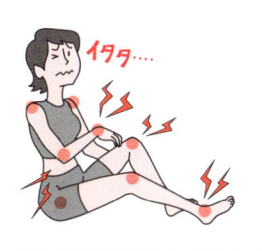

アレルギー・免疫の検査

皮膚テスト

アレルギーの抗原を調べるための検査

わかる病気 アトピー性皮膚炎

| 基準値 | 陰性（−） |

検査の目的・内容

皮膚テストは、**アレルギーの皮膚反応の有無を詳細に調べる検査**です。アレルギー性の病気のうち、皮膚の症状を伴うものを**アトピー性皮膚炎**といい、過敏症の一種です。

検査は、これまでの発症の経歴や症状などから想定される**アレルゲン**（アレルギーを起こす原因となる物質＝**抗原**）のすべてに対して行われます。おもな検査法には、プリックテスト、スクラッチテスト、皮内テスト、パッチテストの４種類がありますが、いずれも抗原液（抗原を含む液体）か、抗原物質を皮膚に反応させる形で行います。皮膚科のある病院や皮膚科医院には、豊富な抗原液や抗原物質が用意されています。

皮膚テストは副作用が生じる可能性のある検査法であるため、より安全な**アレルゲン特異的 IgE 検査**（→ P.196）などが選択される傾向があります。しかし、**検査の感度という点では皮膚テストが群を抜いて高い**ので、皮膚症状を伴うアレルギー性の病気の抗原を特定する場合は、皮膚テストが欠かせない検査法となります。

なお、プリックテスト、スクラッチテスト、皮内テストで反応をみるまでの時間は 15 〜 20 分程度で、きわめて短時間です。パッチテストについては、24 〜 72 時間かかります。

検査でわかること

検査による判定は、皮膚の反応の有無によって行います。皮膚の反応は、**発赤**、**膨疹**、**小水疱**などの形で現れます。このような反応がみられれば、その抗原がアトピー性皮膚炎の原因になっていることがわかります。抗原は１種類とは限らないので、１回の検査で複数の抗原を調べることが多くなります。

異常値が出た場合は

アトピー性皮膚炎であると診断され、アレルゲンも判明したら、治療を開始します。まず必要なのは、アレルゲンに接触しないように、**アレルゲンを遠ざけること**です。

アトピー性皮膚炎はかゆみを伴うため、しっかりとしたかゆみ対策が必要です。かきむしったりすると症状はさらに悪化します。とくに就寝中は、かゆいところを無意識にかいてしまうため、要注意です。症状が軽い場合は、白色ワセリンの塗布によって肌の乾燥を防ぐことで、症状の改善を図ります。それで不十分であれば、抗ヒスタミン薬や抗アレル

皮膚テストの種類

種類	方法
プリックテスト	前腕部の皮膚に軽く針を刺し（通常は複数の抗原を調べるため、刺す部分もそれに応じて複数となる）、抗原液をそれぞれの箇所に1滴ずつ滴下する。1〜2分後に脱脂綿で抗原液を吸い取り、15〜20分後に皮膚の反応を調べる
スクラッチテスト	前腕部の皮膚に針で5mm程度の軽いひっかき傷をつくり、プリックテストと同様の手順で調べる
皮内テスト	前腕部の皮膚に、調べる抗原の数に応じて抗原液を皮内注射する。その15〜20分後に皮膚の反応を調べる。この検査は、プリックテストやスクラッチテストで抗原を特定できなかった場合に行われることが多い
パッチテスト	専用の絆創膏（ばんそうこう）にパッチテスト用試薬をつけ、皮膚（通常は背部が多い）に貼りつける。そのまま24〜72時間保ったあと、皮膚の反応を調べる

判定基準

種類	判定基準
プリックテスト スクラッチテスト	膨疹（ぼうしん）の短径が5mm以上、または発赤の短径が15mm以上で陽性と判定
皮内テスト	膨疹の平均径が9mm以上、または発赤の平均径が20mm以上で陽性と判定
パッチテスト	反応なし：陰性（−）／弱い紅斑：疑陽性（±）／紅斑・丘疹・浸潤：弱陽性（＋）／紅斑・丘疹・小水疱：強陽性（＋＋）／水疱形成：高度強陽性（＋＋＋）など

ギー薬を服用します。

皮膚炎の悪化がみられるようなら、**副腎皮質ステロイド外用薬**か**タクロリムス外用薬の塗布**を行います。この場合、ステロイド薬などの内服薬は用いません。

このほか、皮膚の清潔と保湿に気を配ることも大切です。これらの対策を継続していくと、症状の現れ方が軽くなっていきます。

ただし、アレルゲンは加齢によって変化することがあるため、固定的に考えることは避けるべきです。

アレルギー・免疫の検査

抗核抗体（ANA）

自己免疫性疾患を診断する際の補助的検査

わかる病気 全身性エリテマトーデス・強皮症・シェーグレン症候群・関節リウマチなど

基準値 40倍未満（蛍光抗体間接法）

検査の目的・内容

抗核抗体は、細胞核の中にあるいろいろな物質を抗原としてできてしまう自己抗体の総称です。抗核抗体ができると、抗原を含む細胞核が攻撃の対象になるため、**自己免疫性疾患の発病**につながります。この検査は、自己免疫性疾患の存在が疑われる場合に、それを確認するための検査の1つとして行われます。

自己免疫性疾患にはいくつもの種類がありますが、抗核抗体検査は、自己免疫性疾患のうち、**膠原病のグループの存在が疑われる場合に**行われています。

検査でわかること

この検査で陽性反応が出た場合は、何らかの**自己免疫性疾患の存在を示唆**します。ただし、この検査で最も反応が現れやすい病気でも**95〜99％の確率**であり、陽性反応が病気の存在を確実に示すものとはなりません。逆に陰性の場合にも、自己免疫性疾患が存在していないと断言することができません。

数値の見方

検査数値は、20倍、40倍、80倍というように**倍々の形で表され、40倍以上で異常値**です。

この検査で高い陽性率を示すのは、**全身性エリテマトーデス**（99％）、**強皮症**（95％）などの**膠原病**です。ウイルス感染症や肝臓疾患、悪性腫瘍など、自己免疫性疾患以外の病気でも高値を示すことがあります。

異常値が出た場合は

この検査では、どの種類の抗核抗体が陽性を示しているかを、一定の範囲で絞り込むことはできます。したがって、それを確認して、さらに絞り込みが可能な自己抗体検査を行うことになります。

疑われるおもな病気

検査数値	判定	疑われるおもな病気
1280倍以上	強陽性	全身性エリテマトーデス、強皮症、シェーグレン症候群、混合性結合組織病など
160〜640倍	陽性	上記のほか、皮膚筋炎、関節リウマチ、肝硬変、重症筋無力症、橋本病など
40〜80倍	弱陽性	上記のほか、ウイルス感染症、悪性腫瘍など

アレルギー・免疫の検査

そのほかのおもな自己抗体

LEテスト
基準値 陰性（−）

　細胞の核内にあるDNAの多くは、たんぱく質の一種である**ヒストン**という物質と結合しています（DNPと呼ぶ）。これを抗原としてできる自己抗体（抗DNP抗体）を「LE因子」といい、抗核抗体の一種です。LE因子は、全身性エリテマトーデスの人の血液中にみられるため、**全身性エリテマトーデスの診断に活用する**目的で、この検査が行われています。全身性エリテマトーデスのほか、この検査では、強皮症、皮膚筋炎、シェーグレン症候群、関節リウマチなど、さまざまな自己免疫性疾患で陽性反応が出ます。

抗RNP抗体
基準値 15index未満

　細胞内のRNAとたんぱく質の複合体の一部に対する自己抗体で、**抗核抗体**の一種です。この検査は、混合性結合組織病に対する反応率が100％とされ、**混合性組織病の診断基準の1つ**となっています。全身性エリテマトーデスでは40％程度の陽性率がありますが、そのほかの膠原病では低い陽性率となります。

抗胃壁細胞抗体
基準値 10倍未満

　抗胃壁細胞抗体は、胃壁の粘膜細胞の細胞質を抗原とする自己抗体です。**悪性貧血**があると、高い確率で陽性反応を示します。ただし、悪性貧血に対する特異性はあまり高いものではなく、膠原病や萎縮性胃炎、表層性胃炎、糖尿病、甲状腺疾患、肝疾患などでも陽性反応を示します。そのため、**悪性貧血の診断のための補助検査**となっています。

抗SS-A抗体／抗SS-B抗体
基準値 抗SS-A抗体：10index未満
抗SS-B抗体：15index未満

　抗核抗体の一種です。抗SS-A抗体の場合、膠原病のうち、とくに**シェーグレン症候群**に対して、高い陽性反応をみせます。一方の抗SS-B抗体ではそれほど高い陽性反応はみせませんが、そのほかの膠原病にはほとんど反応しないため、両検査の数値はシェーグレン症候群の判別に利用価値が高く、**シェーグレン症候群の診断基準の1つ**として活用されています。また、強皮症や関節リウマチ、多発性筋炎などでも陽性反応を示します。

抗Sm抗体
基準値 7index未満

　抗核抗体の一種です。細胞内のRNAとたんぱく質の複合体の多くに対する自己抗体で、全身性エリテマトーデスに対して特異的に反応します。その陽性率は15〜30％と、とくに高くはありません

が、その特異性から、**全身性エリテマトーデスの診断基準の１つ**になっています。抗原病以外では、腎障害や中枢神経障害があると、高値を示すことがあります。

抗Scl-70抗体
基準値 16index未満

Scl-70 とは、細胞核内の DNA の動向に大きなかかわりをもつ酵素です。この酵素を抗原としてできるのが**抗 Scl-70 抗体**という自己抗体で、抗核抗体の一種です。この抗体では、**強皮症**（全身性）に対して 20 ～ 30％程度の陽性反応を示します。陽性率は高いものではありませんが、その特異性は 100％に近いので、**強皮症の診断基準の１つに採用**されています。

抗好中球細胞質抗体（ANCA）
基準値 3.5U/mℓ以下

好中球は白血球の一種で、体内に侵入した細菌や異物を取り込み、破壊する作用（貪食作用）があります。この好中球を抗原としてできる自己抗体が、**抗好中球細胞質抗体**です。MPO-ANCA と PR 3-ANCA があり、MPO-ANCA は顕微鏡的多発動脈炎（MPA）、アレルギー性肉芽腫性血管炎（チャーグ・ストラウス症候群）、特発性壊死性半月体形成性腎炎でみられます。PR 3-ANCA は、ウェゲナー肉芽腫症でみられます。

抗Jo-1抗体
基準値 陰性（−）

抗 Jo-1 抗体は、細胞質内にある Jo-1

という酵素を抗原としてできる抗体です。この検査は、**多発性筋炎・皮膚筋炎に対して特異的に陽性反応を示す**ので、その診断の手がかりを得る重要な検査となっています。また、症状の現れ方などがはっきりしていない症例では、**筋ジストロフィーとの鑑別を行うのに有用な検査**となっています。

抗セントロメア抗体（ACA）
基準値 10index未満

抗セントロメア抗体は、染色体のセントロメアという部分を抗原とする抗核抗体の一種です。強皮症（全身性）のうち、とくに **CREST 型と呼ばれるタイプに対して特異的に陽性反応を示す**ので、その判別に有用な検査となっています。この検査では、ほかにシェーグレン症候群、肝硬変、ルポイド肝炎、レイノー症候群などでも陽性反応をみせます。

抗DNA抗体
基準値 ssDNA：25AU/mℓ以下
dsDNA：12 IU/mℓ以下

抗 DNA 抗体は抗核抗体の一種で、細胞核内の DNA に対する自己抗体です。この検査では、とくに**全身性エリテマトーデスで強い反応**をみせます。強皮症や多発性筋炎、皮膚筋炎、シェーグレン症候群などでも反応を示しますが、陽性率は 30％以下です。

抗皮膚抗体
基準値 10倍未満

抗皮膚抗体は、細胞同士の接着部を抗

ココが知りたい！

自己免疫疾患の治療

自己免疫性の疾患を発病した場合は、個々の病気に対応した対症療法と生活改善が治療のベースになります。

そのほか、共通する薬物療法としては、ステロイド薬による治療が行われます。また、近年は免疫抑制薬の使用も行われるようになっています。ただ、この薬にも副作用があります。代表的な副作用は、肝臓障害、骨髄障害、間質性肺炎、消化管障害などです。

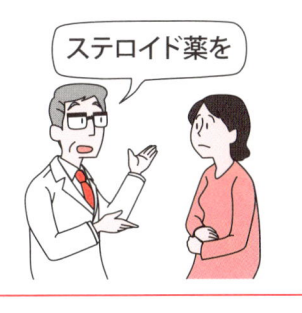

「ステロイド薬を」

原として生じる自己抗体です。**尋常性・増殖性・落葉状・紅斑性の各天疱瘡、水疱性類天疱瘡、妊娠性疱疹などの診断に役立つ検査**です。

抗平滑筋抗体
基準値 20倍

この抗体は、筋肉のたんぱく質の一種であるアクチンを抗原としてできる自己抗体です。**ルポイド肝炎を含む自己免疫性肝炎の患者にみられる抗体**であるため、その診断の示唆を得る目的で、この検査が行われています。自己免疫性肝炎のほか、慢性活動性肝炎や原発性胆汁性肝硬変などでも、陽性反応がみられます。この検査は、慢性肝炎がウイルス性のものか自己免疫性のものかの判別や、**ルポイド肝炎と全身性エリテマトーデスとの判別**の際などにも利用されています。

抗ミトコンドリア抗体（AMA）
基準値 7index未満（M2抗体）

抗ミトコンドリア抗体は、細胞の中でエネルギーの産生にかかわっているミトコンドリアの、内膜を抗原とする自己抗体です。抗ミトコンドリア抗体には9つの種類がありますが、この検査では、M2という種類を対象にして調べます。M2タイプの抗ミトコンドリア抗体は、とくに**原発性胆汁性肝硬変に対する特異性が高い**ので、その診断に活用されています。この検査での陽性反応は、慢性活動性肝炎や自己免疫性溶血性貧血、全身性エリテマトーデス、関節リウマチ、重症筋無力症などでもみられます。

ループスアンチコアグラント（LA）
基準値 1.3未満（T1／T2比）

ループスアンチコアグラントは、全身性エリテマトーデス患者の血漿中から血液の抗凝固素として見つかった物質で、リン脂質やプロトロンビン（→P.181）などに対する自己抗体です。**抗リン脂質抗体症候群で陽性**となります。この物質は、**全身性エリテマトーデス**のほか、関節リウマチ、特発性血小板減少性紫斑病、習慣性流産、心筋梗塞、脳梗塞、肺塞栓症などがあると、検査数値が高くなります。この検査は、おもに**若年性脳梗塞や習慣性流産**がみられた場合に、ループスアンチコアグラントがかかわっているかどうかを調べる目的で行われています。

感染症の検査

梅毒血清反応(STS／TPHA)

梅毒の原因となる細菌の有無を調べる検査

わかる病気 梅毒

基準値 　　8倍以下／陰性(－)

検査の目的・内容

梅毒血清反応検査は、**梅毒感染の有無を調べ**たり、**梅毒の診断**を行ったりするための検査です。

梅毒の原因は、トレポネーマ・パリドム（TP）という細菌です。この細菌の感染を調べる検査には、**STS（梅毒血清反応）法**と**TPHA（TP抗体検査）法**の2種類があります。

STS法は、**RPR法**とも呼ばれ、TPに似た**カルジオリピンというリン脂質の一種を患者の血清に加える**という方法で検査を行います。TPにそっくりのカルジオリピンが抗原として感知され、それに対する抗体反応がみられれば、TPに感染していることがわかります。この検査は感度が高いため、梅毒のスクリーニング検査として適しています。ただ、自己免疫疾患など、ほかの病気でも陽性反応を示してしまうのが欠点です。

一方のTPHA法は、**TPの成分そのものを用いて同様の抗原抗体反応をみる**という方法で、**TP法**と呼ばれる検査法の一種です。こちらは、検査の感度という面ではSTS法におよばないものの、TPに対する特異性がきわめて高いという特徴があります。また、梅毒が完治しているにもかかわらず、陽性反応を示してしまうという性質もあります。

通常は、この2つの検査の長所と短所を勘案して、**同時に行う**ケースが多くなります。TPHA法の場合、感染してから検査での陽性反応が出るまでに時間がか

STS・TPHA検査による判定の基本

検査結果		判定
STS	TPHA	
－	－	梅毒には感染していない。（ただし、感染の疑いがある場合は、後日再検査を行って確認する）
－	＋	梅毒に感染した経歴がある（治癒しているので治療の必要はない。ほかへの感染の可能性もない）
＋	－	梅毒に感染していない（生物学的偽陽性）か、梅毒感染の初期である（再検査を要する）
＋	＋	梅毒に感染している

梅毒の進行のしかた（典型例）

進行	おもな症状
第1期 （感染〜3か月）	当初は無症状。3週間あたりから陰部の小さなしこり（初期硬結）、近くのリンパ腺のはれなど
第2期 （3か月〜3年）	発疹（梅毒疹・バラ疹・血疹など）、全身のリンパ節のはれ、後頭部脱毛、微熱、関節炎、倦怠感など
第3期 （3年〜10年）	症状が潜伏することがある。結節腫またはゴム腫（皮膚・肝臓・心臓・血管・骨・中枢神経など）
第4期 （10年以上）	神経系の障害による歩行困難・視力低下・聴力低下・まひ性認知症、大動脈炎、肉芽腫など

＊進行のしかたは、患者により大きく異なります。

かるので、感染後間もないと考えられるケースなどでは、まずSTS法による検査を行い、陽性反応がみられたらTPHA法による再検査を行って確認するというやり方をする場合もあります。

検査でわかること

両検査とも、それぞれ単独で**陽性反応**が出れば、梅毒に感染している疑いがあるという判定結果になります。確定診断ではなく、あくまでも"**疑いがある**"ということです。

数値の見方

梅毒感染後、**STS法では2〜5週間後**に、また**TPHA法では4〜7週間後に陽性反応**が出始めます。前述のように、STS法では陽性でもほかの病気の可能性があり、またTPHA法では梅毒が治っているにもかかわらず陽性反応が出るという特性があります。

したがって、どちらか一方の検査結果ではなく、**両方の検査の結果を比較した**うえで、**感染の有無を判断する**ことが必要です。その判定の例を、左ページの表に示しておきます。

なお、STS法で陽性の場合、全身性エリテマトーデスを代表とする自己免疫性疾患や抗リン脂質抗体症候群、肝疾患、多発性骨髄腫、各種感染症、妊娠などが原因になっている可能性があります。ちなみに、生物学的偽陽性は全身性エリテマトーデスの診断基準の1つです。

異常値が出た場合は

両検査の結果がともに**陽性**であれば、梅毒に感染していることになります。逆に、ともに陰性であれば、梅毒ではないと判定します。ただし、この場合、ほかの病気がすべて否定されるわけではありません。

なお、STS検査陽性、TPHA検査陰性の場合は、確認のため一定期間を置いて再検査するか、TP法の一種でTPHA法より少し早く反応が現れる**FTA-ABS検査**を行うなどして調べることになります。

感染症の検査

マイコプラズマ抗体価

マイコプラズマ感染の有無を確認する検査

わかる病気 マイコプラズマ肺炎・気管支炎など

基準値	CF法 4倍未満	PA法 40倍未満

検査の目的・内容

マイコプラズマは細菌の一種ではありますが、細胞壁をもたず、一般的な細菌より小さいサイズの存在で、**細菌とウイルスの中間**に位置づけられています。肺炎が認められ、発熱としつこい咳（せき）がみられる場合、**マイコプラズマが原因となって起こる肺炎（原発性異型肺炎）**ではないかどうかを確認するために、この検査が行われます。マイコプラズマによる肺炎の場合、聴診器を胸に当てても、一般的な肺炎に特有の泡がはじけるようなプツプツ音が聞こえないという特徴もあります。

基準値に示すように、この検査には、**2種類の指標**があります。ともにマイコプラズマの感染によって生じる抗体をとらえる検査です。

抗体価は、**PA法では発症後1週間前後で上昇**をみせるのに対して、**CF法ではおおよそ2週間後から上昇**をはじめます。そのため、症状が急速に悪化するタイミングをとらえやすいということから、単独で行う場合にはPA法のほうがよく利用されています。感度も、PA法のほうが鋭敏です。それでも、病態を正確に認識するためには、両検査を同時に実施して、検査結果を比較検討することが望ましいといわれています。

検査でわかること

陽性の場合は、現在感染しているか、半年から数年以内に感染したことがあるかと判断することができます。抗体は、病気が治っても、しばらくの間は体内に存在しているためです。陰性なら、現在の感染は否定されます。イムノカードという、マイコプラズマ迅速診断キットもあります。

数値の見方

単一血清（けっせい）の場合、**CF法で64倍以上、PA法で320倍以上**であれば、マイコプラズマの感染を疑います。**ペア血清**（感染後、2週間以上の間隔をあけて2回測定して、抗体ができる前の血清とできたあとの血清）を調べる場合は、両検査とも**4倍以上の抗体価の上昇**が認められれば、今回マイコプラズマに感染したと判定します。

マイコプラズマは、肺炎のほか、気管支炎、胸膜（きょうまく）炎、上気道炎、副鼻腔（ふくびくう）炎、中耳（ちゅうじ）炎などの原因にもなります。

異常値が出た場合は

治療は抗生剤によって行うことになりますが、ペニシリン系は無効であり、マクロライド系抗生剤が有効です。

感染症の検査

寒冷凝集反応（CA）

マイコプラズマなどの感染の有無を調べる検査

わかる病気 原発性異型肺炎・自己免疫性溶血性貧血・多発性骨髄腫など

基準値　　　　　**32倍未満（HA法）**

検査の目的・内容

寒冷凝集反応検査は、赤血球に対する自己抗体の一種である**寒冷凝集素の存在を調べる検査**です。寒冷凝集素は、4℃前後の温度になると赤血球を凝集させる作用をもっています。この抗体は、正常でも血液中にわずかに存在していますが、**マイコプラズマなどの感染**があると、その血中濃度が上昇します。それをとらえ、感染症の診断に役立てています。

また、寒冷凝集素は自己免疫性溶血性貧血の原因になるため、この検査は**貧血の確定診断を得るための鑑別用**としても活用されています。

検査でわかること

この検査で**陽性**反応がみられれば、通常はあらかじめ想定されている病気の、診断のための根拠として活用することができます。

数値の見方

この検査にかかわる病気が存在している場合、検出できる陽性率は、**軽症例で30％、重症例で80％強**といわれています。

この検査で陽性を示す代表的な病気は、マイコプラズマ肺炎を含む**原発性異型肺炎**と**自己免疫性溶血性貧血**です。そのほか、**多発性骨髄腫**、トリパノゾーマ感染症、ブドウ球菌血症、扁桃腺炎、寒冷凝集素病、肝硬変、悪性リンパ腫などでも、陽性反応がみられます。

異常値が出た場合は

陽性反応が出れば、必要に応じた追加検査を行い、確定診断を得ます。判定がはっきりしないときは、**ペア血清**（→P.210本文中）による検査を行うことがあります。マイコプラズマ肺炎の疑いがある場合は、**抗体価検査**（→P.210）などとの比較検討により、診断を確定させます。

ココが知りたい！

「倍」という単位の意味

検査値の単位として、「倍」という用語が使われることがあります。これは、検体（血清）を水で倍々の形で薄めたものを必要な数だけ用意し、どの薄さまで反応がみられるかを観察するという検査手法によるものです。たとえば、基準値の32倍未満という場合、事実上、16倍以下を意味します。

基準値の32倍未満
＝
16倍以下

感染症の検査
インフルエンザ迅速検査

インフルエンザの感染の有無と型を調べる検査

わかる病気 インフルエンザ

| 基準値 | 陰性（－） |

検査の目的・内容

インフルエンザの診断を行うための検査です。

厳密な確定診断を行うには、インフルエンザウイルスの存在を確認する必要があり、その検査法もあるのですが、その検査は時間がかかり、すばやい治療開始に間に合わないため、迅速に結果がわかる検査法が普及しました。

この検査は、鼻汁か、鼻腔・咽頭の粘膜から綿棒で採取した検体を用い、検査専用のキットにより行います。

検査時間は15分とされていますが、数分間で、ある程度のことがわかる感度をもっています。

検査でわかること

検査の感度は90％とされていますから、インフルエンザに感染していれば、ほとんどのケースで診断を下すことができます。

ただし、発症から間もない時間帯では、ウイルスの増殖があまり進んでいないため、陽性率が低くなります。たとえば、**発症後6時間前後では60〜70％程度の陽性率**です。

それでも、夕方に発症して、翌日の午前中に検査を受けるというようなパターンであれば、診断するのに十分な時間となります。

インフルエンザ迅速検査のキットでは、A型とB型を区分して検出することができます。

異常値が出た場合は

インフルエンザ感染の診断が出たら、ただちに治療を開始します。インフルエンザには、**抗ウイルス薬**を使用します。経口薬のほか、吸入するタイプや点滴注射するものもあります。

また、**使用するタイミングが重要**です。インフルエンザウイルスは、**症状が現れ始めてから48時間以内に増殖が最高潮**に達します。そのときまでに抗ウイルス薬を使用しないと、明らかな効果は望めなくなります。

使用するタイミングを逃した場合は、抗ウイルス薬は使用しません。

そのほか、発熱がはなはだしい場合は**解熱鎮痛薬**を、また別の細菌による二次感染合併の心配がある場合には**抗菌薬**を併用することがあります。ある種の解熱鎮痛薬については、使用によりインフルエンザ脳症の予後が悪くなることがあるので、自己判断だけで売薬を飲んだりせず、必ず医師の処方によって服用するようにしましょう。

感染症の検査

百日咳菌抗体

百日咳菌の感染の有無を調べる検査

わかる病気 百日咳

基準値	細菌凝集法 10倍未満	EIA法 10EU/mℓ未満

検査の目的・内容

百日咳は、百日咳菌がもつ毒素により、**咳が長期間続く急性呼吸器感染症**です。感染初期には普通のかぜのような症状ですが、次第に咳が激しくなっていきます。この検査は、そのような症状がみられる場合に、百日咳菌の感染が原因であるかどうかを調べるものです。通常、百日咳の診断には、**百日咳菌抗体検査**（細菌凝集法）と、**百日咳菌抗体精密検査**（EIA法）の2種類の検査を行います。

検査でわかること

細菌凝集法では、百日咳ワクチンの株である**東浜株**と、近年に流行した百日咳の株である**山口株**の2種類の抗体について調べます。検査で東浜株か山口株のどちらかが**40倍以上（10歳未満では320倍以上）**になっていたら、**陽性**と判定します。もし可能なら、より確実な**ペア血清**（→P.210）の測定を行います。この場合は、**4倍以上の上昇**がみられれば、百日咳菌が感染していると診断します。ただし、ワクチンを接種した経歴がある人の場合は、もともと抗体価が高いので、**640倍以上、あるいは1,280倍以上**で、百日咳菌の感染を疑うことになります。

EIA法は、百日咳菌の毒素に対する抗体を調べるものです。一般的には、**10EU/mℓ以上**で感染していると判定します。ワクチン接種者は、**100EU/mℓ以上**で感染を疑います。

異常値が出た場合は

現れている症状と百日咳菌抗体検査にangleにより百日咳と診断できたら、さっそく治療を開始します。治療の中心は、**抗菌薬の服用**です。症状が強い場合は、鎮咳薬や去痰薬なども併用します。

百日咳の経過（典型例）

経過	症状など
5～10日間	潜伏期間。とくに症状はない
1～2週間	咳や鼻水などの、かぜと同様の症状
3～4週間	発作性の咳、喘鳴、まぶたのむくみなど。乳児の場合は呼吸障害によるチアノーゼやけいれんなど
5週目以降	1～2週間かけて症状が弱まっていく

＊合併症がなければ、発熱はほとんどありません。

感染症の検査

クラミジア抗原・抗体

クラミジアの感染の有無を調べる検査

わかる病気 尿道炎・子宮頸管炎・精巣上体炎など

| 基準値 | 陰性（−） |

検査の目的・内容

クラミジアの感染が疑われる場合に、それを確認するための検査です。

クラミジアとは、正確には**クラミジア・トラコマティス**という微生物で、ウイルスと細菌の中間に位置づけられています。おもに性行為などを通じて腟、尿道、咽頭などに伝染し、体内で増殖します。これを、**クラミジア感染症**といいます。

クラミジアの有無を調べる検査には抗原検査と抗体検査があり、それぞれいくつかの方法があります。

クラミジア抗原検査は、**患部の粘膜細胞を採取**し、それに抗体や酵素を反応させ、抗原の有無を確認するという検査です。感染の有無を確認するための、**中心となる検査法**となっています。

クラミジア抗体検査は、**血清を採取**し、その中にクラミジア抗体が存在しているかどうかをみる検査です。抗体は、感染中であれば存在しているわけですが、治癒したあともしばらくは血液中に存在し続けるので、この検査で決定的な診断を行うことはできず、**補助的検査としての位置づけ**になります。

検査でわかること

この検査で抗原・抗体ともに**陽性**であれば、クラミジア感染症の診断を確定することができます。クラミジアの感染が原因となって起こる病気には、女性では**尿道炎**、**子宮頸管炎**、卵管周囲炎、羊膜炎、絨毛膜炎、骨盤腹膜炎などがあり、男性では**精巣上体炎**、性管炎、前立腺炎などがあります。

なお、クラミジアの感染後の**潜伏期間は、おおよそ10〜20日**です。男性の場合、排尿時の違和感や排尿時痛が生じ、尿に膿が混じるようになります。女性の場合は、おりものが粘液状になったり白っぽくなったりしますが、はっきりした症状がなく、わかりにくいケースが多くみられます。症状の有無より、検査により得られた診断を重視することが大切です。

異常値が出た場合は

おもに**抗生剤の服用**による治療を行います。適切な薬剤を用いれば、通常、2〜4週間で**クラミジアは消えます**。症状はもっと早く消失しますが、そこで薬の服用をやめてしまうのはよくありません。医師の指示があるまで、服用を続けることが必要です。

また、性感染症ですから、パートナーにも感染しているおそれがあります。可能な限り、パートナーも検査を受けるようにしてください。

感染症の検査
ノロウイルス

ノロウイルスの感染の有無を調べる検査

わかる病気 感染性胃腸炎

| 基準値 | 陰性(−) |

検査の目的・内容

　ノロウイルスは、**感染性胃腸炎**を起こす代表的な原因の1つとなるウイルスです。ノロウイルスは、**経口感染により感染**します。ウイルスを含んだ食品や飲料水からの感染が多くみられます。そのほか、感染者が排便後、十分に手を洗わずに何かに触れた場合、それが感染につながることもあります。

　ノロウイルスに感染すると、**急性の胃腸炎**を起こし、嘔吐、下痢、腹痛、発熱などの症状が現れます。通常は数日で治りますが、免疫力の低い高齢者や乳幼児などの場合、症状が激しく現れます。逆に、感染しても症状が現れない（**不顕性感染**）ケースや、軽いかぜのような症状で済んでしまうケースもあります。

　この検査は、ノロウイルスの感染が疑われる場合に、その診断を行う目的で行われます。ノロウイルスは、現在のところ培養ができないため、**検体（便など）からノロウイルスの遺伝子を見つけ出す方法**がとられています。検査には、**RT-PCR法**や**リアルタイムPCR法**など、いくつかの種類があります。

検査でわかること

　陽性反応が出れば、ノロウイルスに感染していることがわかります。現れる症状は個人差が大きいうえ、ノロウイルスの感染によるものかどうかの判別ができないので、診断ではあまり重視しません。

異常値が出た場合は

　ノロウイルス感染に対する**特効薬はなく**、対症療法により症状を抑えることになります。症状が消えても、しばらくは便にウイルスが存在しているので、感染を防ぐための心がけが大切です。

　なお、この検査は健康保険が適用されません。

感染を予防するための心がけ

- 食事の前やトイレに行ったあとには、石けんを使って十分に手洗いをする
- 食品は、十分に加熱してから食べる。加熱の目安は、食品の内部が80～90℃で継続して最低1分以上
- トイレの清掃や排泄物の処理を行うときは、使い捨てのビニール手袋などを使用する
- 手拭きタオルなどを共用しない

感染症の検査

ヒト免疫不全ウイルス(HIV)

後天性免疫不全症候群の診断をするための検査

わかる病気 後天性免疫不全症候群

基準値	陰性（－）

検査の目的・内容

　ヒト免疫不全ウイルスは、感染すると免疫にかかわる**ヘルパーT細胞**（リンパ球の一種）の中に入り、T細胞を破壊するウイルスです。これにより、**免疫機能が大きく低下**し、本来なら感染してもほとんど問題のないような細菌やウイルスなどまで体内で増殖して、さまざまな疾患を引き起こします。また、悪性腫瘍や脳炎などの重篤な病気の原因にもなります。これが、**後天性免疫不全症候群**、いわゆる**エイズ（AIDS）**です。

　ヒト免疫不全ウイルスは、血液や精液、膣分泌液、母乳などを通じて感染します。具体的には、**性行為による感染、母子感染**がその中心となります。このウイルスは、感染力が弱く、皮膚に触れた程度ではほとんど感染しませんが、そこに傷があると、それがごく小さいものであっても、そこから体内に侵入してしまいます。生殖器や腸などの粘膜も、感染しやすい部分です。以前は、輸血や血液製剤の使用による感染例も多くみられましたが、現在はその予防的措置が講じられているため、そのおそれは低いものになっています。

　この検査は、**ヒト免疫不全ウイルスの感染の有無を確認**するために行われます。

　検査法には、血清中に存在するウイルスをとらえる**抗原検査**、抗原に反応してできる抗体を調べる**抗体検査**、そしてウイルスの遺伝子を短時間で人工的に増幅

エイズの指標疾患

●イソスポラ症	●ガス壊疽	●活動性結核	●化膿性細菌感染症
●カポジ肉腫	●カンジダ症	●クリプトコッカス症	●クリプトスポリジウム症
●原発性脳リンパ腫	●コクシジオイデス症	●サイトメガロウイルス感染症	●サルモネラ菌血症
●進行性多巣性白質脳症	●浸潤性子宮頸がん	●帯状疱疹・ヘルペスウイルス感染症	●トキソプラズマ脳症
●ニューモシスチス肺炎	●反復性肺炎	●ヒストプラズマ症	●非定型抗酸菌症
●ヒト免疫不全ウイルス消耗性症候群	●ヒト免疫不全ウイルス脳症	●非ホジキンリンパ腫	●リンパ性間質性肺炎・肺リンパ過形成

エイズの進行のしかた（典型例）

経過		症状など
病期	期間	
急性感染期	1〜3か月	インフルエンザ様症状（発熱、のどの痛みなど）、リンパ節のはれ、斑状丘疹など。重症の場合は、脳症、髄膜炎、多発性神経炎などを伴うこともある
無症候性感染期	5〜10数年	急性感染期の症状がしだいに消失する。体内ではヘルパーT細胞とHIVとの戦いが続いているが、免疫システムの破壊は進行している
発病期	無症候性感染期経過後	倦怠感、疲労感、発熱、咳、体重減少、めまい、下痢、発疹、脂漏性湿疹などが先行し、健康なら発症しにくい各種疾患（エイズ指標疾患など）が伴うようになる。これを「日和見感染」と呼ぶ。脳まで波及すると、精神や認知力、記憶力などの低下を招くことがある

して調べる**核酸増幅検査**の3種類があります。一般的には、まずスクリーニング検査として抗体検査か抗原抗体検査を行い、**陽性**であればウェスタン・ブロット法（抗体検査の一種）などを実施し、診断を確定させます。最近は、スクリーニング検査として、短時間で結果が出る核酸増幅検査も活用されるようになってきました。

また、エイズ特有の症状がすでに認められる場合は、1回の検査で陽性が出れば、それで確定診断を下します。

検査でわかること

この検査で行う診断は、ヒト免疫不全ウイルスに感染しているかどうかというものです。感染の確定診断があり、実際に何らかの症状（エイズ指標疾患）が出た場合に、エイズ発症と判断されることになります。

なお、感染後は、いったん症状が現れたあとで体内に抗体ができるため、ウイルスの量が激減します。抗体が十分にできる前に行う抗体検査や、ウイルスの量が激減したタイミングで行う抗原検査では、陽性反応が出ないケースもあります。検査を複数回行うのは、そのような形での**見逃しを防ぐ意味**もあります。

異常値が出た場合は

エイズの治療は、基本的に、**抗HIV薬などによる多剤併用療法**により行います。これにより完治することは難しく、薬物療法を一生続けることになりますが、重症化していない段階で治療を始めれば、寿命を縮めることにはなりません。

感染症の検査

ヒトT細胞白血病ウイルス（HTLV-1）

成人T細胞白血病の感染の有無を確認する検査

わかる病気 成人T細胞白血病・T細胞型悪性リンパ腫など

| 基準値 | 陰性（－） |

検査の目的・内容

　成人T細胞白血病（ATL）を起こす原因となる**ヒトT細胞白血病ウイルスの有無を確認**し、その感染の有無を調べたり、同病の診断に活用したりするための検査です。この検査は、ヒトT細胞白血病ウイルスを抗原としてつくられる、抗体の存在を血液（血清）検査により調べるものです。

　このウイルスは、おもに**ウイルスを保持する母親の母乳により乳児へと感染**します。性行為による感染もみられますが、男性から女性への感染だけで、その逆はありません。また、日常生活での感染は、ほとんどあり得ません。

　このウイルスに感染しても、ただちに発病するわけではなく、ウイルスは血液中のリンパ球の一種であるT細胞内で遺伝子に組み込まれます。平均的にみると**その後数10年して症状を現す**ようになります。発症はほとんどの場合、早くても**40歳以上**です。病名に「成人」とついているのはそのためで、発症の好発年齢は**60～70歳**です。発症していない人を**キャリア**といい、発症しないまま寿命をまっとうするケースが多く、発症するのはごくわずかです。ただし、キャリアの状態でも、慢性的な肺疾患や腎不全、皮膚疾患、リンパ節腫脹などが現れることがあり、注意が必要です。

　成人T細胞白血病のおもな症状は、一般的な白血病と同様ですが、この病気の場合、**免疫力の低下から生じる各種感染症が問題**になります。ふだんは感染することがほとんどないような感染（**日和見感染**）が起こりやすくなります。症状の現れ方にはいくつかのタイプがあり、急性型とリンパ腫型というタイプの場合は、平均余命が半年から1年となります。

検査でわかること

　陽性なら、ヒトT細胞白血病ウイルスに感染していることを示しています。ただし、それがただちに成人T細胞白血病であるということにはなりません。症状が現れていなければ、**キャリア**ということになります。また、この感染により、T細胞型悪性リンパ腫や緩徐進行性炎症性ミオパチーなどが起きることもあります。

異常値が出た場合は

　キャリアと診断された場合、いずれ発症することになるかもしれませんが、それに対する予防法はありません。ただし、母子感染を防ぐ手立てはありますから、**医師のアドバイスを忠実に守る**ことが大切です。

感染症の検査

A型肝炎ウイルス（HAV）抗体

A型肝炎ウイルスの感染の有無を調べる検査

わかる病気 A型肝炎

| 基準値 | 陰性（－） |

検査の目的・内容

ウイルス性肝炎のうち、**A型ウイルス肝炎の感染の有無**を、血液中の抗体を調べることで確認する検査です。

A型肝炎ウイルスは、**経口感染するタイプのウイルス**です。感染力が比較的強いウイルスですが、わが国のように衛生状態が良好なところでは、感染事例が少なくなっています。

したがって、衛生状態のよくない土地（国）に行って感染するケースが多くみられます。

A型肝炎ウイルスは、肝臓に入って増殖します。**感染後の潜伏期間は、おおよそ2～6週間**です。それに対して抗体がつくられますが、この抗体がウイルスに感染された細胞を攻撃するため、障害が起こります。これが**A型肝炎**です。

A型肝炎の場合、**急性肝炎**の症状がみられます。具体的には、下痢、腹痛、吐き気・嘔吐、黄疸、白色便、倦怠感、発熱などです。これらの症状は、**1～2か月続いて回復**（自然治癒）し、慢性化することはほとんどありません。ただし、高齢者など体力が著しく低下している人の場合、まれに重症化して劇症肝炎を起こしたり、腎不全を招いたりすることがあります。

このウイルスに一度感染して抗体ができると、再びA型肝炎ウイルスに感染して肝炎を発症することはほとんどありません。

検査でわかること

検査では、感染後にできる免疫グロブリンの**IgM型抗体**と**IgG型抗体**を調べます。IgM型抗体が**陽性**であれば、A型肝炎ウイルスに初感染していることがわかります。

IgM型抗体が陰性で、IgG型抗体が陽性であれば、A型肝炎ウイルスの存在が否定され、A型肝炎の既往が認められます。ただし、この場合、B型やC型のウイルス感染は否定されません。

異常値が出た場合は

肝障害が強ければ入院する必要がありますが、肝臓の障害が軽ければ、**自宅療養となるのが一般的**です。

自宅療養になった場合は、安静第一にします。

また、**家庭内感染を防ぐことも重要**です。日用品の共用を避ける、トイレのあとの手洗いをていねいに行う、完治するまでの期間の飲酒を慎むなどを徹底することが必要です。それを確実に実行していれば、**1～2か月で完治**します。

感染症の検査
C型肝炎ウイルスRNA定量(HCV-RNA定量)

C型肝炎の治療指針を得るための検査

わかる病気 C型肝炎

基準値 1.2LogIU/ml 未満（増幅反応シグナル：検出せず）

検査の目的・内容

C型肝炎ウイルス抗体検査（→P.106）などによりC型肝炎ウイルスの感染が確認された場合、それが現時点で感染しているのか、過去に感染歴があったのかを判別する目的などで行われる検査です。この検査では、**ウイルスの遺伝子（RNA）が血液中に実際に存在するかどうか、またどれだけ存在するか**を調べます。

C型肝炎ウイルスは、**血液を介して感染**します。以前は多くみられたウイルスが潜む血液の輸血や血液製剤の使用による感染は、十分な対策がとられているため、ほとんどなくなりました。ただし、消毒の不十分な器具の使用による入れ墨やピアスの穴開け、覚せい剤などの回し打ち、感染者が使用するカミソリや歯ブラシの共用などが原因で感染することは、現在でもあります。

検査でわかること

検査数値が **1.2LogIU/ml 未満**で、増幅反応シグナルという指標が「**検出せず**」となっていれば、C型肝炎ウイルスを検出しなかったという判定になりますが、「**検出**」となっていたら、C型肝炎ウイルスが存在していることになります。

異常値が出た場合は

C型肝炎ウイルスに感染すると、**急性肝炎から約70％の人が慢性肝炎へと移行**します。そのまま放置すると**肝硬変**になり、**肝臓がん**に至ります。肝臓がん患者の4分の3が、C型肝炎由来だといわれています。ウイルス量が高用量か低用量か、また次ページのC型肝炎ウイルスグルーピングの組み合わせにより、インターフェロンなどの治療法を決めます。専門医を受診して相談してください。

C型肝炎の経過（典型例）

- C型肝炎ウイルスに感染し、適切な治療を開始しないままでいると、下に示したような形で経過していきます。

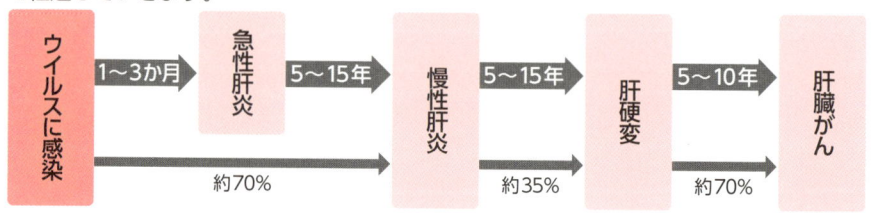

ウイルスに感染 →（1〜3か月）→ 急性肝炎 →（5〜15年）→ 慢性肝炎 →（5〜15年）→ 肝硬変 →（5〜10年）→ 肝臓がん

急性肝炎 → 慢性肝炎 約70％
慢性肝炎 → 肝硬変 約35％
肝硬変 → 肝臓がん 約70％

感染症の検査
C型肝炎ウイルスグルーピング

C型肝炎の治療方針を立てるために行う検査

わかる病気 C型肝炎

🔬 検査の目的・内容

　C型肝炎ウイルスは、**遺伝子型により3グループ**に分けられます。それぞれ2タイプがあるため、全体として6つのタイプに分類されます。このうち、**日本人が該当するのはほぼ3タイプ**です。

　C型肝炎の治療には**インターフェロン**という薬が用いられますが、この薬の効果はタイプによって大きく異なります。そこで、まず起きているC型肝炎のタイプを調べ（**グルーピング**）、これにより、治療の方針を立てる指針を得ます。

🧪 検査でわかること

　別表にあるように、**大半の日本人は1グループの1bか、2グループの2a・2b**に属します。

　検査では、一般的には、患者さんが1グループか2グループのどちらに該当するかを調べ、判定を行います。

C型肝炎ウイルスのタイプ

グループ	タイプ	日本人での比率
1	1a	—
1	1b	約70%
2	2a	約20%
2	2b	約10%
3	3a	—
3	3b	—

参考：日本肝臓学会「慢性肝炎の治療ガイド 2008」

🔍 検査結果が出たら

　インターフェロンは、C型肝炎の治療にたいへん効果のある薬ですが、日本人のC型肝炎の多くを占める1bタイプには著効を示しません。

　このような場合は、抗ウイルス薬によりC型肝炎ウイルスをできるだけ排除したり、肝機能を改善する薬を使ったりして対応することになります。

ココが知りたい！

新しい経口の抗ウイルス薬

　C型肝炎の治療は、インターフェロンによってウイルスを駆除する方法が一般的でした。ただし、インターフェロンによる治療は強い副作用を伴うことが多く、苦痛に感じる患者さんが多数いたことも事実です。そんな中、ソバルディやハーボニーなど、新しい経口タイプの抗ウイルス薬が登場しました。これらは副作用が比較的軽く、著効率も高いことから適用が広がっています。無条件での適用には問題を抱えていますが、C型肝炎は飲み薬で治療する時代になったといえるでしょう。

感染症の検査

ヘリコバクター・ピロリ抗体

ヘリコバクター・ピロリ菌の感染を診断する検査

わかる病気 胃潰瘍・十二指腸潰瘍など

基準値	定量 10U/mℓ 未満	定性 陰性（−）

検査の目的・内容

　ヘリコバクター・ピロリ菌（以下、ピロリ菌）は、子どものころに経口感染して胃の中に入り、住み続けている細菌です。胃の粘膜層の中に入り込み、ウレアーゼという酵素を分泌して周囲を中性に変え、胃の中で生き続けます。ピロリ菌は、胃壁の粘膜を傷つけたり粘液を減らしたりするため、胃酸が胃の組織を傷める結果を招き、胃の炎症が起きます。
　この検査は、**起きている胃の炎症性疾患がピロリ菌によるものであるかどうかを確認する検査**です。P.172の「ペプシノゲン（PG）」の結果と組み合わせた「胃がんのABC検診」が広く行われています。

検査でわかること

　この検査は、ピロリ菌を抗原としてできる抗体が血液中に存在しているかどうかをみるものです。基準値以上または陽性であれば、ピロリ菌に感染していることを確認することができます。
　ピロリ菌は、**胃潰瘍**や**十二指腸潰瘍**、慢性胃炎、萎縮性胃炎などの原因になります。また、胃がんの発病との関係も指摘されています。胃MACTリンパ腫や特発性血小板減少性紫斑病（ITP）との関連もあります。

異常値が出た場合は

　胃や十二指腸に病気が起きている場合は、対症療法と、ピロリ菌を排除する**除菌治療**が行われます。除菌治療では**抗生剤**が投与され、胃酸分泌抑制薬などが併用されます。投与後、2か月して抗体価が明らかに低下していれば効果がみられると考え、6か月以上経過してから検査して抗体価が半分以下になっていれば、除菌成功と判定する指標とします。

ココが知りたい！

胃・十二指腸潰瘍の治療法

　まず、心身の安静を第一に心がけます。治療の中心は、胃酸や消化酵素の分泌を抑制する薬、消化作用を弱める薬、粘膜を保護する薬などによる薬物療法となります。また、ピロリ菌の関与がわかっている場合は、抗生剤などを使って除菌を行います。出血があれば、一般的には内視鏡による止血処置を行い、狭窄部位や穿孔がみられれば手術により治療を行います。

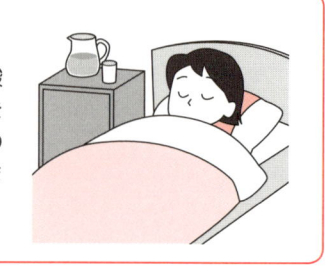

感染症の検査
呼気テスト

ヘリコバクター・ピロリ菌の感染を診断する検査

わかる病気 胃潰瘍・十二指腸潰瘍など

| 基準値 | 陰性（ー） |

検査の目的・内容

　胃・十二指腸潰瘍の原因となり、胃がんの発生にもかかわるとされるヘリコバクター・ピロリ菌（以下、ピロリ菌）が、胃の中に存在しているかどうかを確認する検査です。

　ピロリ菌の存在を確認する検査には、**抗体検査**（→P.222）や**抗原検査**、**内視鏡を使用しての生体検査**がありますが、抗体・抗原検査は結果がわかるまでに1週間程度の時間が必要であり、生検は受検者にとって多少の不快感や苦痛を伴う検査です。それに比べると、**呼気テストは息を吐くだけ**と簡便であるうえ、判定の精度も高く、検査結果は、検査施設に分析装置があれば、すぐに出ます。分析を外注する場合でも、2～3日程度です。なお、呼気テストを行う前日は、夜9時以降の飲食がすべて禁止となります。

　ところで、胃の中のピロリ菌感染が、なぜ肺からの呼気でわかるのか、不思議な思いがするかもしれません。じつは、**ピロリ菌が尿素をアンモニアと二酸化炭素に分解する酵素をもっていることを利用している**からです。尿素系の薬を服用すると、その分解作用により二酸化炭素とアンモニアが生成されますが、二酸化炭素はすみやかに吸収され、血液により肺まで届き、呼気として排出されます。これを調べるのです。

呼気テストの手順

1. 呼気バックに息を吹き込む
2. 空腹時に尿素系検査薬を水100mlとともに飲む（服用後、ただちにうがいが必要なものもある）
3. 左側を下にして5分間横になり、その後座位で15分間待つ
4. 検査薬服用から20分後に別の呼気バックに再度息を吹き込む

検査でわかること

　検査薬服用前と20分後の数値を比べ、**2.5％以上上昇**していたら、**陽性**と判定されます。これは、ピロリ菌感染症であることを意味します。実際に、**胃潰瘍**や**十二指腸潰瘍**、萎縮性胃炎などが起きている場合は、高い確率で、その原因がピロリ菌であると考えることができます。

異常値が出た場合は

　治療法については、前ページに概要を示してありますから、参照してください。

感染症の検査

喀痰抗酸菌塗抹

呼吸器疾患の原因菌を調べるための検査

わかる病気 肺結核・非結核性抗酸菌症

| 基準値 | 陰性（－） |

検査の目的・内容

肺結核などの呼吸器疾患の疑いがある場合は、患者の痰を調べて原因菌を探します。その検査を**喀痰抗酸菌検査**といいます。

抗酸菌は、結核菌、非結核性抗酸菌、らい菌の総称ですが、喀痰抗酸菌検査の場合、**結核菌と非結核性抗酸菌の存在の有無を調べる検査**となります。喀痰抗酸菌検査には、**喀痰塗抹検査**、**喀痰培養検査**（→ P.225）、**喀痰結核菌 PCR 検査**（遺伝子検査→ P.226）があります。

喀痰塗抹検査は、痰を採取してガラス板に塗り、見えやすいように染色を施して、抗酸菌が存在しているかどうかを顕微鏡で調べます。短時間で菌の存在の有無がわかり、前述の3検査では、最も速く検査結果を得ることができます。

ただし、採取した痰の中に菌が少ない場合は、菌が存在していても発見できないことがあります。また、菌を発見して陽性の判定となった場合も、それが結核菌なのか、非結核性抗酸菌なのかの区別をすることができません。

検査でわかること

この検査で陽性になった場合は、**抗酸菌が存在している**ことを意味します。検査時点で症状が出ている場合でも、肺結核と非結核性抗酸菌症の症状は似通っているケースが多く、症状から病名を推測することは困難です。ほとんどの場合、陽性判定から起きている病気の診断に結びつけることはできません。

異常値が出た場合は

陽性であれば、**培養検査**や**遺伝子検査**、**画像検査**などの追加検査を行って、病気の確定診断へとつなげます。

ココが知りたい！

「非結核性抗酸菌症」とは？

非結核性抗酸菌症は、結核菌とらい菌を除く抗酸菌の感染が原因となって起こる病気の総称です。その病原菌の種類はとても多いのですが、ともに土や水などの中に広範に存在している菌による感染症です。健康な人の場合はほとんど症状が出ませんが、体力が非常に衰え、免疫力が低下している人だと、倦怠感、咳、血痰、微熱、体重減少などの症状が現れます。

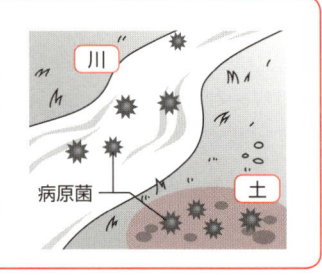

感染症の検査

喀痰抗酸菌培養

わかる病気 肺結核・非結核性抗酸菌症

呼吸器疾患の原因菌を調べるための検査

| 基準値 | 陰性（−） |

検査の目的・内容

喀痰抗酸菌培養検査は、採取した痰に含まれる菌を専用の培地で培養・増殖させ、どのような菌が存在しているかを顕微鏡で調べるもので、おもに**結核菌の存在を確認する**ために行われます。

結核菌を調べる検査には、ほかに**喀痰塗抹検査**（→P.224）と、**喀痰結核菌PCR検査**（→P.226）があります。塗抹検査は、短時間で結果が出るという長所がありますが、結核菌とほかの抗酸菌との区別ができないこと、喀痰中に十分な菌が存在していないと見逃すおそれがあることなどの短所もあります。DNA検査は短時間で結果がわかりますが、死滅した結核菌があっても陽性反応が出るという短所があります。

培養検査の場合は、**陽性であればその時点で確定診断を出せる**ので、確実な検査法といえます。ただし、結核菌は増殖が遅いため、判定できる状態になるまで**平均的にみても1〜2か月**かかります。また、呼吸器にはさまざまな菌が常在しており、それらの一部も培養されるので、判定には慎重さが必要です。

検査でわかること

肺結核の症状があり、一次検査で肺結核の疑いありと判定されていて、この検査で結核菌の存在が明らかに確認できたら、**肺結核の確定診断**を下すことがほぼできます。そのほか、**非結核性抗酸菌症**など、各種の細菌感染症の存在を確認することもできます。

また、培養した菌を使って**薬剤感受性検査**を行うこともできます。結核の治療に使われる抗菌薬はいくつもありますが、菌に薬への耐性が生じていると、効果の出ない薬が出てきます。この検査によりその鑑別を行い、治療に役立てます。

異常値が出た場合は

肺結核の治療では、**4種類の抗結核薬を併用する方法が一般的**です。初期治療が適切であれば、通常なら**半年から1年程度で完治することが可能**です。

ただし、患者さんが完治する前に勝手に薬の使用を中断すると、結核菌が再増殖したり、結核菌に耐性ができて効果がなくなってしまったりすることがありますから、医師の指示どおりに薬の使用を続けることが必要です。

非結核性抗酸菌症の場合も、結核と同様の治療法を行います。ただ、現在のところ非結核性抗酸菌症の確実な治療法が確立されておらず、治療が困難になるケースも少なくありません。

感染症の検査

喀痰結核菌PCR

結核菌の感染の有無を確認するための検査

わかる病気 肺結核・非結核性抗酸菌症

| 基準値 | 陰性（−） |

検査の目的・内容

PCRは**ポリメラーゼ連鎖反応**の略称です。ポリメラーゼはDNAの合成にかかわる酵素の総称で、人間にも菌にも存在しています。

この検査は、痰の中に含まれる抗酸菌のDNAを抽出し、その中の特徴的な部分を取り出してポリメラーゼにより増やし（増幅）、検出するという方法で行います。このような検査法を**核酸増幅法**といいます。

この検査は、感染性肺疾患が認められる場合に、それがどのような病原体によるものかを判別する目的で行われますが、多くの場合、**結核菌の存在の有無を確認する目的**で行われます。

結核菌の存在を調べる検査には、そのほか、**喀痰塗抹検査**（→ P.224）と**喀痰培養検査**（→ P.225）があります。PCR検査も含め、それぞれの検査には長所と短所がありますが、一般的には、この**3種類の検査を並行して進める**ことになります。

検査でわかること

陽性であれば、結核菌と非結核性抗酸菌との判別をすることができます。

ただし、非結核性抗酸菌のうち、**判別可能なのは発症例の多い2種類の菌**で、そのほかの非結核性抗酸菌の判別はできません。

また、検体（痰）中の菌が少なかったり偏在していたりすると、DNAをうまく抽出できないケースがあります。その場合、菌が存在しても陰性になることがあります。

異常値が出た場合は

塗抹検査や増幅検査の結果と照合し、さらに関連する血液検査、画像検査の結果などをみて、確定診断を得ます。

ココが知りたい！

肺結核は過去の病気？

肺結核というと過去の病気だと思われがちですが、そうではありません。その証拠に、1998年、厚生労働省は結核緊急事態宣言を発表しています。ちなみに、平成23年の結核患者数は約2万2000人で、欧米に比べてまだまだ多い数となっています。

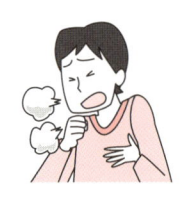

感染症の検査

クォンティフェロン（QFT）

結核菌の感染を診断するための補助的検査

わかる病気 肺結核

基準値 0.10 IU/mℓ未満

検査の目的・内容

クォンティフェロン検査は、**血液から結核菌感染の有無を調べる**ものです。結核菌が感染すると免疫機能が働き、リンパ球が反応して**インターフェロン**（→P.221）が放出されます。この検査は、この反応を利用し、結核菌の感染が疑われる患者の血液からリンパ球を取り出し、そこに結核菌が特異的にもつ2種類のたんぱく質を抗原として反応させるという方法で行われます。**インターフェロンの放出が確認できれば、結核菌に感染している**ことがわかります。

日本人の場合、子どものころにBCGを接種して結核の予防に役立てていますが、この検査では判定時にその影響を受けません。また、結核菌以外の抗酸菌の影響も受けません。

検査でわかること

この検査で陽性反応が出るのは、おおよそ**感染後8週以降**で、**陽性**と判定されれば結核菌の感染が疑われます。陰性の場合は、基本的には結核菌の感染は否定されますが、さらに詳しい指標により、判定不可となるケースがあります。

なお、結核菌に感染してから20〜30年たつと、反応が現れないケースが多くみられます。このころに検査をすると陰性になってしまうわけですが、悪いことに、この時期に体内に潜んでいた結核菌が再増殖をはじめ、発病に至ることが多くなります。また、12歳以下では反応が弱くなり、5歳以下では判定ができません。このような問題があるため、現在、結核菌感染を調べるための補助的な検査という位置づけになっています。

異常値が出た場合は

ほかの関連検査でも結核菌感染の疑いが指摘され、胸部X線検査（→P.72）などでも肺結核の存在が指摘できる場合は、肺結核であると判定できます。

参考判定基準

検査数値	判定	判定の意味
0.10 IU/mℓ未満	陰性	結核菌に感染していない
0.10IU/mℓ〜0.35IU/mℓ	判定保留（疑陽性）	感染のおそれを考え、総合的な判断で判定を行う
0.35 IU/mℓ超	陽性	結核菌の感染を疑う

（日本結核病学会による）

画像検査

シンチグラフィー

放射性同位元素の動向から病変を探る検査

わかる病気 各種腫瘍・各種臓器の形態的異常

検査の目的・内容

　放射性同位元素（ラジオアイソトープ/RI）を体内に注入して、その動向や分布の様子をシンチカメラという専用の受信装置でとらえ、コンピュータで画像化するという検査です。**核医学検査**、**アイソトープ検査**、**RI検査**とも呼ばれています。

　放射性同位元素は、原子番号が同じで質量がわずかに異なる放射性物質です。これにはテクネチウムやヨウ素、タリウムなどいくつかの種類の同位元素があります。これらの同位元素を、検査対象とする臓器に集まりやすい物質に吸収させるなどして静脈から注入し、対象臓器へと届けます。

　この検査でわかるのは、**対象臓器の形状的な異常の有無**です。また、対象臓器の機能や代謝の異常などを知ることも可能です。

　この検査は、全身のさまざまな臓器を対象にすることができます。全身骨格のほか、脳血流、心筋血流、肺血流、甲状腺、肝臓、腎臓などのシンチグラフィーが代表的です。

異常所見からわかる病気の例

シンチグラフィー	病気の例
骨	骨腫瘍、悪性腫瘍の骨転移、骨炎、骨折など
心筋	心筋梗塞、狭心症、心筋炎、心不全など
脳	脳梗塞、脳出血、大脳皮質基底核変性症、てんかん、認知症、精神疾患など
肺	肺がん、肺塞栓など
肝臓	肝臓がん、肝硬変、急性肝炎、慢性肝炎、胆嚢炎など
腎臓・副腎	腎臓がん、腎梗塞、腎臓奇形、慢性腎炎、腎血管性高血圧症、腎臓外傷、尿路閉塞、副腎がん、副腎腫大など
甲状腺・副甲状腺	甲状腺機能亢進症、甲状腺機能低下症、甲状腺腫瘍、副甲状腺腫瘍、副甲状腺過形成など
そのほか	前立腺がん、乳がんなど

ココが知りたい！

シンチグラフィー検査での放射線の心配は？

シンチグラフィー検査では、放射性同位元素を使用することから、放射線被曝についての心配をする人が多くみられます。しかし、被曝により悪影響が生じることはほとんどなく、実際に、そのような例が報告されたことはありません。

ただし、授乳中の人は、基本的にこの検査を行いません。必要があって検査を実施しなければならないケースもありますが、その場合は、放射性元素の半減期の倍以上の期間、授乳を中止し、人工栄養や凍結母乳などを利用することになります。

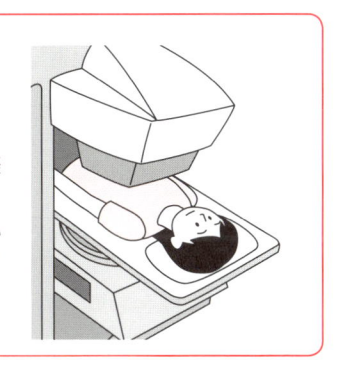

また、このような機能を利用するシンチグラフィー検査は、**各種病気の病状の経過観察や治療効果の確認**などにも使われています。

検査でわかること

得られる画像は、**点の集合のような形で表示**されます。そのため、CTやMRI、X線造影などに比べると不鮮明な画像になりますが、診断を行ううえで支障をきたすことはありません。

たとえば、悪性腫瘍の骨転移が考えられる場合、どこに転移しているかを想定するのが困難なのですが、この検査で全身の骨格を調べれば、一目瞭然で発見することができます。また、悪性腫瘍の場合、その初期には通常のX線検査などでは小さ過ぎて発見することが難しいのですが、この検査なら高い確率で発見することが可能になります。

なお、悪性腫瘍があるとその部分の代謝が異常に活発化しており、放射性同位元素が集中的に取り込まれるので、画像の"点"も集中し、黒いかたまりのように見えます。また、心筋疾患などの場合、

検査画像の例

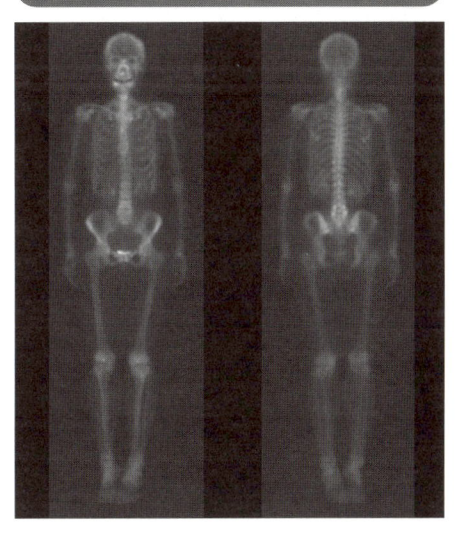

その組織が弱体化していると放射性元素の取り込みが少なくなるため、逆に"点"がまばらになります。

異常所見があった場合は

この検査を行う時点で、すでに起きている病気についての判断がかなりのレベルでできていますから、この検査で異常所見があれば、多くの場合、病気の確定診断につなげることができます。

画像検査　シンチグラフィー

画像検査

頭部血管造影

X線撮影により脳血管の状態を調べる検査

わかる病気 脳梗塞・脳出血・くも膜下出血・脳腫瘍など

検査の目的・内容

　造影剤（X線を通しにくい物質）を検査目標とする血管内に注入し、体外からX線撮影をする検査法を**血管造影検査（アンギオグラフィー）**といい、頭部血管造影検査もその一種です。

　この検査では、頭部の血管の形状を、実物を見るようにモニター画面で観察することができます。これにより、**脳血管疾患の具体的な様子を知る**ことができます。また、血管の状態から、**脳腫瘍の存在**を知ることも可能です。

　この検査では、造影剤を注入するために、鼠径部にカテーテルを挿入する切開部をつくったり、カテーテルを頸動脈あたりまで挿入したりする手順を必要とします（頸動脈を直接穿刺する方法もある）。そのため、検査そのものは1時間程度で終了しますが、前処置や止血のための安静時間を含めると、検査時間は日中いっぱいかかるほど長くなります。

　頭部の血管を調べる検査には、ほかにCTやMRIなどがあり、これらのほうが患者への負担が少ないため、一般的な検査ではそれらの方法を選択するケースが大半となります。ただし、たとえば開頭手術をする前などは、より正確な情報を得るために、頭部血管造影検査を行うことが必要となります。

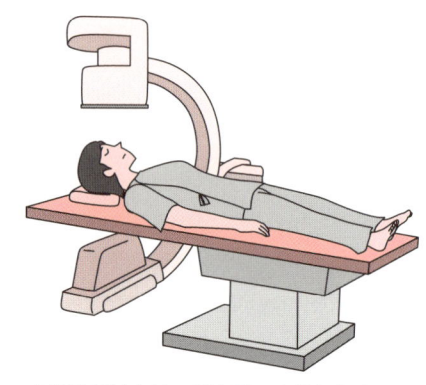

血管造影検査は、手や足の血管からカテーテルを目的の部位（頭部であれば頸動脈など）まで挿入し、造影剤を流し込み、X線で撮影する。

検査でわかること

　この検査で確認できるのは、**脳梗塞**、**脳出血**、脳内血腫、**くも膜下出血**、脳動脈瘤、脳血管奇形、もやもや病、脳動脈硬化、大動脈炎症候群など、**脳の血管の形状の異常や出血を伴う病気**です。また、**脳腫瘍**ができている場合は、腫瘍そのものはわからないものの、腫瘍が血管の形状に影響するため、その存在を推測、あるいは確認することが可能です。

異常所見があった場合は

　検査前に推測されていた病気の診断が、この検査により確定します。病気によっては、カテーテル先端の器具を使って治療できるケースもあります。

画像検査

冠動脈血管造影

X線撮影により冠動脈の状態を調べる検査

わかる病気 心筋梗塞・狭心症・冠動脈狭窄など

検査の目的・内容

冠動脈（冠状動脈）は心臓の外側を取り巻くようにしている動脈で、心臓はこの血管により酸素や栄養の補給を受けています。冠動脈造影検査は、**冠動脈の異常を知るために行われます**。

この検査は、**冠動脈に造影剤を注入し、体外からX線撮影を行い、画像化して冠動脈の形状を調べます**。鼠径部または前腕部から長いカテーテルを挿入して冠動脈まで導き、それを通して造影剤を注入します。

カテーテルの挿入部を切開するため、検査後には止血のための時間や安静の時間が必要になります。また、検査前の処置の時間もありますから、通常1日がかりの検査となります。

この検査は、造影剤によるアレルギーのある人や、高度の腎機能障害、高度の閉塞性動脈硬化症のある人などに行うことができません。また、妊娠中の人やその可能性のある人も、この検査を行うことができません。

検査でわかること

この検査は、**冠動脈血管に形状的な異常を生じるすべての病気の確認を行う**ことができます。たとえば、**心筋梗塞**、**狭心症**、**冠動脈狭窄**、冠動脈解離、

検査画像の例

冠攣縮、大動脈弁閉鎖不全、大動脈瘤などがそれに該当します。

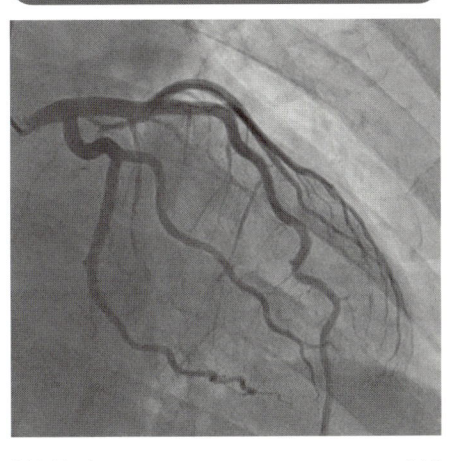

異常所見があった場合は

この検査は、事前に想定された病気の確定診断を行うために実施されます。したがって、その病気の特徴をとらえることができれば、診断を確定します。

冠動脈狭窄がある場合は、検査から引き続き治療を行うこともあります。カテーテルの先端に装着されているバルーン（風船状のもの）をふくらませて狭窄部を押し広げる方法（**経皮的冠動脈拡張法：PTCA**）が代表的です。血栓が認められる場合は、カテーテルの先端から血栓溶解剤を注入することもあります（**経皮的冠動脈血栓溶解療法**）。

> 画像検査
腹部血管造影

腹部の血管形状の異常を伴う病気を調べる検査

わかる病気 肝臓がん・腎臓がん・膵臓がん・腹部大動脈瘤など

検査の目的・内容

　頭部血管造影検査（→ P.230）などと同様に、**造影剤を注入してX線撮影をして調べる検査**です。腹部血管造影検査の場合は、肝臓、胆嚢、胆道、腎臓など、腹部のすべての臓器にかかわる血管や、腹部の大動脈などが検査の対象となります。腹部の異常を調べる画像検査はほかにもありますが、腹部血管造影検査は、それらの画像検査では十分な判断ができない場合に行われるものです。

　この検査で直接調べるのは**血管の形状の異常**ですが、血管そのものの異常とともに、血管の状態に変化をもたらす腹部の臓器の病気も、探り出すことが可能です。その代表が**悪性腫瘍**です。

　鼠径部から大腿動脈にカテーテルを挿入し、腹部大動脈を経て対象臓器まで送り、造影剤を注入します。

検査でわかること

　この検査では、大動脈と、胃・十二指腸・肝臓・脾臓などにかかわる腹腔動脈と胃十二指腸動脈、小腸などにかかわる上腸間膜動脈、大腸などにかかわる下腸間膜動脈、腎臓にかかわる腎動脈などの動脈の状態を調べ、その異常をつぶさに調べることができます。これらの部位に発生した**がん**や、**大動脈瘤**、**腎動脈瘤**、

検査画像の例

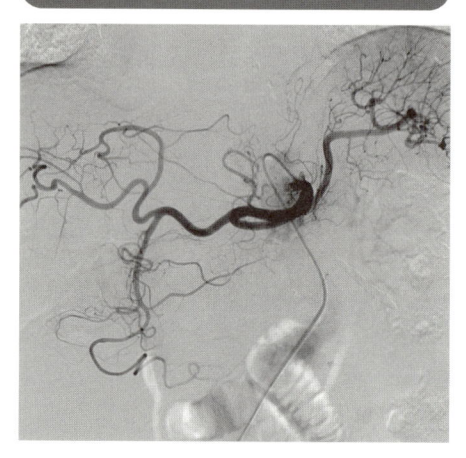

消化管出血などを、この検査により確認します。

　がんの場合は、その位置や大きさ、周辺への転移の有無などを判断することができるほか、ケースにもよりますが、その**悪性度の評価についての情報**を得ることもあります。

異常所見があった場合は

　多くの場合、この検査の結果をみて、確定診断を下すことになります。

　がんが確認できれば、カテーテルからそれに対する抗がん薬を注入したり、がんに栄養を送っている血管をふさいだりすることもあります。出血があれば、カテーテルを利用して止血処置を行うことも可能です。

画像検査

腎盂造影

腎盂などの異常をX線撮影により確認する検査

わかる病気 腎臓がん・腎臓結石・膵腎症など

検査の目的・内容

腎臓や尿管、膀胱、尿道の異常を、X線により調べる検査です。通常のX線撮影では臓器の状態がわかりにくいので、**X線の透過しにくい造影剤を注入して撮影**を行います。

この検査は、**血尿や尿潜血**がみられる場合や、**腫瘍、結石**などが存在すると考えられる場合に、その診断を確定するために実施される検査の一種です。

検査法は、造影剤の注入方法の違いにより、**静脈性（排泄性）腎盂造影（IVP）と逆行性腎盂造影（RP）**に分けることができます。

IVP法は、血管に造影剤を注入し、5分後から5分間隔で撮影する方法です。これにより、**腎臓に到達した造影剤が排泄されながら尿路の状態を観察**します。造影剤の注入を、点滴により行う場合もあります（**DIP法**）。RP法は、膀胱鏡を尿道から膀胱まで挿入し、さらにカテーテルを尿路に延ばし入れて造影剤を注入する方法です。膀胱鏡を抜き取って、撮影を行います。

一般的には、IVP法かDIP法のほうが多く選択されています。RP法は、腎機能についての判断を必要としない場合や、腎機能低下によりIVP法・DIP法が適さない場合、腎臓より下の尿路の状態を調べる場合などに選択されます。

検査画像の例

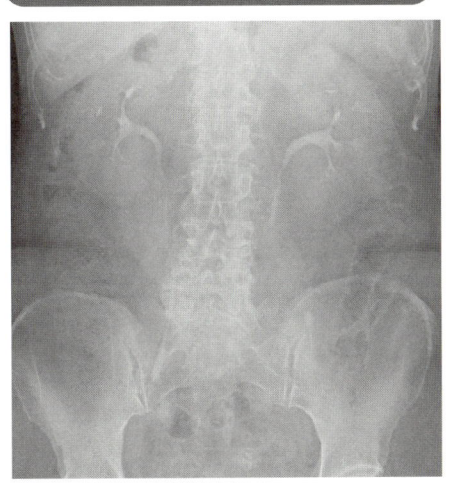

検査でわかること

この検査でわかるのは、腎臓から尿道までの、**尿の通り道の形態的な異常**です。たとえば、腎臓がん・腎盂がん・腎臓結石・水腎症などの腎疾患や、尿管のがん・結石・狭窄など、そして膀胱のがんや結石などを確認することができます。

異常所見があった場合は

通常は、尿検査やCT検査などをすでに済ませており、起きている病気の推測もかなり高いレベルでできているので、この検査でその確認ができれば、ほぼ確定診断を下すことができます。

画像検査

内視鏡的逆行性胆道膵管造影(ERCP)

胆管や膵管の異常を確認するための検査

わかる病気 胆管がん・胆嚢がん・膵臓がんなど

検査の目的・内容

　口から内視鏡を挿入し、十二指腸のファーター乳頭部（胆管・膵管の出口）まで導き、そこから造影剤を胆管・膵管に注入し、体外からX線撮影を行うという検査です。造影剤は、胆汁の流れと逆方向に侵入していくので、検査名に「**逆行性**」という言葉がつけられています。

　似た名称の検査として、ほかに**経静脈性胆道造影（DIC）**、**経皮経肝胆管造影（PTC）**があります。

　経静脈性胆道造影は、造影剤を注射または点滴により静脈に投与して検査する方法です。**胆嚢や胆管の異常を調べる場合に選択される**ことがあります。ただし、この方法では膵管の異常をとらえることはできません。経皮経肝胆管造影は、穿刺針を体外から肝臓へと刺し込み、胆管内に造影剤を注入する方法です。穿刺針の差し込みは、超音波装置で確認しながら行います。**胆管の狭窄や腫瘍、結石がある**場合、内視鏡的逆行性胆道膵管造影や経静脈性胆道造影の方法ではその部分から先に造影剤が進みにくいので、この方法がとられます。この方法でも、膵管の異常を調べることはできません。

検査でわかること

　この検査により、胆道（肝内胆管・胆嚢・総胆管）と膵管に起きている**がん**や狭窄、結石、膵胆管の形状的な異常などがわかります。

検査画像の例

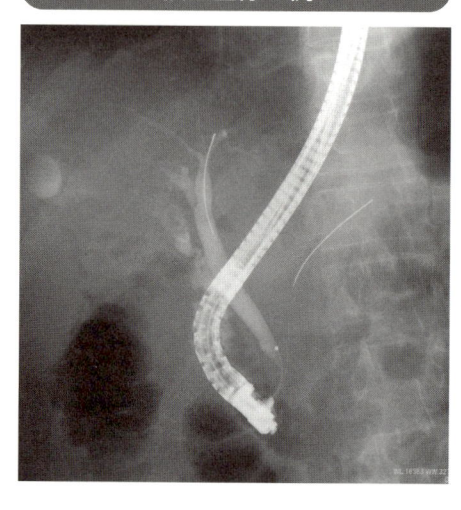

異常所見があった場合は

　起きている症状や、事前に行われている別の画像検査などから、すでに病気の推測が行われていますから、多くの場合、この検査により診断を確定させることができます。

　さらに、検査時、挿入した内視鏡を使って、胆汁のドレナージや結石の除去、狭窄部を管内の内側から広げるためのステント（金属製の網製筒状の治療用器具）の留置、生検を行うための組織採取などを行うことがあります。

画像検査

SPECT

脳・心臓の異常や臓器がんを調べるための検査

わかる病気 脳腫瘍・脳梗塞・心筋梗塞・各種臓器がんなど

検査の目的・内容

SPECT とは、**単一光子放射線型コンピュータ断層撮影の略称**です。この検査は、**シンチグラフィー検査**（→ P.228）の一種です。まず、体内に放射性同位元素を注入し、それが検査対象とする臓器に取り込まれたら、その部分から発せられる放射線をシンチカメラで撮影し、コンピュータ処理によって断層画像を得るという形で、検査を行います。

検査は、CT 検査（→ P.122）用装置に似た装置に横になって行います。複数の断層画像を再処理することにより、3次元画像化することもできます。

この検査で用いる放射性同位元素は、集まりやすい臓器によりいくつかの種類があり、それに適合している範囲なら、どの臓器でも検査をすることが可能です。とくに**脳や心臓の異常を調べることを目的**として、多く活用されています。

脳血流 SPECT

脳血管の異常や、脳の活動の状態などを調べる検査です。平均的な検査時間は、30～40分程度です。

心筋血流 SPECT

心筋の状態や動き方、血流の様子などを調べる検査です。心電図と併用できる機種であれば、**虚血性心疾患**の具体的な情報を得ることもできます。検査時間は、通常、45～75分程度となります。

検査画像の例

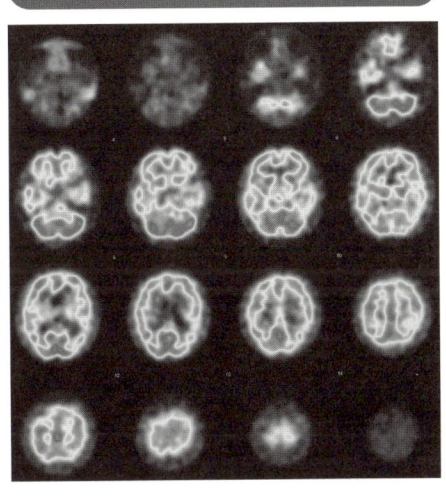

検査でわかること

脳血流 SPECT では、**脳腫瘍**、**脳梗塞**、脳出血、脳血管奇形、アルツハイマー病、パーキンソン病、てんかんなど、心筋血流 SPECT では、**心筋梗塞**、**狭心症**、心不全、心筋炎などの診断を行うことができます。そのほか、**さまざまながんの診断**も行うことができます。

異常所見があった場合は

想定されている病気にかかわる各種検査データや、CT 検査（→ P.122）、MRI 検査（→ P.124）などの結果をみながら、診断を確定させます。

画像検査

PET

がんの早期発見に威力を発揮する検査

わかる病気 各種のがん・虚血性心疾患・てんかんなど

検査の目的・内容

　PETとは、**陽電子放射型コンピュータ断層撮影の略称**です。SPECT（→P.235）と同じように、シンチグラフィー（→P.228）の一種です。

　この検査では、まず、**陽電子**（ポジトロン）を放出する物質を含む薬剤を体内に注入します。体内で陽電子が放出されると、体内の原子を構成する電子とぶつかり合って消滅してしまいますが、その際にγ線が放出されます。それを体外で検出し、コンピュータ処理して得た画像を観察します。画像は、3次元化して見ることもできます。

　PETで調べることができるのは、**全身の組織の機能の状態**で、SPECTと同様です。形態を調べる超音波検査やCT検査、MRI検査（→P.122〜125）などとは、この点で性格が異なります。それらの長所を融合した、**PET-CT**という検査装置も開発されています。

　PETとSPECTは、同じ目的で活用されている検査法ですが、**PETのほうがより高い解像度の画像を得る**ことができます。ただし、SPECTで使用される放射性同位体薬剤に比べて、PETのポジトロン薬剤は半減期が大幅に短いため、投与される直前に**サイクロトロン**という装置で製造しなければなりません。そのため、検査施設にサイクロトロンがなければこの検査を行うことができず、検査のできる施設は限られています。

　なお、PET検査は、早期の胃がんについては、健康保険の対象になっていません。また、ほかの画像検査で確定診断をすることが可能な場合も、健康保険は適用されないことになっています。

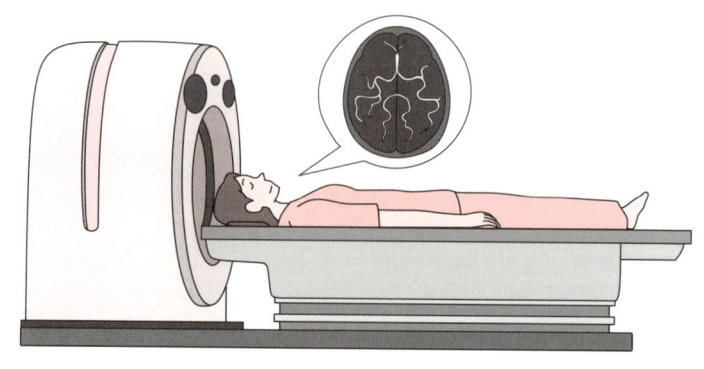

台の上にあお向けになり、そのまま台ごとPETスキャナーの中を通過し、全身の断面を撮影する。

ココが知りたい！

PETにも苦手なことがある

　小さいがんでも発見することが可能なPETですが、万能というわけではありません。たとえば、白血病や、粘膜に起きるタイプの早期がん、胆道がん、肝臓の細胞がん、ごく小さいがんが散在している場合などについては、発見できないことがあります。がんの中にはブドウ糖を消費しないタイプもあり、その発見・診断には不向きとなります。また、血糖値が高い糖尿病の人については、がんの診断が難しいことがあります。
　以上のようなケースでは、ほかの画像検査などにより、診断を得ることになります。

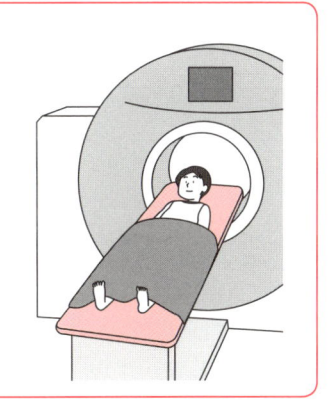

検査でわかること

　この検査により得られる対象臓器の断層（輪切り）画像や3次元画像により、**その臓器がどのように機能しているか**がわかります。また、その臓器・組織のブドウ糖代謝やアミノ酸代謝、酸素消費の状態などもわかります。ブドウ糖代謝については、それががんの発見に大いに役立ち、**がんの早期発見にはきわめて有力な検査方法**となっています。

　がんの検査では、**FGDというブドウ糖にポジトロンを放出する物質を組み込んだ薬剤を使用**します。がんはブドウ糖を多量に消費するため、FDGがたくさん取り込まれます。そのため、小さいがんでも、PETにより存在が明らかになるのです。脳も、ブドウ糖を唯一のエネルギー源にしているため、FDGがたくさん集積し、PETにより病変を探し出すことができます。また、FDGは腎臓から尿とともに排泄されるため、腎臓、尿管、膀胱がその通り道となり、その部位の異常を突き止めることができます。

　放射性薬剤はほかにも種類があり、同様の形でさまざまな病気を発見することができます。

　より鮮明な画像を得たい場合は、前述のPET-CTを活用することもあります。これにより、検査対象臓器・組織の機能と形態の両方を詳しく観察することができます。

　この検査により、一部を除く**悪性腫瘍**や、**糖代謝・アミノ酸代謝の異常をもたらす病気を発見する**ことができます。また、この検査は全身を観察することができるので、がん転移が心配されている場合、かなり小さいものまで探し出すことが可能です。これにより、手術を行う際に、がんの原発巣のほか、転移がんの切除も同時に行うことが可能になります。

異常所見があった場合は

　この検査は、多くの場合、確定診断をするために行われます。したがって、この検査と事前に行われている各種検査の結果などを総合的に判断して、診断を確定することになります。

画像検査

気管支鏡（BF）

内視鏡により気管支の中を直接調べる検査

わかる病気 気管支がん・慢性気管支炎・肺がん・サルコイドーシスなど

検査の目的・内容

気管支用のグラスファイバー製の内視鏡を口から気管支内へと挿入し、**気管支内を目視**、あるいは**モニター画面の映像により観察する検査**です。内視鏡の先端部にはレンズがあり、これによって、病変の状態を確認します。

検査では、まず鎮咳去痰薬の注射を行ったあと、麻酔スプレーをのどに吹きかけ、マウスピースを装着して、内視鏡を挿入していきます。のどを通るときなどに不快な違和感を覚えますが、すぐに収まります。検査の前後各2～3時間は、嘔吐や誤飲を防ぐため、**飲食は禁止**となります。検査そのものにかかる時間は30分程度です。

なお、検査後に血痰が出ることがありますが、通常は心配いりません。血痰が多いようなら、医師に連絡しましょう。

この検査は、胸部X線検査（→P.72）やCT検査（→P.122）、喀痰検査（→P.224～226）などにより、**気管支がんや肺がんなどの気管支・肺疾患の疑いが濃厚な場合に実施**されます。

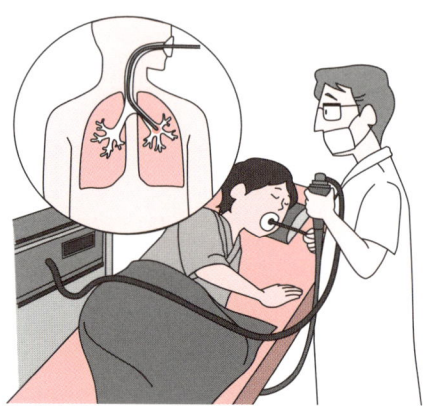

口や鼻から気管支鏡を気管支の中に挿入し、内部の様子をモニターで観察する。

検査でわかること

内視鏡により、気管支の入り口から奥部までを調べることができますから、病変があれば発見が可能です。

発見・確認できる病気には、**気管支がん**、**慢性気管支炎**、気管支拡張症、**肺がん**、肺線維症、びまん性間質性肺疾患、**サルコイドーシス**、肺結核などがあります。

がんの場合、**病変の部位や大きさ、病態まで確認**することができます。

異常所見があった場合は

ほとんどの場合、この検査により、確定診断を得ることができます。

内視鏡の先端部にある器具により、がんと思われる部分の細胞を採取して、細胞診に回すこともできます。これにより、**がんのタイプなどを調べることができ、治療方針を決定するためのデータ**となります。

画像検査
腹腔鏡

腹腔内にある臓器の表面の状態を確認する検査

わかる病気 肝臓がん・肝硬変・卵巣疾患・子宮疾患など

🔬 検査の目的・内容

　人の胴体内部のうち、横隔膜（おうかくまく）より下の部分を「腹腔（ふくうう）」といいます。この検査は、腹腔内にある**肝臓や胆嚢（たんのう）、腸、脾臓（ひぞう）、卵巣（そう）、子宮（しきゅう）**などの臓器の、**外側の状態を確認する検査**です。

　腹腔鏡は内視鏡（ないしきょう）の一種ですが、ほかの内視鏡の多くがグラスファイバーなどの柔軟な管を用いた軟性鏡であるのに対して、**腹腔鏡はまっすぐの金属の筒でできた硬性鏡**です。この検査では、まず腹壁に細い管（気腹針（きふくしん））を刺し、そこから気体（炭酸ガス）を注入して腹腔内をふくらませ、その後、小さい切開創（せっかいそう）をつくって腹腔鏡を刺し込みます。そして、腹腔内の検査対象臓器を観察します。腹腔鏡の先端には、レンズのほか、組織を採取できる器具がついており、必要があれば、**組織を採取して生検に回すこともできます**。検査が終了したら、切開したところを縫合し、抜糸は数日後になります。

　この検査は、身体に傷をつける方法で行うため、**身体への負担が大きく**、単純に何らかの病気が起きているかもしれないという段階で、検査だけを目的に行われるものではありません。ただし、不妊症の場合は、検査目的で実施することがあります。

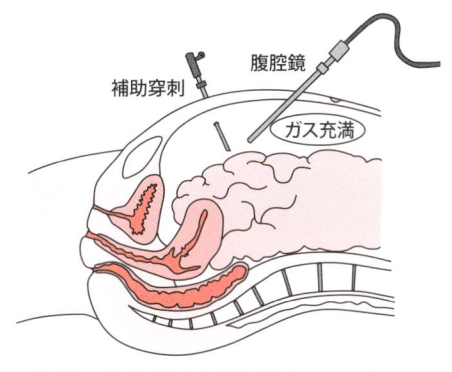

腹部にガスを注入して腹腔内をふくらませたあと、腹腔鏡を挿入し、腹腔内の臓器の様子を観察する。

🧪 検査でわかること

　肝硬変や慢性肝炎などの場合は、異常が長期にわたるため、肝臓の表面の形状が変化します。**炎症があれば、それは表面の色の異常として現れます**。このような形で、起きている病気の種類や進行度、病態などを知ることができます。

　肝臓の病気では、これらのほか、**肝臓がん**や脂肪肝、うっ血肝などが、この検査でわかります。また、検査対象となるほかの臓器の病気には、胆嚢がん、腹膜炎、サルコイドーシス、腸疾患（しっかん）、脾臓疾患、**卵巣・子宮疾患**などがあります。

💄 異常所見があった場合は

　多くの場合で、この検査により確定診断を得ることができます。

画像検査

膀胱尿道鏡

尿道・膀胱・前立腺の病気を調べる検査

わかる病気 膀胱がん・前立腺がん・尿道狭窄など

検査の目的・内容

尿道から膀胱までの内部の状態を、専用の内視鏡を使って調べる検査で、**尿道を取り巻く前立腺の病気発見にも活用**されています。とくに**膀胱がん**の検査では、超音波検査（→P.120）やMRI検査（→P.124）などより小さい病変まで見つけることができるため、診断の確定に**最も重要な検査**という位置づけになります。

膀胱尿道鏡（「膀胱鏡」ともいう）には、柔軟で挿入時の苦痛が比較的少ないグラスファイバー製の軟性鏡と、広い視野が得られる金属製の硬性鏡があります。

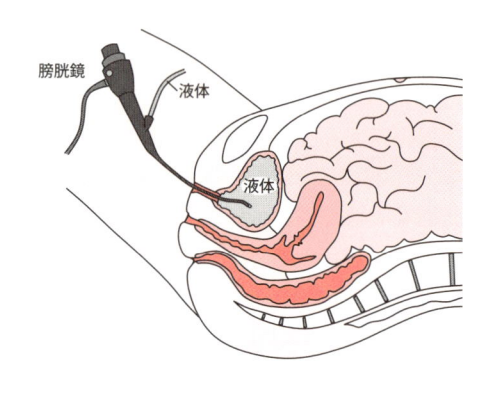

尿道口から膀胱尿道鏡を挿入（チューブから液体を注入）し、尿道や膀胱を観察する。

検査でわかること

膀胱がん、膀胱炎、膀胱結石、膀胱憩室、膀胱頸部硬化症、膀胱三角部欠損症などの**膀胱の病気**、尿管口異常、尿道弁異常、尿道狭窄などの**尿道の病気**、前立腺がん、前立腺肥大症などの**前立腺の病気**を確認することができます。

異常所見があった場合は

膀胱がんの場合は、事前に行っている尿検査（細胞診）と、この検査により診断を行います。そして、膀胱尿道鏡の先端部についている器具を使ってがんが疑われる部分の組織を採取し、**生検**を行って、がんのタイプや進行度を判断します。

ココが知りたい！

内視鏡挿入時の違和感を和らげるコツ

膀胱尿道鏡を挿入するときは、部分的に違和感や軽い痛みを感じます。検査する医師は、その瞬間に「ちょっと痛むかもしれませんよ」などといってくれますから、腰のあたりに入っている力を抜き、気持ちをリラックスさせましょう。違和感や痛みをある程度、軽減することができます。

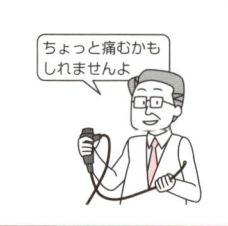

「ちょっと痛むかもしれませんよ」

画像検査

関節鏡

内視鏡により関節の内部を直接観察する検査

わかる病気 半月板損傷・靱帯損傷・軟骨損傷・関節骨折など

検査の目的・内容

関節鏡検査は、**膝関節や肩関節、股関節などの損傷**が疑われ、X線検査やCT検査（→P.122）、MRI検査（→P.124）などを行っても診断を確定することができない場合に行われる検査です。

関節鏡は内視鏡の一種で、直径2.7～5mmの細いものですが、関節部に挿入する際には、検査対象となる関節部の皮膚に、それが入るだけの小さい切開を行うことが必要です。したがって、まず局所麻酔を行ってから、関節鏡を関節内に挿入します。そして、関節内腔を広げるために**生理的食塩水を注入**したうえで、必要に応じて関節を動かしたりしながら、損傷の状態を確認します。

検査そのものにかかる時間は、通常、15分前後ですが、前処置・後処置の時間を加えると、**1時間15分から1時間30分程度**となります。

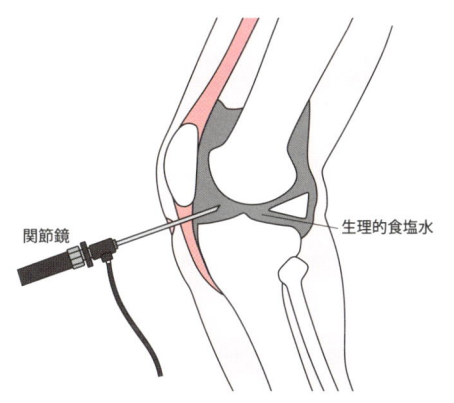

目的の関節に関節鏡を挿入し、生理的食塩水を注入してから内部の様子を観察する。

検査でわかること

この検査により、関節の異常の確定診断をすることができます。ひざでは、**靱帯損傷・断裂、半月板損傷、膝軟骨損傷**、関節遊離体、膝外大腿関節症などがあげられます。そのほか、変形性関節症、習慣性脱臼、肩腱板損傷、足関節部の損傷などもあります。

異常所見があった場合は

この検査で使用する内視鏡は、そのまま手術に移行することができる器具を備えています。したがって、局所麻酔が効いている範囲であれば、**手術や処置を行うことになるのが一般的**です。このレベルの手術であれば、完治したあと、多くの場合、いままでどおり関節の曲げ伸ばしができ、スポーツなどもできるようになります。

検査が終了したら切開部分を縫合し、抜糸はおおむね1週間後となります。傷口が安定するまでの間は、その部分を清潔に保つことが必要です。細菌などの感染が心配されるため、医師の許可が出るまでは、水で濡らしたり、風呂の湯に浸かったりすることはできません。

画像検査

筋電図（EMG）

筋肉の異常の原因を調べるための検査の一種

わかる病気 重症筋無力症・進行性筋ジストロフィー・筋萎縮性側索硬化症など

検査の目的・内容

　筋電図検査は、筋肉の働きに異常がみられる場合に、その原因が筋肉そのものにあるのか、筋肉の活動をつかさどっている神経にあるのかを判断するために行われる検査です。筋電図検査にはいくつかの種類がありますが、そのうちの代表的な検査が、**針筋電図検査**と**神経伝達速度検査**です。

　針筋電図検査は、筋肉のうち、異常が起きていると考えられる部位に細い電極針を刺し、筋肉に力を入れたり抜いたりしながら、その際に生じる電気的活動を筋電計でとらえる検査です。検査結果は**心電図と似た形のグラフ**で示され、その波形から、起きている異常の原因が筋肉にあるのか神経にあるのか、また異常の程度はどうかなどを判断します。筋肉に針を刺したり、その状態で力を入れたりするので、痛みを伴います。

　神経伝達速度検査は、手足の離れた位置に2つの電極を取り付け、微弱な電気的刺激を加えて、その2点間を伝わる刺激の速さを計測する検査です。一般的に、**神経的な病気があると伝達速度が遅くなります**。

　この検査では、微弱ながら電気的刺激を与えるため、わずかですがびりびりした感じを受けます。しかし、身体に害のあるものではなく、心配はいりません。

検査でわかること

　前述のとおり、**筋肉の異常の原因についての情報を得る**ことができます。それにより、起きている病気の推測範囲や程度を絞り込むことができます。

異常所見があった場合は

　この検査だけで診断を下すことはできません。ほかの画像検査や、推測される病気に対する関連検査は事前に行われており、起きている症状なども含め、総合的に判断して診断を行います。

疑われるおもな病気

種類	おもな病気
筋肉の病気	重症筋無力症、進行性筋ジストロフィー、筋緊張性ジストロフィー、多発性筋炎など
神経の病気	筋萎縮性側索硬化症、ギランバレー症候群、手根管症候群、慢性炎症性多発根神経症、糖尿病神経障害、変形性脊椎症、末梢神経炎など

画像検査

脳波（EEG）

脳の機能的な異常をとらえる検査

わかる病気 脳腫瘍・脳梗塞・脳出血・てんかんなど

検査の目的・内容

脳はつねに活動していますが、その活動に伴い、**微弱な電流が発生**しています。この電流は、脳に何らかの機能異常が起きると、特徴的な変化を示します。それを体外からとらえ、病気の有無や種類を調べるのが脳波検査です。

検査は、ベッドに横になり、リラックスした状態で行います。検査では、頭部に8〜20個の電極を取り付け、脳波をとらえて増幅し、それをグラフに記録して、観察・判定します。また、必要に応じて、深呼吸、まぶたの開閉、音や光による刺激、睡眠などの要素を付加して検査することもあります。検査時間は、どのような方法で行うかにより、**30分から2時間程度**までと、大きく異なります。

なお、意図的に睡眠に導入する場合以外では、眠ってしまうと検査が成立しなくなります。逆に、興奮すると脳波に乱れが生じて、病気の有無がわからなくなります。ともに十分に注意しましょう。

検査でわかること

脳に異常がないと、波形はおおむね規則正しい動向をみせますが、脳に部分的な異常が生じていると、波形に乱れが混じるようになります。脳全体に異常が起きている場合は、全体として**不規則に並**

検査脳波の正常例と異常例画像の例

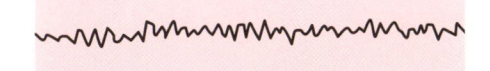

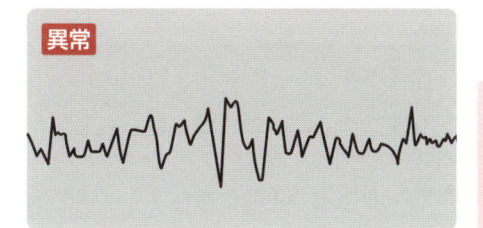

正常

異常

んだのこぎり刃のような形状を示します。そのほか、特徴的な脳波波形を示す病気もあります。それにより、病気の有無や種類を確認します。

脳波が異常を示す病気には、**脳腫瘍**、**脳梗塞**、**脳出血**、**脳炎**、**てんかん**などがあります。また、**認知症**や**肝性昏睡**などでも、脳波の乱れが生じます。

異常所見があった場合は

脳腫瘍や**脳血管障害**が疑われる場合は、頭部のCT検査やMRI検査などの追加検査を行い、症状の現れ方なども考慮しながら、診断を確定させます。てんかんの場合は、脳波検査により、診断を確定することが可能です。

そのほかの検査
血液型

輸血の可否の判断や輸血事故を防ぐための検査

わかること 血液型不適合

検査の目的・内容

輸血をする場合、どのような血液でもよいわけではありません。血液には**遺伝的な型**があり、それを考慮せずに輸血をすると、血液が凝固したり、血液の成分に異常が起きたりして、医療事故の原因になることがあります。この検査は、おもにそのような事態を防ぐために行われます。

血液の型は、血液そのものの種類ではありません。血液型検査としてよく知られているのは、ABO式とRh式ですが、これは**赤血球の表面に存在する抗原の種類**です。型を無視して輸血をすると抗原抗体反応が生じて異常が生じます。

ABO式

赤血球の表面にある**抗原の型（A抗原とB抗原）を確認する検査**です。この検査には、**表検査**と**裏検査**があります。表検査は、被検者の赤血球に抗A抗体と抗B抗体を反応させ、凝集の状態をみるものです。裏検査は、被検者の血清にA抗原とB抗原を反応させ、A・Bどちらの抗体が存在しているかを確認するものです。この表・裏検査により判定を行います。

Rh式

赤血球表面の抗原のうち、**D抗原（Rh抗原）の有無について調べる**のがRh式の検査です。

検査でわかること

ABO式では、表検査の結果を裏検査の結果により確認し、赤血球による血液型を判定します。判定は、**A型・B型・AB型・O型**のいずれかとなります。

Rh式では、赤血球表面にD抗原が存在しているかどうかを判定することができます。D抗原が存在している場合を「Rh+」、また存在していない場合を「Rh −」と判定します。**日本人の場合、99.5％がRh+**となります。

ココが知りたい！

赤血球以外の血液型

ABO式とRh式は赤血球にかかわる血液型ですが、ほかにもさまざまな血液型の分類法があります。骨髄移植などの際には、HLAと呼ばれる血液型検査が行われます。HLAは、白血球にかかわる血液型です。また、血小板にかかわるHPAという血液型分類があります。母親と胎児の間にHPA不適合があると、新生児血小板減少性紫斑病の原因になります。

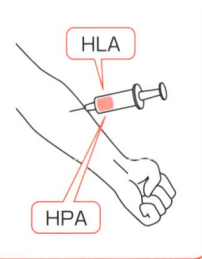

ＡＢＯ式の判定

(＋：凝集する／－：凝集しない)

検査	反応させる抗原・抗体	凝集の有無			
表検査	抗A抗体	＋	－	＋	－
	抗B抗体	－	＋	＋	－
裏検査	A抗原	－	＋	－	＋
	B抗原	＋	－	－	＋
判定		A型	B型	AB型	O型

Ｒｈ式の判定

検査結果	判定
赤血球表面にRh抗原（D抗原）が存在する	Rh＋（陽性）
赤血球表面にRh抗原（D抗原）が存在しない	Rh－（陰性）

輸血の適合（理論上）

(○：可／×：不可)

受血者の血液型		供血者の血液型							
		A型		B型		AB型		O型	
		Rh＋	Rh－	Rh＋	Rh－	Rh＋	Rh－	Rh＋	Rh－
A型	Rh＋	○	○	×	×	×	×	○	○
	Rh－	×	○	×	×	×	×	×	○
B型	Rh＋	×	×	○	○	×	×	○	○
	Rh－	×	×	×	○	×	×	×	○
AB型	Rh＋	○	○	○	○	○	○	○	○
	Rh－	×	○	×	○	×	○	×	○
O型	Rh＋	×	×	×	×	×	×	○	○
	Rh－	×	×	×	×	×	×	×	○

＊現在、異なる血液型での輸血は行われていません。
＊これは、赤血球の血液型からみた適合の可否です。まれに、違う要因により不可となる場合があります。

そのほかの検査　血液型

そのほかの検査
骨密度(BMD)

骨の密度の低下状態を調べる検査

わかる病気 骨粗鬆症など

基準値	YAMの80%以上

検査の目的・内容

　骨量検査、骨塩量検査とも呼ばれ、骨に含まれているミネラル（大半がカルシウム）の密度（量）を、超音波検査（→P.120）かX線検査により調べます。この検査は、骨の状態にかかわる病気の診断に活用されるのですが、事実上、**骨粗鬆症の状態を知るための検査**となります。

　検査法には、**超音波を用いる方法**と、DEXA（DXA）法・MD法・QTC法などの**X線を用いる方法**があります。超音波法は、装置が小型なうえ、X線を用いないため、検査回数や検査対象を選ばずに行えるので、広く普及しています。ただし、診断の基準とされている検査法は、**検査精度が高いDEXA法**です。

検査でわかること

　検査結果は、20〜44歳の若年成人の**骨密度（YAM）を100とした場合と比較した数値(単位：%)**で示されます。また、診断基準には、脊椎X線像による判定という要素も含まれています。この2つの指標をみることにより、**骨粗鬆症が起きているかどうか**を知ることができます。

数値の見方

　診断基準は、下表のとおりです。**検査数値の低さは、骨粗鬆症の進行の度合いを、ある程度反映**しています。

異常値が出た場合は

　定期的に検査を受け、**数値がどのよう**

原発性骨粗鬆症の診断基準

骨密度	脊椎X線像での骨粗鬆症化	診断
YAMの80%以上	なし	正常
YAMの70%以上80%未満	疑いあり	骨量減少
YAMの70%未満	あり	骨粗鬆症

（日本骨代謝学会による）

＊続発性骨粗鬆症や骨量低下を伴う別の病気が認められない場合の基準です。
＊脆弱性骨折がすでに認められる場合は、骨密度がYAMの80%未満、または脊椎X線像での骨粗鬆症化が「疑いあり」の判定があれば、骨粗鬆症と診断します。

ココが知りたい！

骨粗鬆症の食事療法

骨密度を高めるには、牛乳・乳製品や小魚、小松菜、チンゲン菜などのカルシウムを多く含む食品の摂取を心がけることが大切です。そのほか、さけ、さんま、きのこ類などのビタミンDが豊富な食品や、納豆、緑黄色野菜などのビタミンKの豊富な食品の摂取も心がけましょう。

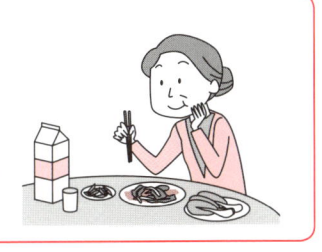

に変化しているかに注目することが大切です。それにより、最適な治療法を選択することができるからです。検査数値は、多少ばらつきが出るのがふつうで、大きな流れをみるという心構えで臨みましょう。

また、検査を受ける施設がまちまちだったり、検査方法が一定していなかったりすると、検査数値に生じるばらつきが大きくなるおそれがありますから、可能な限り、**同じ医療施設で受検する**ようにしましょう。

治療は、内服薬や注射による**薬物療法が中心**となります。それを支える**食事療法**や**運動療法**により、さらに治療効果の向上を図ります。骨粗鬆症の進行の程度により、薬物療法の方法や運動療法のスタイルなどが変わりますから、医師の指示に確実に従うようにしましょう。

おもな検査法

種類	測定部位	特徴
超音波法	おもにかかとの骨。場合により脛骨	放射線被曝の心配がなく、だれにでも、また短期間に何度でも実施できる。ただし、検査精度はDEXA法よりやや低い
DEXA法	おもに腰椎。全身のどの骨でも可能	波長の異なる2種類のX線を照射して測定する。現在の測定法の中では検査精度が最も高いが、放射線被曝を考慮する必要がある
MD法	人差し指	X線撮影を行い、骨の部分の濃度をアルミニウム板のスケールと比較して測定する。検査は簡単だが、検査精度はDEXA法より低い。また、放射線被曝を考慮する必要がある
QCT法	おもに腰椎。場合により橈骨	X線CTにより測定を行う。検査精度は高いが、放射線被曝を考慮する必要がある

そのほかの検査
細胞診／組織検査

悪性腫瘍の診断と進行度の判定を行う検査

わかる病気 各種悪性腫瘍

基準値	細胞診 ClassⅡ以下（パパニコロウ分類）	組織検査 異常所見なし

検査の目的・内容

細胞診は、粘膜や喀痰、尿、胸水、腹水などを採取し、そこに含まれる細胞を染色して顕微鏡により観察する検査です。一方の組織検査は、内視鏡や手術により採取した検体を同じような手順で観察する検査です。ともに、**悪性腫瘍の確定診断や進行度の把握を行ううえで欠かせない検査**となっています。

細胞診の場合、探している悪性腫瘍の細胞が、採取した検体に含まれていないケースがあり得ますが、組織検査の場合は、異常がみられる部位を選んで検体を採取するため、検査の正確性という意味では**組織検査のほうが優れています**。

検体が粘膜表面や喀痰、尿以外の場合は、検体の採取に外科的手法を用いるため、身体への負担が大きくなります。したがって、ほかの検査などにより病気（悪性腫瘍）の存在が疑われる場合に、それを**最終確認するために**行われます。

検査でわかること

判定は、顕微鏡によって悪性腫瘍の細胞があるかどうかをつぶさに観察することにより行いますが、一般的には、その結果を**パパニコロウ分類**に照らして示すことになります。パパニコロウの分類でClassⅠとⅡであれば**陰性**となり、**悪性腫瘍の存在は否定**されます。異常所見は、**ClassⅢ以上**の場合です。

異常所見があった場合は

ClassⅣかⅤの場合は、ただちに治療に移ることになります。

パパニコロウ分類

分類	読み替え	判定
ClassⅠ	陰性（−）	異形細胞・異常細胞を認めない
ClassⅡ		異形細胞・異常細胞を認めるが、悪性を疑わない
ClassⅢ	疑陽性（±）	異常細胞を認めるが、良性・悪性の判断はできない。再検査を要する
ClassⅣ	陽性（＋）	異常細胞を認める。悪性の疑いが濃厚であり、がんと判定する
ClassⅤ		異常細胞を認め、悪性（がん）と断定できる

＊子宮がんなどは、これより細かい分類の「日母式（日本母性保護産婦人科医会式の略）」や、世界標準の「ベセスダシステム」による判定を行うケースが増えています。

そのほかの検査
腰椎穿刺

髄液の状態から脳・脊髄の病気を診断する検査

わかる病気 くも膜下出血・髄膜炎・脳炎など

基準値	下記のとおり

検査の目的・内容

脳や脊髄の周囲にあり、その保護や老廃物の排泄役となっている液体を、**髄液（脳脊髄液）**といいます。脳や脊髄に病気が起きると、髄液の状態や圧力に変化が生じます。この検査は、そのような病気の存在が疑われる場合に行われます。

腰椎穿刺検査は、腰の脊髄腔に針を差し込み、まず髄液の圧力を測定し、そのあと髄液を少量採取します。その**髄液の状態から、病気の存在を判断**します。

検査でわかること

検査では、髄液の圧力と外観、髄液に含まれる細胞数、たんぱく、糖を調べるほか、感染症が疑われる場合は髄液の培養を行い、判定します。

基準値

髄液圧	外観	細胞数
60～180mmH$_2$O	水様、透明	5個以下
たんぱく	**糖**	**培養**
15～45mg/dℓ	50～80mg/dℓ	陰性（－）

疑われるおもな病気

項目	おもな病気
髄液圧	上昇 髄膜炎 など 下降 頭蓋内圧低下症 など
外観	鮮紅色 くも膜下出血、脳出血、ヘルペス脳炎 など 黄色 結核性髄膜炎、真菌性髄膜炎、くも膜下出血 など 白濁 がん性髄膜炎 など 混濁膿性 細菌性（化膿性）髄膜炎 など
細胞数	増加 髄膜炎、脳炎 など
たんぱく	増加 脊髄腫瘍、髄膜炎、脳炎、多発性硬化症、ギランバレー症候群、糖尿病、尿毒症 など
糖	低下 髄膜炎、サルコイドーシス など
培養	陽性（＋） 感染性髄膜炎 など

＊糖については、検査1～2時間前の血糖値との比較により判定します。

そのほかの検査
負荷心電図

運動に伴って現れる心筋の変化を調べる検査

わかる病気 狭心症・不整脈など

検査の目的・内容

狭心症や不整脈などの発作性の心臓病は、発作が起きていないときに**安静時心電図検査**（→ P.78）を受けても、異常が見つからないことがよくあります。ある報告によれば、**狭心症があるにもかかわらず、安静時心電図検査では60％近くが異常なしと判定される**といいます。

そこで、運動によって身体に負荷をかけ、それによって生じる心筋の異常をとらえるのが、この検査の目的です。

おもな検査法には、**マスター法、トレッドミル法、エルゴメーター法**の3種類があります。いずれも、負荷をかける運動の量は、年齢、体重、性別により、あらかじめ決められています。

なお、足腰の状態がよくない人には、この検査を行えないことがありますから、該当する人は事前にその旨を医師に伝えてください。この検査を行わないか、薬物により負荷をかける方法に変更されることがあります。

マスター法

まず、安静時の心電図をとり、そのあと、運動により身体に負荷をかけます。凸状の階段を、メトロノームが刻むリズムに合わせて、1分30秒間（シングル）または3分間（ダブル）、続けて昇降します。そして、運動直後、3分後、5分後、10分後などに心電図をとり、**安静時にとったものと比較することにより判定**します。

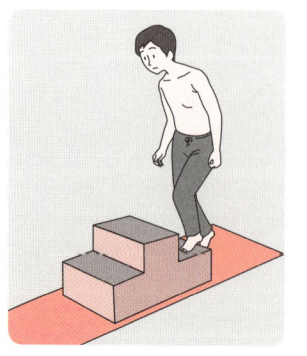

トレッドミル法

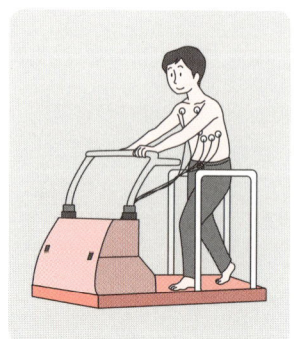

計測装置につながる電極を胸部に装着し、ベルトコンベアのような装置の上を

負荷心電図の方法

● マスター法　　● トレッドミル法　　● エルゴメーター法

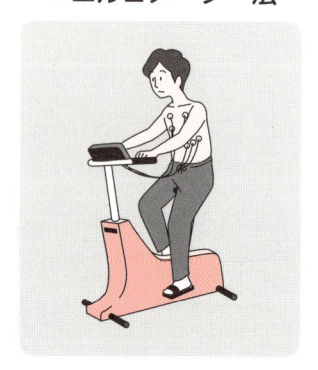

ココが知りたい！

検査を受けるときの心得

　負荷心電図検査は、心機能に異常がある可能性のある人が受検する検査です。したがって、検査前に、体調が思わしくない、ひざが痛むなどの支障があったら、医師に必ず伝えて受検の可否の判断をしてもらいましょう。検査時間や運動の強さは、その人に合った形で医師が考えます。

　また、検査中は医師などが受検者の様子を観察していますが、それでも気分が悪くなったり、ひざが痛くなったり、足がふらついたりというようなことが起こることがあります。その際は、遠慮せずに医師などに伝えてください。運動をただちに中止しますから、がまんしてはいけません。

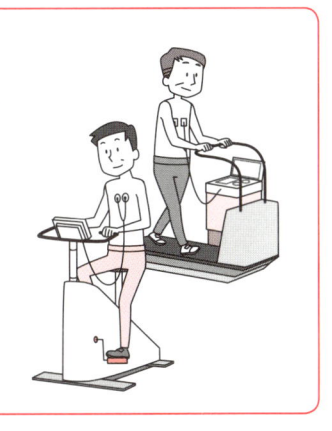

ベルトの動きに合わせて歩くという方法です。ベルトの速さや角度を変えることにより、負荷の強さを調節することができます。計測装置には心電図とモニターがあり、その画面を見ながら、**心臓の拍動の様子を観察**するほか、**経過をグラフにして記録**することもできます。これにより、判定を行います。

エルゴメーター法

　トレッドミル法と、負荷をかける方法が異なる検査法です。エルゴメーター法では、スポーツクラブにあるような形状の**固定式自転車**にまたがり、それをこぎながら心電図をとります。胸に電極を付け、モニターで観察しながら検査を行います。負荷の強さは、ペダルの抵抗を変えることにより調節することができます。

検査でわかること

　心臓に問題がなければ、身体に負荷をかけても正常な変化を示します。しかし、**狭心症**や**心筋梗塞**、**不整脈**などがあると、身体への負荷により心臓が異常な動向を示し、心電図の波形に現れます。

　負荷心電図の判定は、負荷時の心臓の活動のレベルの異常、反応のしかたの異常、負荷刺激の伝わり方の異常、心臓の動き方の異常など、さまざまな観点から、きわめて多くの項目をチェックして行われます。それぞれを総合的にみて、判定を行うことになります。

異常所見があった場合は

　多くの場合、この検査だけでは確定診断を行うことができません。ただし、この検査で異常を示せば、心機能に問題があることは確実ですから、起きている心臓病の種類の推測は、かなりの程度できており、確実なものとなっているのがふつうです。

　狭心症などの**虚血性心疾患**が疑われる場合は**冠動脈血管造影検査**（→ P.231）や**ホルター心電図検査**（→ P.252）、**心筋のシンチグラフィー検査**（→ P.228）、**心エコー検査**などを、また不整脈が疑われる場合は**ホルター心電図検査**や**心エコー検査**などを行ったうえで、診断を確定させ、治療に入ります。

そのほかの検査
ホルター心電図

わかる病気 不整脈・狭心症・心筋梗塞

1日の心臓の動きを継続して調べる検査

検査の目的・内容

携帯型の心電図装置を使い、長時間、継続して心臓の動きを記録し、解析する検査です。ホルターとは、この装置を開発した博士の名前です。

この検査では、まず、5つの電極を胸に貼り付け、その電極とつながっている心電図装置を腰などに装着します。そして、そのまま**24時間**を過ごします。**安静時心電図検査**（→P.78）では、発作が起きているとき以外は異常所見をとらえることができませんが、この検査を行えば、**いつ起こるかわからない発作をとらえることができます**。

心電図装置にはICメモリーが内蔵されていて、心臓の活動を継続してとらえ、記録します。検査中に動悸や胸苦しさなどの自覚症状があった場合は、装置についているボタンを押して記録します。これは、異常が起きた時刻を正しく把握するためです。また、その自覚症状の様子と1日の活動の内容を、すべて具体的に書き留めておきます。それらのデータを解析することにより、**どのような場面でどのような発作が起きるのかを知る**ことができます。

検査中は、別に安静にしている必要はなく、ふだんどおりの生活をします。ただし、心電図装置には耐水性がないので、入浴やシャワーの使用はできません。また、激しい運動は控えるようにします。

なお、この検査を、人工ペースメーカー装着者に対して実施することがあります。これは、ペースメーカーの作動状態を確認するためのものです。

検査でわかること

この検査により、不整脈や、**狭心症**などの**虚血性心疾患の存在が判明**します。

波形の正常例と異常例

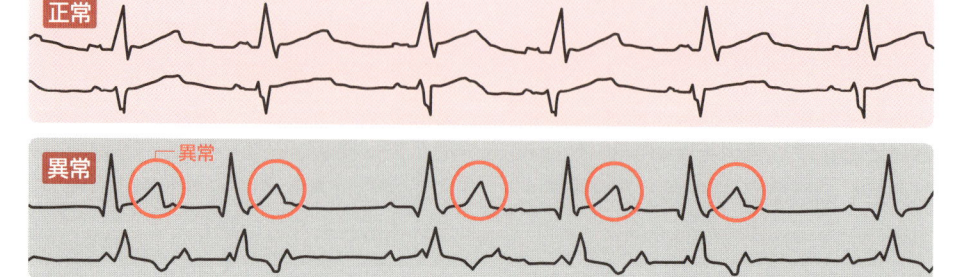

正常

異常　異常

ココが知りたい！

不整脈と狭心症の発作予防法

　不整脈と狭心症の人は、発作を誘発するような生活習慣をただちに改善することが必要です。

　その代表格が、喫煙、過度の飲酒、心身のストレスです。喫煙習慣のある人は、確実に禁煙を実行しましょう。暴飲暴食もよくありません。

　また、自分なりに心身のリラックス法を見つけましょう。そして、規則正しい生活習慣を身につけてください。

　そのほか、過度の労働や運動を避けることも大切です。ただし、血液循環の維持向上を図るため、発作が起こる心配のない範囲で身体を動かすことは必要です。医師などのアドバイスを受けながら、上手に生活の中に取り入れていきましょう。

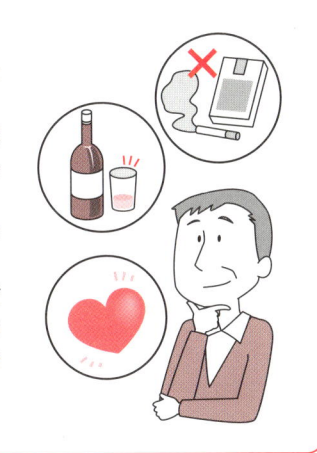

それらが存在している場合、不整脈では、どのようなタイプの不整脈か、重症度はどうかなどといったこともわかります。また、狭心症の重症度についての情報を得ることもできます。

24時間の検査中に、1度も自覚症状が出なかったというケースも少なくありません。しかし、自覚症状の有無が異常の有無を教えてくれるとは限りません。自覚症状がなくても、心電図には異常な波形が記録されていたということも、よくあります。このような異常が判明することも、この検査の必要性を示しており、検査を実施する意義があります。

逆に、心臓病のような症状があった場合、それが実際に心臓の異常によるものかどうかの判断を、この検査により行うこともできます。

なお、すでに狭心症を発症している人に対しては、この検査により、使用している治療薬の効果を確認することがあります。

異常所見があった場合は

　不整脈の場合、日常生活ではほとんど心配のないタイプもありますが、これもこの検査によってわかります。放置できない不整脈のうち、**頻脈性のタイプでは、薬物療法が第1選択肢**になり、その場合、抗不整脈薬や抗血栓薬などを用います。その効果が思わしくない場合や重症の場合は、**カテーテル**を用いて、心拍を不安定にさせている部位に選択的に高周波の電気を当て、その部分に凝固させる治療（アブレーション）などを行います。

　また、**埋め込み式の除細動器**を用いることもあります。徐脈性のタイプの場合は、**人工ペースメーカーを埋め込む方法**が一般的です。

　狭心症には、発作時にそれを抑える薬や、発作を予防する薬の服用で対応します。また、冠動脈の狭窄が進行している場合は、その部位を広げたり、バイパスをつけたりするなどの手術を行います。

そのほかの検査　ホルター心電図

そのほかの検査
アプノモニター

睡眠時無呼吸症候群の診断を行うための検査

わかる病気 睡眠時無呼吸症候群

基準値	AHI4以下

検査の目的・内容

　アプノモニター検査は、**睡眠時無呼吸症候群（SAS）の診断をするために行う簡易検査**です。鼻孔と人差し指にセンサーを取り付け、睡眠中の鼻・口の呼吸の流れ、気道を通る空気やいびきにより生じる振動、血液の酸素濃度を、**アプノモニター**という小型の検査器具により、継続して測定します。

　この検査は、通常、自宅で行います。**睡眠時間は、最低でも5時間以上、理想的には7時間以上必要**です。睡眠時間が短すぎると、正しい判定が得られないことがあります。

　自宅で行う検査であるため、センサーの取り付けなど、すべて自分で行うことになりますから、事前に行われる説明をしっかりと聞いておくことが大切です。検査前の生活スタイルは、いつもどおりとします。たとえば、晩酌をする習慣がある人は、いつもと同じようにしてかまいません。というより、検査の性格上、**いつもの生活スタイルを変えないほうが望ましい**といえます。

検査でわかること

　睡眠時無呼吸症候群の「無呼吸」とは、**1回に10秒以上呼吸が止まった状態**をいいます。その無呼吸が、睡眠中に何回起きたかを計測し、1時間当たりの平均回数（略称：AHI）を算出するとともに、血液の低酸素状態が起きていないかを調べ、判定を行います。

　正常範囲の基準値は、AHI4以下（1時間当たり4回以下）です。AHI5以上

睡眠時無呼吸症候群の判定基準

項目	内容
無呼吸	無呼吸（呼吸停止が10秒以上続く）が1時間当たり平均5回以上ある。または、無呼吸が1晩（睡眠時間7時間以上）に30回以上ある
自覚症状	睡眠中に大きないびきをかき、ときどき途切れる／起床時に熟睡感がない／起床時に頭重感やもうろう感がある／起床時に口内が乾いている／日中に眠気を感じたり居眠りをしたりしやすい／集中力が低下しているなどの自覚症状がある

ココが知りたい！

「睡眠時無呼吸症候群」は危険な病気の要因に

睡眠中に大きないびきをかき、息が止まった状態を1晩に何度も繰り返す病気が、睡眠時無呼吸症候群です。肥満などが原因となる閉塞型と、呼吸中枢の異常が原因となる中枢型、その混合型の3タイプがあります。これが続くと、酸素不足が原因で、心筋梗塞や狭心症、不整脈、心不全、高血圧、脳梗塞などが、ふつうの人より3倍から10倍も起こりやすくなります。

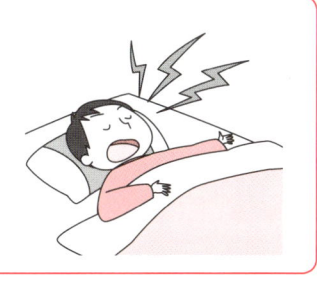

であれば、睡眠時無呼吸症候群の疑いがあると判定されます。また、1晩（睡眠時間7時間）に無呼吸が30回以上の場合も、同様の判定となります。これらの数値と病気との間には相関関係があり、数値が高いほど、重症度も高くなります。

ただし、AHI20未満であれば、軽症と判断できる場合があります。この場合、治療を要しないケースが少なからずあります。

異常所見があった場合は

AHI20以上の場合、睡眠時無呼吸症候群に伴う合併症が現れやすくなります。その中には、心筋梗塞などの重大な病気が含まれます。

アプノモニター検査だけで睡眠時無呼吸症候群であると判定しきれない場合は、再検査を行うか、さらに詳しい情報が得られるポリソムノグラフィー（終夜睡眠時呼吸モニター：PSG）という検査を実施したうえで、最終的な判定を行うことになります。

ポリソムノグラフィー検査は、呼吸の状態のほか、いびきの振動、心拍数、心電図、眼球運動、脳波、血液の酸素濃度、筋電図などを計測することができる検査法です。これらにより、無呼吸症候群が中枢型か閉塞型かの区別、無呼吸による低酸素状態の程度、睡眠の深さなど、さまざまな情報を入手することができます。なお、この検査は、通常は1晩の入院が必要となります。

これらの検査結果のほか、睡眠時無呼吸症候群の症状が現れているかどうかについての問診などの結果を踏まえて、最終的な判定を行います。

睡眠時無呼吸症候群の治療法には、マウスピース法と、持続陽圧呼吸療法（CPAP）があります。

マウスピース法は、下あごを自然な位置より少し前側になるように固定するためのマウスピースを使う方法です。これを口内に装着して睡眠をとります。あごの位置を変えることでのどの広がりが確保され、無呼吸を防ぐことができます。CPAPは人工呼吸器の一種と考えてよく、送風装置につながっているプラスチック製のマスクを装着して睡眠をとるという方法です。

口蓋垂肥大が顕著な場合は、手術により小さくすることもあります。このケースでは、この手術により、睡眠時無呼吸症候群を完治させることができます。

そのほかの検査

実施頻度の少ない検査

イヌリンクリアランス(Cin)
基準値 91～130mℓ/分

　腎機能を調べる検査（糸球体ろ過量検査の一種）です。イヌリンはキクイモなどの植物に含まれる難消化性の物質で、体内では合成されず、体内に入ると腎臓で100％ろ過されます。この性質を利用して、イヌリンを投与し、一定時間後にどれだけ尿中に出てくるかを調べることにより、**腎臓の機能に異常がないか**を調べます。

　血清中に含まれる量からも、調べることができます。クレアチニンを指標として行う同様の検査（**クレアチニンクリアランス**）がありますが、それより精度が高く、世界標準になっています。

　この検査で腎機能の低下を示すのは**低値**の場合で、糸球体腎炎、腎硬化症、尿路閉塞などの存在が考えられます。高値の場合は、初期の糖尿病腎症や糸球体過剰ろ過などを想定します。

N-アセチル-β-D-グルコサミニダーゼ(NAG)
基準値 11.5U/ℓ以下

　N-アセチル-β-D-グルコサミニダーゼは、**細胞内で糖たんぱくを分解する酵素**です。腎臓の近位尿細管に多く存在しているほか、全身の細胞に分布しています。

　この物質は、それが多く分布している**近位尿細管**（→次ページコラム参照）に異常が生じると、尿中に現れるようになります。その異常が小さいものであっても流れ出てくるため、この検査は、**尿細管の異常を伴う腎臓病の早期発見**に役立ちます。また、治療中の患者さんの経過観察にも有用です。ただし、障害の程度が重くなると細胞が壊死してしまうため、流出量は低下してしまいます。

　この検査での異常値（高値）は、糖尿病腎症、糸球体腎炎、間質性腎炎、ループス腎炎、ネフローゼ症候群などの存在を示唆します。また、白血病や急性肝炎、前立腺炎などの場合も、検査数値が上昇します。

黄体形成ホルモン(LH)
基準値
男性：0.8～5.7mIU/mℓ
女性：卵胞期1.8～10.0mIU/mℓ
　　　排卵期2.2～88.3mIU/mℓ
　　　黄体期1.1～14.2mIU/mℓ
　　　閉経期5.7～64.3mIU/mℓ

　黄体形成ホルモン（黄体化ホルモン）は数種類ある性腺刺激ホルモンのうちの1つで、**脳の下垂体前葉から分泌**されています。このホルモンは、女性では卵巣の卵胞を刺激して黄体ホルモン（→P.257）と卵胞ホルモン（→P.268）を分泌させ、排卵や黄体形成を促す作用をもっています。また、男性では睾丸に働きかけて、テストステロン（男性ホルモン→P.261）の分泌を促します。

　この検査は、**不妊症**が疑われる場合に

ココが知りたい！

「尿細管」とは？

血液は腎臓でろ過されて、不要となった物質を尿として排泄しています。ろ過装置が糸球体です。この糸球体をボーマン嚢という袋が包んでいて、そこから伸びる管を尿細管といいます。尿細管は、近位尿細管、中間尿細管、遠位尿細管、集合管系の総称です。ボーマン嚢に出てきた原尿は、この一連の管を通過して、尿管から膀胱へと向かいます。

尿細管では、ろ過された排泄物のうち、まだ利用できるものや重要なものを再吸収しています。再吸収されるのは、水、ブドウ糖、無機塩類、グリセリンなどのさまざまな物質で、尿細管の部位により異なります。

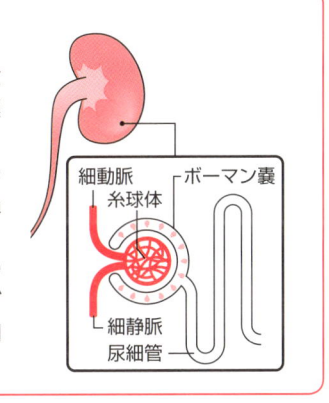

行われる検査の1つですが、この検査で異常値がみられる場合、不妊症の原因となる病気も含め、次のような病気の存在を疑います。

高値の場合は、卵巣性無月経、多嚢胞性卵巣症候群、クラインフェルター症候群、ターナー症候群、睾丸女性化症候群など、また低値の場合は、黄体機能不全、無排卵周期症、下垂体前葉機能低下症、視床下部機能低下症、シーハン症候群などの病気です。

黄体ホルモン

基準値	
男性	0.7ng/mℓ以下
女性	卵胞期 0.3～ 1.0ng/mℓ
	排卵期 1.0～ 5.0ng/mℓ
	黄体期 5.0～15.0ng/mℓ
	閉経期 0.3～ 0.4ng/mℓ

黄体ホルモン（プロゲステロン）は女性ホルモンの一種で、おもに卵巣の黄体から分泌されています。黄体ホルモンには、子宮内膜を受精卵が着床しやすい状態にする作用があるほか、妊娠中の排卵・子宮収縮の抑制、乳腺の発達などの働きがあります。このホルモンは胎盤や副腎皮質からも分泌されています。女性ホルモンではありますが、男性でもこのホルモンは存在しています。

この検査は、その**分泌組織や、分泌をコントロールしているシステムの異常が疑われる場合に行われます**。また、妊娠中の経過観察などにも活用されています。

この検査で高値を示す病気には、胞状奇胎、副腎過形成、副腎肥大症、副腎男性化腫瘍、クッシング症候群などがあります。低値を示している場合は、卵巣機能低下症、無月経、下垂体機能低下症、アジソン病などを疑います。

ガストリン

基準値	37～172pg/mℓ

ガストリンは、胃の出口に近い部分（幽門部）や十二指腸の粘膜から分泌される消化管ホルモンの一種です。胃の中に食べ物が入ると血液中に放出され、それが胃粘膜に作用して胃酸の分泌を促したり、粘膜を増殖したりする働きをもっています。

異常値は、**高値のみ**となります。この検査は、おもに**ゾリンジャー・エリソン症候群という病気の診断**をする際に行われます。難治性の消化性潰瘍が起きている場合に、それがゾリンジャー・エリソン症候群であるかどうかの確認に必要な検査です。この検査の結果、その疑いが強ければ、画像検査などにより、確定診断を行います。また、萎縮性胃炎や胃潰瘍、十二指腸潰瘍、副甲状腺機能亢進症、慢性腎障害などでも高値を示します。

カテコールアミン（CA）
基準値 下表のとおり

カテコールアミン（カテコラミン）は、身体の各種活動を亢進させる作用をもつアドレナリン、ノルアドレナリン、ドーパミンの総称です。アドレナリンは副腎髄質から、またノルアドレナリンとドーパミンは副腎髄質と中枢神経系、末梢の交感神経系から分泌されています。この検査は、**カテコールアミンの分泌異常**が疑われる場合に、**その分泌組織の異常の有無**や、**カテコールアミンが作用する標的器官の異常の有無**を調べるために行われます。

異常値がみられる場合に想定される病気は、多彩です。代表的な病気としては、高値の場合、褐色細胞腫、交感神経節腫瘍、神経芽細胞腫、神経循環無力症、うっ血性心不全、心筋梗塞、本態性高血圧などがあげられます。低値の場合は、アジソン病や本態性起立性低血圧症などの存在が考えられます。

基礎代謝量
基準値 下記の計算式により算出

基礎代謝量とは、目覚めている状態で、横になったまま活動をまったくしないで1日を過ごした場合の、消費エネルギー量をいいます。つまり、生命を維持するために必要な、ぎりぎりのエネルギー量ということです。

基準値は、その人の性別、年齢、体重、身長により異なり、一定の計算式に当てはめて算出します。

計算式は、

男性：基礎代謝量 (kcal/日) =
　　66.47 + {13.75 ×体重(kg)} +
　　{5.0 ×身長(cm)} − (6.76 ×年齢)

女性：基礎代謝量 (kcal/日) =
　　655.1 + {9.56 ×体重(kg)} +
　　{1.5 ×身長(cm)} − (4.68 ×年齢)

です。

異常値が出た場合、**甲状腺機能異常**や**自律神経機能異常**などを疑います。

カテコールアミンの基準値

種類	血液	尿
アドレナリン（A）	0.17ng/mℓ以下	1 ～ 23μg/日
ノルアドレナリン（NA）	0.15 ～ 0.57ng/mℓ	29 ～ 120μg/日
ドーパミン（DA）	0.03ng/mℓ以下	100 ～ 1000μg/日

$$66.47 + (266.25) + (335) - 5746 = 1,198.12$$

ココが知りたい！

カテコールアミンのおもな作用

　カテコールアミンは、全体として、身体の活動性を高める方向へと仕向けるホルモンです。たとえば、体温を上昇させて身体の活性を高めます。また、気管支を拡張して酸素の取り込みを促進し、心拍数を増加させ、血圧を高めて酸素やエネルギー源の配送量を増やします。さらに、血糖値の上昇、グリコーゲンの分解促進、血中遊離脂肪酸の増量などにより、エネルギー源の供給を増加させます。

　なお、カテコールアミンは、中枢神経系では神経伝達物質としての役割も担っています。

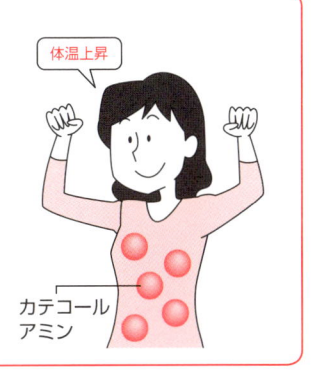

体温上昇

カテコールアミン

グルカゴン

基準値 70〜174pg/mℓ（空腹時）

　グルカゴンは、膵臓のランゲルハンス島α細胞という組織から分泌されるホルモンで、肝臓でのグリコーゲンの分解を促進するなどにより、血糖値を上昇させる作用があります。グルカゴンは、消化管からも分泌されていますが、この検査で対象となるのは、膵臓由来のグルカゴンです。

　この検査は、**糖代謝の状態を調べる**目的で行われます。検査数値が高い場合、グルカゴノーマ（グルカゴン産生腫瘍）、クッシング症候群、急性膵炎、甲状腺機能低下症、褐色細胞腫、糖尿病、末端肥大症などの存在が疑われます。低値の場合は、重症の慢性膵炎、アジソン病、下垂体機能低下症、原発性グルカゴン欠乏症などの病気が考えられます。

経頭蓋超音波ドップラー（TCD）

基準値 異常所見なし

　頭蓋骨内の血管や血流の状態を調べる画像検査の一種です。超音波検査（→P.120）は、骨に囲まれている部分の観察には不向きですが、この検査では、側頭部などの骨の薄い部分に超音波発信器（プローブ）を当てて、頭蓋骨の内部を観察します。これにより、脳血管疾患の状態を知ることができます。

　近年は、より精密な画像が得られるCT（→P.122）やMRI（→P.124）などが主流になりましたが、それらの検査装置まで移動することができない患者さんに対しては、この検査を行うことがあります。

血清銅（Cu）

基準値 70〜132μg/dℓ

　銅は、体内に広く存在する微量元素で、各種酵素の構成成分として、重要な働きをしています。とくに造血、骨代謝、結合組織代謝には、欠かせない存在です。

　この検査は、**起きている病気が銅の過不足にかかわっているかどうかを調べる**ものです。高値を示している場合は、急性心筋梗塞、貧血、ヘモクロマトーシス、胆汁性肝硬変、細胆管性肝炎、閉塞性

そのほかの検査　実施頻度の少ない検査

黄疸、急性白血病、多発性骨髄腫、リウマチ様関節炎などが疑われます。低値では、ウィルソン病、メンケス症候群、ネフローゼ症候群などの病気が起きていると推測できます。

抗ストレプトリジン-O (ASO)

基準値
成人：166ToddU以下
小児：256ToddU以下
乳児：100ToddU以下

溶血性連鎖球菌に感染しているかどうかを調べる検査です。溶血性連鎖球菌に感染すると、ストレプトリジンという毒素を産生します。それに対抗してできる抗体が、抗ストレプトリジン-O です。

その存在の有無を調べることにより、感染しているかどうかを判断します。

この検査で**高値**が確認された場合は、扁桃炎や肺炎、敗血症、菌血症など、さまざまな溶血性連鎖球菌感染症のどれかが起きていることがわかります。そのほか、リウマチ熱や急性糸球体腎炎、ウイルス性肝炎、心内膜炎、ウイルス性肝炎などでも高値を示します。

抗利尿ホルモン (ADH)

基準値 0.3〜4.2pg/ml

抗利尿ホルモンは、腎臓の尿細管からの水の再吸収を促進する作用をもつホルモンで、**バソプレシン（AVP）**とも呼ばれています。このホルモンは、脳の視床下部で合成されたあと、脳下垂体後葉から分泌されています。

抗利尿ホルモン検査は、おもに**尿崩症**の診断を行う際に実施されます。検査数値が高い場合には、**腎性尿崩症**と診断することができます。そのほか、ネフローゼ症候群や下垂体機能低下症、肝硬変、アジソン病、ADH不適合分泌症候群などでも、検査数値が高くなります。

尿崩症であり、かつ、この検査で低値を示していたら、**中枢性尿崩症**と診断できます。これは、視床下部での抗利尿ホルモンの合成が低下しているために起こるタイプの尿崩症です。また、心因性多飲などでも低値を示します。

酸性フォスファターゼ (ACP)

基準値 14.3 IU/ℓ 以下

酸性フォスファターゼは前立腺に多く分布しているほか、肝臓や脾臓、白血球、血小板など、全身のさまざまなところにも分布している物質で、存在する臓器により、分子構造がわずかに異なっています。この物質は、それが存在する臓器に異常が起こると血液中に流出してくるので、この検査でそれをとらえ、どの臓器に異常が起きているかを推測する手立てとします。

とくに最も多く存在している前立腺の場合、前立腺に由来する酸性フォスファターゼ（PAP）は、**前立腺がんの腫瘍マーカー**（→P.128）となっています。この検査で前立腺の異常が疑われた場合、ほかの前立腺がんにかかわる腫瘍マーカー検査を行うと、早期の前立腺がんを発見することも可能です。

この検査で高値を示す病気には、前立腺炎や前立腺肥大、肝疾患、白血病、ページェット病、ホジキン病、血小板減少症、

骨髄腫、骨肉腫、がんの骨転移などがあります。

心筋トロポニンT(TnT)
基準値 0.10ng/mℓ以下

トロポニンTは心筋を形づくっているたんぱく質の1つで、心筋の異常が起こると血液中に流出してきます。この検査は、それをとらえて、**心筋梗塞や狭心症**などの心筋の障害を伴う病気の**存在を確認**するものです。

心筋の異常に伴って流出する物質を、**心筋マーカー**といいます。心筋マーカーにはいくつかの種類がありますが、トロポニンTは、とくに**心筋の異常に対する特異性が高い物質**です。障害が発生して数時間で数値の増加が確認できることもあり、急性期の心疾患の診断に有用な検査です。また、治療中の経過観察に活用することもできます。

成長ホルモン(GH)
基準値 男性:0.003〜0.971ng/mℓ
女性:0.010〜3.607ng/mℓ

成長ホルモンは下垂体前葉から分泌され、たんぱく質の合成や各種ホルモンの分泌調整などを通じて、子どもの成長に深くかかわっているホルモンです。

この検査は、**子どもの成長に異常がみられる場合**に行われています。検査で高値が出ている場合は下垂体性巨人症、先端巨大症、異所性GH産生腫瘍などを、また低値を示している場合は下垂体性低身長症などを推測します。なお、脂質異常症や糖尿病、高血圧などでは高値を、下垂体機能低下症や甲状腺機能低下症、肥満症などでは低値を示すことがあります。

チモール混濁反応(TTT)
基準値 4.0クンケルU

慢性肝炎などの状態を知るための検査です。被検者の血清に試薬(チモール)を入れ、その濁り方から、肝機能の状態についての示唆を得ることができます。この検査で高値の場合は、急性・慢性肝炎、肝硬変、脂肪肝、脂質異常症などの存在が疑われますが、診断するためには、ほかの肝機能検査や生検などが必要になります。

Dダイマー
基準値 1.0μg/mℓ以下

Dダイマーとは、フィブリン分解産物(→P.263)が、プラスミンによってさらに分解されてできる物質です。フィブリンによる止血作用の結果として生じる物質であるため、フィブリン分解産物と同様に、血液中でのこの物質の増加は、**血管内に血栓が多くできているか、血液凝固が起こりやすい状態になっている**ことを示します。Dダイマーの検査値が高値を示している場合に想定される病気は、フィブリン分解産物と同じです。

テストステロン
基準値 男性:2.01〜7.50ng/mℓ
女性:0.06〜0.86ng/mℓ
(ともに血中値)

テストステロンは、**男性ホルモン**とも呼ばれ、多くが睾丸から分泌されるほ

か、腎臓からもわずかに分泌されています。テストステロンは、性腺の発達、筋肉量の増加、ひげ、変声などの男性の第二次性徴を促すホルモンです。その分泌は、脳の下垂体から分泌される黄体形成ホルモンと卵胞刺激ホルモンによりコントロールされています。

　この検査により、高値であれば睾丸腫瘍、卵巣腫瘍、副腎腫瘍、絨毛上皮腫、胚芽腫、突発性多毛症などの存在が疑われます。また低値であれば、睾丸機能不全、クラインフェルター症候群、下垂体機能低下症、アジソン病などの存在が疑われます。

　なお、テストステロンの分泌は日内変動が大きいので、同じ日に複数回、または日を変えて複数回の測定を行い、その平均値を出して判定を行います。

トロンボテスト（TT）
基準値 70〜160％

　出血箇所の止血を行うために起こる作用を**血液凝固作用**といいますが、血液凝固には多くの因子がかかわっています。この検査は、それらの因子のうちのいくつかの働きを確認することで、**血液凝固作用の状態を調べる検査**です。

　トロンボとは、**トロンボプラスチン**という試薬の略称です。この試薬を被検者の血漿に添加して、フィブリンができるまでの時間を測定します。その時間を正常血漿の場合と比較して、その割合（％）を求め、その数値により判定を行います。

　この検査は、基本的には**血液凝固の状態を調べる検査**です。ただし、トロンボプラスチンの血中濃度は、血液凝固を阻害する一部の物質の影響を受けやすいという欠点を抱えています。

　そのため、以前は、血液凝固を抑制する薬剤（ワルファリンカリウム）の使用量決定や、その薬剤使用中の経過観察の一助として活用されるケースが大半となっていました。

　この検査で異常値（低値）がみられた場合、ビタミンK欠乏症、ビタミンK吸収・利用障害、肝硬変、播種性血管内凝固症候群、先天性プロトロンビン欠乏症などの病気の存在が考えられます。

肺年齢
基準値 異常所見なし

　肺の健康状態を評価するための指標で、おもに慢性閉塞性肺疾患の早期発見などを目的に、日本呼吸器学会が推奨しているものです。

　この検査は、肺機能検査（→ P.132）の検査項目中の「努力性肺活量」と「1秒率」の数値、それに「年齢と身長」の数値を、決められた数式（性別により分けられている）に当てはめて算出するものです。

　判定は、「異常なし」から「COPD（慢性閉塞性肺疾患）の疑い」までの5段階のどこに該当するかという形で示され、詳細なコメントが付記されます。

　また、被検者の肺年齢が健康な人の平均的な実年齢に比べてどれだけ高いか低いかの判定も示されます。検査対象年齢は、18歳から95歳までです。

ヒト絨毛性ゴナドトロピンの基準値（妊娠中）

	6週まで	7〜10週	11〜20週	21〜40週
血清 (mIU/mℓ)	4,700 〜 87,200	6,700 〜 20,200	13,800 〜 68,300	4,700 〜 65,300
尿 (mIU/mℓ)	1,100 〜 62,600	1,800 〜 191,000	3,100 〜 125,000	1,400 〜 29,400

ヒト絨毛性ゴナドトロピン（hCG）

基準値
血清：1.0mIU/mℓ以下
尿　：2.5mIU/mℓ以下
（妊婦については上表）

ヒト絨毛性ゴナドトロピンは、妊娠すると胎盤の絨毛組織から分泌されるホルモンです。そのため、**妊娠の診断**のために、この検査が行われています。また、絨毛組織に生じる**悪性腫瘍などの異常をとらえる指標**としても活用されています。検査数値が基準値より大きく上回っている場合は、絨毛がん、異所性hCG産生腫瘍、胞状奇胎、多胎妊娠などの疑いがあります。逆に大きく下回っている場合は、子宮外妊娠や胎児死亡などを疑います。早産や流産の場合も、低値を示します。

フィッシュバーグ濃縮試験

基準値 3回尿のうち少なくとも1回の尿比重が1.022以上

尿比重（→P.108）の状態から、**腎機能の異常の有無を探る検査**です。尿にはさまざまな物質が溶け込んでいるため、その比重は上記基準値程度で、水よりもやや大きくなっています。

血液中の水分は、腎臓の糸球体でろ過されたあと、遠位尿細管から再吸収されて血液中に戻ります。この遠位尿細管の機能が低下すると、水の再吸収がうまくいかなくなり、尿の水分が増えて濃縮状態が低くなります。これをとらえて、**遠位尿細管の機能低下を伴う腎疾患の有無をとらえる**のが、この検査の目的です。

この検査で低値がみられたら、各種腎臓病の存在が示唆されます。

この検査では、前日の夕食以降の飲食がすべて禁止され、翌日、起床後に1時間おきに3回の採尿を行います。この手順を踏むことによって脱水症状が起きるケースがまれにあることから、とくに事情がない限り、別の検査法により腎機能の異常を調べることが、現在では大半となっています。

フィブリン分解産物（FDP）

基準値 15μg/mℓ未満

フィブリンはフィブリノーゲン（→P.183）から変化した物質で、**止血作用には欠かせない存在**です。フィブリンは血栓を形成することで止血機能を発揮しますが、血栓ができたままになっていると、血管の機能に支障が生じます。そこで、**プラスミン**という物質が作用して、それ

を分解します。この分解過程でできる物質の総称が、フィブリン分解産物です。

血液中にフィブリン分解産物が増加している場合、**血管内に血栓が多くできているか**、**血液凝固が起こりやすい状態になっている**ことを意味します。この検査は、体内がそのような状態になっているかどうかを調べるために行われます。

この検査で異常値（高値）を示す病気の代表が、播種性血管内凝固症候群です。また、血小板減少性紫斑病、悪性腫瘍、肝硬変、劇症肝炎、心筋梗塞、肺塞栓、全身性エリテマトーデス、重症感染症などが原因となり、高値を示します。

副甲状腺ホルモン（PTH）
基準値 10〜65pg/ml

副甲状腺は、のどにある甲状腺の左右上下に付着している4個の小さい内分泌腺です。ここから分泌されるホルモンは、骨や腎臓、腸などに働きかけて、**血中カルシウム濃度とリン酸代謝の調整**に、重要な役割を果たしています。

検査数値が高い場合に考えられる病気は、副甲状腺機能亢進症や慢性腎不全、低カルシウム血症、ビタミンD欠乏症、ビタミンK欠乏症、骨軟化症、骨粗鬆症などの病気です。逆に低値の場合は、副甲状腺機能低下症、悪性腫瘍の骨転移、高カルシウム血症、ビタミンD中毒などの存在を考えます。

副腎皮質刺激ホルモン（ACTH）
基準値 7.2〜63.3pg/ml

副腎皮質刺激ホルモンは、脳下垂体前葉から分泌され、**副腎皮質ホルモンの分泌をコントロールしているホルモン**です。副腎皮質ホルモンは、さまざまな形で生命活動の維持・促進にかかわっているホルモンです。

起きている症状や副腎皮質ホルモン検査結果などから、その副腎皮質ホルモンの分泌異常が考えられる場合に、起きている異常が副腎自体の障害によるものか、それともそれをコントロールしている系統に問題が生じているためかを確認

ココが知りたい！

「播種性血管内凝固症候群」とは？

播種性血管内凝固症候群（DIC）は、何らかの基礎疾患があり、その影響によって血液凝固が起こりやすくなる病気です。血管内の至るところに血栓ができるため、血流障害が発生して腎臓や肝臓の働きが低下してしまいます。また、副腎への血流不足から副腎がショックを起こし、副腎機能不全に至ります。このような状態を、多臓器不全といいます。

血栓の形成が多発すると、血小板など血液凝固に必要な各種成分が大量に消費されるため、血栓ができやすいのに、出血傾向も増大するという結果を招きます。重症の場合は、生命にかかわります。

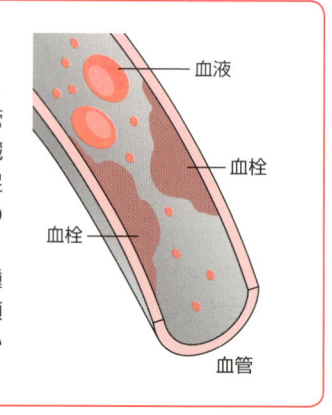

ココが知りたい！

「副腎皮質ホルモン」とは？

　副腎は、皮質と髄質の2層からなる臓器です。副腎という1つの臓器ですが、皮質と髄質は、異なった働きを担っています。このうちの皮質が分泌しているのが副腎皮質ホルモンで、ステロイドホルモンの一種です。副腎皮質ホルモンは、いくつかの種類のホルモンの総称で、おもなものに、コルチゾール、アルドステロン、コルチコステロンがあります。

　コルチゾールは、糖質・脂質・たんぱく質の代謝を促進したり、抗炎症作用を発揮したりするホルモンです。外用薬にステロイド軟膏などがありますが、これは、この抗炎症作用を利用したものです。アルドステロンは、腎臓に働きかけて、ナトリウムの再吸収とカリウムの排出にかかわり、体の酸・塩基平衡などに重要な役割を果たしています。コルチコステロンは、コルチゾールが生成される際の中間産物で、働きはアルドステロンと同様ですが、作用する力は強くありません。

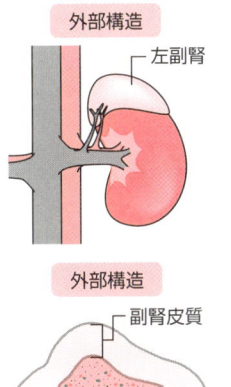

外部構造 — 左副腎
外部構造 — 副腎皮質／副腎髄質

する必要があります。この検査は、それを目的に行われるものです。

　検査数値が高い場合、下垂体腺腫性クッシング症候群などの脳下垂体の異常からくる病気や、アジソン病などの副腎の異常による病気を想定します。また、先天性副腎皮質過形成、異所性ACTH産生腫瘍、肝硬変なども、高値の原因になります。

　低値の場合は、下垂体前葉機能低下症、副腎腫瘍性クッシング症候群、シーハン症候群、ACTH単独欠損症などの病気の存在が考えられます。

プロラクチン(PRL)

| 基準値 | 男性：3.6～12.8ng/mℓ
女性：6.1～30.5ng/mℓ |

　プロラクチンは、**黄体刺激ホルモン**とも呼ばれています。脳下垂体前葉から分泌され、黄体ホルモン（→P.257）の分泌を維持したり、乳腺を刺激して乳汁の分泌を促したりする作用があります。この検査は、**下垂体の異常が疑われる場合に行われる検査の1つです。**

　この検査で高値の場合は、排卵障害、プロラクチン産生腫瘍、下垂体腫瘍、キアリフロンメル症候群、甲状腺機能低下症などの疑いがあります。低値の場合は、下垂体機能低下症、甲状腺機能亢進症、シーハン症候群などの存在を疑います。

　なお、女性の場合、基準値に大きな幅がありますが、これは、月経周期により分泌量に変動があるためです。卵胞期には最も低くなり、排卵期に最も高くなります。ただし、正常なら基準値内で推移します。

ヘパプラスチンテスト(HPT)

| 基準値 | 70～130% |

　血液凝固因子のうちのいくつかの働き

そのほかの検査　実施頻度の少ない検査

を調べることにより、**血液凝固作用が正常であるかどうかを確認する検査**です。トロンボテスト（→P.262）と同様の検査ですが、ヘパプラスチンテストのほうが検査としての精度が高いので、検査対象とする血液凝固因子の産生場所である肝臓の機能を調べる検査として活用されています。ヘパプラスチンは、この検査で使用する試薬の名称です。

この検査で低値がみられたら、ビタミンK欠乏症、ビタミンK吸収・利用障害、肝硬変、播種性血管内凝固症候群、先天性プロトロンビン欠乏症などの病気の存在が疑われます。

補体

基準値
- CH_{50}：29～48 U/mℓ
- C_3：65～135 mg/dℓ
- C_4：13～35 mg/dℓ

補体はたんぱく質の一種で、血液中に存在し、細菌などの侵入があるとその細胞膜を壊すことにより、**免疫グロブリン**（→P.267）が攻撃するのを助けている物質です。補体にはたくさんの種類があり、その総体を CH_{50} といいます。補体の代表的なものに、C_3 と C_4 があります。これらの増減を比較検討して、起きている病気についての示唆を得ます。

たとえば、CH_{50} が高値を示していれば多発性動脈炎やベーチェット病、関節リウマチ、悪性腫瘍などの存在が疑われます。CH_{50} が高値であることを基礎に置き、とくに C_3 が高値を示していれば、悪性腫瘍や炎症性疾患の存在を疑います。両者が低値であれば、全身性エリテ

マトーデスや細菌性筋内膜炎、肝炎、播種性血管内凝固症候群など、さまざまな組織破壊を伴う病気が考えられます。補体検査は、このような形で、生じている病気を類推するのに役立ちます。

マイクログロブリン (MG)

基準値
- $α_1$：8.3 mg/ℓ 以下
- $β_2$：200 μg/ℓ 以下

（いずれも尿中値）

マイクログロブリンは小さいたんぱく質の一種で、いくつかの種類がありますが、検査対象となるのは、$α_1$ と $β_2$ の2種類です。$α_1$ はおもに肝臓で、また $β_2$ は全身の細胞でつくられています。

これらは血液中に少量が存在し、腎臓でいったん排泄されたあと、尿細管から再吸収され、血液中に戻っていきます。ところが、尿細管の機能低下が起こると、マイクログロブリンの再吸収がうまくいかなくなり、尿中の量が増加します。これをとらえて**腎機能の異常を調べる**のが、この検査の目的です。

この検査で高値を示す場合に疑われるのは、急性・慢性糸球体腎炎、ネフローゼ症候群、多発性骨髄腫の一部、糖尿病腎症、急性尿細管壊死などの病気です。

低値では、とくに $α_1$ が極度に低値を示している場合に、肝硬変や劇症肝炎などの肝疾患の存在を考えます。

ミオグロビン (Mb)

基準値
- 男性：28～72 ng/mℓ
- 女性：25～58 ng/mℓ

ミオグロビンは、鉄とたんぱく質が結

合した物質で、赤血球に含まれるヘモグロビンとよく似ています。全身の心筋や骨格筋などに存在していて、ヘモグロビンが運んできた酸素を、筋肉に渡す役割を果たしています。

ミオグロビンは、筋肉に障害が起こるとすぐに血液中に流出してきます。この検査は、**血液中のミオグロビン量を計測して、筋肉破壊を伴う病気の存在をとらえる目的**で行われています。

ミオグロビンは、筋肉障害時の流出が早い段階から起こるうえ、心筋に多く存在しているため、**心筋梗塞の発生を早期にとらえる指標**となります。したがって、心筋マーカーの1つとして活用することができます。ただし、筋ジストロフィーや多発性筋炎、皮膚筋炎など、ほかの筋肉疾患でも異常値を示すため、ミオグロビン検査だけで病気が起きている部位を特定することはできません。

免疫グロブリン(Ig)

基準値
IgG：870〜1,700 mg/dℓ
IgA：110〜 410 mg/dℓ
IgD：12.6 mg/dℓ以下
IgM：男性33〜190 mg/dℓ
　　　女性46〜260 mg/dℓ
IgE：170 IU/mℓ以下

人体は、免疫システムによって体外からの病原体の侵入を阻止しています。これを**抗原抗体反応**といいますが、その抗体の主体を担っているのが、免疫グロブリンというたんぱく質の一種です。

免疫グロブリンには、基準値に示したように、5つの種類があります。

まずIgGは、免疫グロブリンの70%以上を占めており、食作用や中和作用などにより、各種病原体を撃退します。IgAは腸液や鼻汁、唾液などに存在し、感染が生じやすい消化管や気道で免疫作用を発揮します。IgMは病原体が侵入してきた直後に免疫作用を発揮します。IgDの働きについては、よくわかっていません。最後のIgEは、アレルギー反応にかかわっています。

免疫グロブリン検査では、この5種類の数値の増減を比較検討することにより、**免疫にかかわる病気の有無**や、**病気が存在するとすればその種類、進行の状態などを判断**します。この検査で異常値がみられた場合に疑われる病気は、多岐にわたります。

卵胞刺激ホルモン(FSH)

基準値
男性：2.0〜8.3 mIU/mℓ
女性：卵胞期 3.0〜14.7 mIU/mℓ
　　　排卵期 3.2〜16.6 mIU/mℓ
　　　黄体期 1.5〜 8.5 mIU/mℓ
　　　閉経期 157.8 mIU/mℓ以下

卵胞刺激ホルモンは黄体形成ホルモン（→ P.256）と並ぶ性腺刺激ホルモンの1つで、脳の下垂体前葉から分泌されています。女性の場合、このホルモンの刺激を受けて卵胞が発達します。また、卵胞刺激ホルモンは黄体形成ホルモンとともに働いて、卵胞ホルモン（→ P.268）の分泌を促進します。男性の場合は、精巣の発達や精子の発育、テストステロン（男性ホルモン→ P.261）の分泌を促進する作用を現します。

さらに卵胞刺激ホルモンは、黄体形成ホルモンと拮抗的に働くことにより、排卵周期の形成にも強くかかわっています。

この検査は、おもに**不妊症や月経異常、性腺機能不全がみられる場合に、その診断をする目的**で行われます。この検査で異常値をきたす病気としては、高値の場合、卵巣性無排卵症、多嚢胞性卵巣症候群、クラインフェルター症候群、ターナー症候群、睾丸女性化症などの病気が原因として推測されます。低値の場合は、下垂体前葉機能低下症、下垂体腫瘍、シーハン症候群、カールマン症候群などの存在を考えます。

基準値	卵胞ホルモン
	男性：2〜20μg/日
	女性：卵胞期　3〜20μg/日
	排卵期　10〜60μg/日
	黄体期　8〜50μg/日
	閉経期　10μg/日以下

卵胞ホルモン（エストロゲン）は、エストロン、エストラジオール、エストリオールなどの総称で、女性の場合、大半が卵巣から分泌されるほか、副腎皮質や胎盤などからもわずかに分泌されています。男性では、精巣と副腎皮質から分泌されています。

卵胞ホルモンにはさまざまな作用がありますが、とくに女性の第二次性徴の発現に主導的な役割を果たしています。この検査は、それらの役割にかかわる病気が起きている場合に、**卵巣などの分泌組織の異常が原因となっているかどうかを調べる**ために行われます。検査値が基準値より高い場合は、卵巣腫瘍や副腎皮質過形成、副腎皮質腫瘍、肝機能障害などの病気を、低値の場合は、卵巣機能低下症、子宮発育不全、不妊症、ターナー症候群、シーハン症候群、シモンズ症候群、重症妊娠中毒症などを疑います。

硫酸亜鉛混濁反応（ZTT）

基準値	4〜12クンケルU

肝疾患の有無を知るための検査です。被検者の血清に試薬（硫酸亜鉛液）を入れ、その濁り方から肝機能の異常の有無を知ることができます。この検査で高値を示せば、急性・慢性肝炎、肝硬変、肝臓がんなど、低値であれば胆汁うっ滞、閉塞性黄疸などの存在が疑われます。

ただし、この検査で診断を行うことはできないため、ほかの関連検査が必要になります。

ココが知りたい！

卵胞ホルモンのおもな作用

卵胞ホルモンは、子宮内膜や子宮筋の増殖、膣粘膜の維持、乳腺の発達などに欠かせないホルモンです。

また、LDL・HDLコレステロールのバランスの維持、皮下脂肪の形成促進、脂質代謝の調整、皮膚組織でのコラーゲンの合成促進など、さまざまな作用を併せもっています。

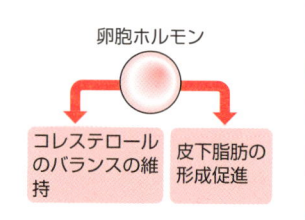

卵胞ホルモン
→ コレステロールのバランスの維持
→ 皮下脂肪の形成促進

レニン・アルドステロンの基準値

	安静など	立位
レニン	0.2〜2.7ng/mℓ/時 （早朝安定時）	0.2〜3.9 ng/mℓ/時
アルドステロン	36〜240 pg/mℓ/時（随時） 30〜159 pg/mℓ/時（臥位）	39〜307 pg/mℓ/時

アンギオテンシンの基準値

アンギオテンシンⅠ	500pg/mℓ以下
アンギオテンシンⅡ	9〜47pg/mℓ

レニン/アンギオテンシン/アルドステロン

基準値 上表のとおり

　レニンはたんぱく質を分解する酵素の一種で、腎臓から血液中に分泌されています。分泌されたレニンは、アンギオテンシノーゲンという物質をアンギオテンシンⅠに変換する作用を示します。さらにアンギオテンシンⅡという物質に変えられ、血管を収縮させる作用をもつとともに、副腎皮質に働きかけ、アルドステロンの分泌を促します。アルドステロンは腎臓に作用して水とナトリウムの再吸収を促進するため、アンギオテンシンⅡの血管収縮作用と相まって、血圧の上昇をもたらします。

　この検査は、**二次性高血圧症やアジソン病の診断などを目的**として行われます。

　そのほか、たとえばレニンの場合、ネフローゼ症候群やバーター症候群、レニン産生腫瘍、偽性低アルドステロン症などで高値を示します。低値の場合は、アルドステロン症や副腎の異常などを考えます。

ロイシンアミノペプチダーゼ(LAP)

基準値 男性：**45〜81** IU/ℓ
女性：**37〜61** IU/ℓ

　ロイシンアミノペプチダーゼとは、ロイシンというアミノ酸を分解する酵素です。この酵素は、肝臓や胆嚢、膵臓、腎臓、腸管など、さまざまな場所で見られるものですが、肝臓や胆嚢、胆道で異常が起きると、血中濃度が上昇します。ほかの臓器で異常が生じても、わずかしか異常値（高値）を示さないので、この性質を利用して、おもに**肝臓などの病気の存在を知る指標**としています。

　この検査で高値がみられた場合、急性・慢性肝炎、肝硬変、肝臓がん、胆道がん、胆管がん、胆道閉塞、胆石症、胆嚢炎などの病気の存在が示唆されますが、どの病気が起きているか、この検査で絞り込むことはできません。

コラム

「遺伝子診断」とは？

遺伝子は染色体に含まれている

　遺伝子とは、親の細胞から子の細胞へと受け継がれる、人体をつくり上げる設計図のようなものです。この受け継がれる設計図の1つ1つの因子（情報因子）が遺伝子で、その遺伝情報全体を「ゲノム」と呼んでいます。

　遺伝子は、細胞核の中の染色体に含まれており、DNA（デオキシリボ核酸）という物質でできています。

遺伝子検査と遺伝子診断

　遺伝子は、親から子へと、人としての身体構造の特徴を、確実に伝える役割を果たしています。この特徴を「遺伝形質」といいます。遺伝形質が受け継がれていくことにより、子の姿形が親に似るわけですが、親がもっている遺伝的な病気も子へと伝わっていきます。

　たとえば、血友病は代表的な遺伝性の病気です。2型糖尿病の場合は、病気そのものではなく、病気になりやすい形質が遺伝します。多くの悪性腫瘍にも、遺伝がかかわっています。この場合は、悪性腫瘍の発症を抑制する遺伝子の異常や欠損が遺伝します。

　たくさんある遺伝子のどの部分に異常があると、どのような病気が現れる（現れやすい）かは、これまでの広範な研究により、着々と判明してきています。その異常の有無を調べるのが、遺伝子検査です。

　また、受検者本人の遺伝子ではなく、体外から侵入してくる病原体も固有の遺伝子をもっています。その存在を調べるための遺伝子検査も行われています。たとえば、後天性免疫不全症候群の原因となるHIVウイルスによるエイズ検査は、その典型例です。

　遺伝子検査は、検体検査（→P.148）の一種です。血液や口腔粘膜、毛髪、爪、尿、組織などが、検体として使われます。これらからDNAを抽出して増幅し、それを調べるという形になるので、即座にできるというタイプの検査ではありません。ただし、近年は検査装置が自動化され、手間や時間、正確性が大幅に向上してきています。

　事前・事後に行われている各種検査と、これらの遺伝子検査の結果を総合して下されるのが、遺伝子診断です。

第5章

自覚症状別チャートでわかるおもな検査

発熱

	おもな症状
発熱	

微熱〜中等度の発熱（37・5〜38・4度）
- 頭痛、咳、くしゃみ、鼻水など。倦怠感、関節痛、筋肉痛などを伴うこともある
- 咳、痰、胸痛などが続く。血痰、呼吸困難、体重減少などを伴うこともある
- 上腹部痛、腹部膨満感、食欲低下、倦怠感、黄疸など
- 下痢、腹痛、粘血便、体重減少など
- 関節痛、顔面の蝶形紅斑、脱毛、日光過敏、倦怠感、むくみ、リンパ節のはれなど

高熱（38・5度以上）
- 頭痛、関節痛、悪寒、倦怠感、咳、痰、のどの痛み、胸痛、鼻水、吐き気・嘔吐など
- 咳、痰、胸痛、頭痛、関節痛、呼吸困難など
- のどの痛み、扁桃部の発赤・白い膿など
- 急速な側腹部・腰部・背部の鈍痛、排尿時痛、頻尿、血尿、吐き気・嘔吐など
- 右上腹部痛、倦怠感、吐き気、食欲低下など
- 上腹部痛から右下腹部痛へ移行、吐き気・嘔吐など
- 排尿時痛、頻尿、下腹部の鈍痛、血尿、膿尿など
- 右上腹部痛、悪寒、吐き気、黄疸など
- 倦怠感、出血傾向、動悸、息切れ、貧血、リンパ節のはれ、感染症にかかりやすいなど

そのほか
- 上腹部痛、背部痛、吐き気・嘔吐など。黄疸を伴うこともある
- 排尿時痛、白や黄色のおりものの増加（女性）など

発熱は、体内に侵入した病原体の増殖を抑制したり、免疫系の作用を活性化させたりするために起こる、身体の防衛反応の一種です。ただし、高熱が続くと、脳などに障害が起こるおそれがあります。

診療科	おもな検査	疑われるおもな病気
内科		かぜ症候群
内科	胸部X線（→ P.72）、喀痰（→ P.224～226）、クォンティフェロン（→ P.227）	肺結核
内科	腫瘍マーカー（→ P.128）、CT（→ P.122）	肝臓がん
内科	便潜血反応（→ P.70）、大腸鏡（→ P.118）	クローン病
内科	尿沈渣（→ P.110）、赤血球沈降速度（→ P.84）、C反応性たんぱく（→ P.102）、補体（→ P.266）	全身性エリテマトーデス
内科	インフルエンザ迅速検査（→ P.212）	インフルエンザ
内科	白血球数（→ P.36）、C反応性たんぱく（→ P.102）	急性気管支炎
耳鼻咽喉科		急性・慢性扁桃炎
泌尿器科 内科	尿沈渣（→ P.110）、白血球数（→ P.36）、C反応性たんぱく（→ P.102）	腎盂腎炎
内科 外科	白血球数（→ P.36）、超音波（→ P.120）	肝膿瘍
内科 外科	白血球数（→ P.36）、超音波（→ P.120）	急性虫垂炎
泌尿器科	尿沈渣（→ P.110）、直腸診	急性前立腺炎
内科	白血球数（→ P.36）、超音波（→ P.120）	胆嚢炎 胆石
内科	白血球分画（→ P.86）、赤血球数（→ P.32）、血小板数（→ P.37）、骨髄穿刺	急性白血病
内科	血清アミラーゼ（→ P.94）、血清リパーゼ（→ P.168）、超音波（→ P.120）	急性膵炎
泌尿器科	尿沈渣（→ P.110）、尿細菌培養	尿道炎

自覚症状

発熱

頭痛

	おもな症状
慢性的な頭痛	視覚異常や手足のしびれなどの前兆を伴うことがある。側頭部前側などが脈打つように痛む（発作性の痛み）
	後頭部から首にかけての圧迫痛が常時、または間歇的に生じる。午後に悪化するケースが多い
	片頭痛と同様だが症状が強く、1日の中で痛みが現れたり消えたりする
突然の頭痛	なぐられたような激痛。嘔吐を伴う。意識喪失が起こることもある
	けいれん、吐き気・嘔吐、意識・視力障害、高血圧など
	手足のまひ、しびれ、言語障害、異常行動、認知力低下、意識障害など
	手足のまひ、しびれ、言語障害、意識障害、昏睡など
徐々に起こる頭痛	発熱、吐き気、けいれん、まひ、意識障害、首の後ろ側の硬直など
	朝に強い頭痛、吐き気・嘔吐、手足のまひ、しびれ、意識障害、異常行動など
	頭部の比較的軽い外傷後に症状が現れる。片まひ、言語障害、知能障害、意識障害など
そのほか	頭重感、視野狭窄、視力低下、吐き気・嘔吐など
	発熱、片側の鼻づまり、粘性で黄か黄緑色の鼻水、目の裏・鼻の奥・頬の痛みなど

頭痛にはさまざまな原因があり、症状の現れ方もさまざまです。頭痛の診断には、自覚症状の様子も大切な情報になりますから、受診する際には、痛みがはじまった時期、痛む場所、痛み方、痛みの前兆などを医師に伝えましょう。

診療科	おもな検査		疑われるおもな病気
内科		CT（→P.122）、MRI（→P.124）	片頭痛
内科	（診察だけで診断できる場合も多い）		筋緊張性頭痛
内科			群発頭痛
脳神経外科	頭部血管造影（→P.230）、腰椎穿刺		くも膜下出血
内科	血圧（→P.28）		高血圧性脳症
内科	頸動脈超音波（→P.126）、頭部血管造影（→P.230）、SPECT（→P.235）、心電図（→P.78）		脳梗塞
脳神経外科			脳出血
内科	腰椎穿刺（→P.249）		髄膜炎 脳炎
脳神経外科	頭部血管造影（→P.230）、眼底（→P.140）、PET-CT（→P.236）		脳腫瘍
	頭部血管造影（→P.230）		慢性硬膜下血腫
眼科	視力（→P.30）、眼圧（→P.138）、眼底（→P.140）		急性緑内障
耳鼻咽喉科	鼻のX線単純撮影、鼻部のCT、鼻咽腔内視鏡		急性・慢性副鼻腔炎

自覚症状　頭痛

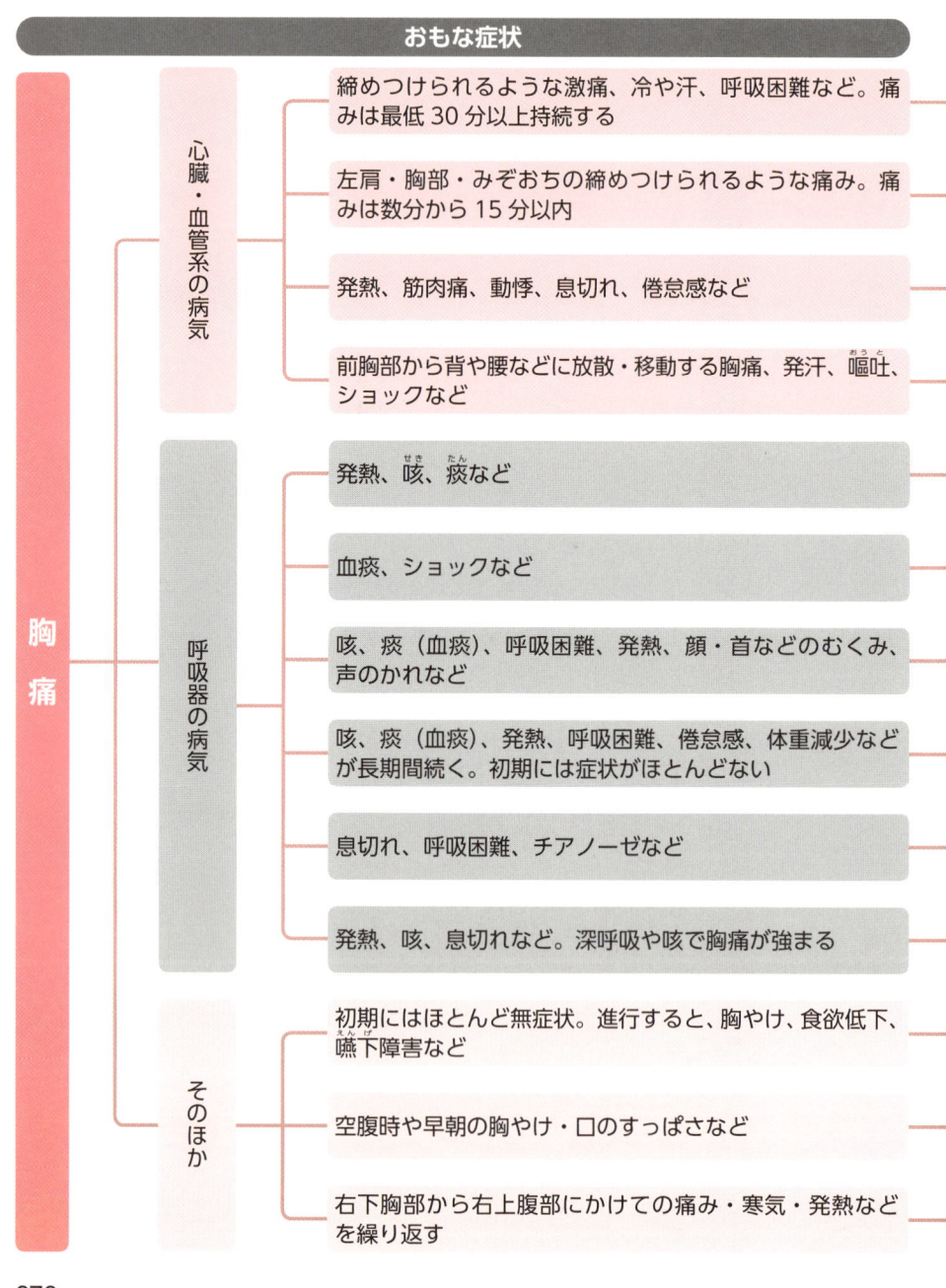

胸痛

		おもな症状
胸痛	心臓・血管系の病気	締めつけられるような激痛、冷や汗、呼吸困難など。痛みは最低30分以上持続する
		左肩・胸部・みぞおちの締めつけられるような痛み。痛みは数分から15分以内
		発熱、筋肉痛、動悸、息切れ、倦怠感など
		前胸部から背や腰などに放散・移動する胸痛、発汗、嘔吐、ショックなど
	呼吸器の病気	発熱、咳、痰など
		血痰、ショックなど
		咳、痰（血痰）、呼吸困難、発熱、顔・首などのむくみ、声のかれなど
		咳、痰（血痰）、発熱、呼吸困難、倦怠感、体重減少などが長期間続く。初期には症状がほとんどない
		息切れ、呼吸困難、チアノーゼなど
		発熱、咳、息切れなど。深呼吸や咳で胸痛が強まる
	そのほか	初期にはほとんど無症状。進行すると、胸やけ、食欲低下、嚥下障害など
		空腹時や早朝の胸やけ・口のすっぱさなど
		右下胸部から右上腹部にかけての痛み・寒気・発熱などを繰り返す

胸部に起こる痛みの多くは、肋骨に囲まれた心臓、肺、食道などの病気が原因になります。また、隣接する臓器の異常が胸痛の原因になることもあります。それぞれの病気から生じる痛みには、特徴があります。

診療科	おもな検査		疑われるおもな病気
内科 外科	心電図（➡ P.78）、超音波（➡ P.120）、冠動脈血管造影（➡ P.231）、心筋シンチグラフィー（➡ P.228）	CPK、心筋トロポニンT（➡ P.261）	急性心筋梗塞
		ホルター心電図（➡ P.252）、負荷心電図（➡ P.250）	狭心症
内科	胸部X線（➡ P.72）、心電図（➡ P.78）、超音波（➡ P.120）、MRI（➡ P.124）、心筋トロポニンT（➡ P.261）		心筋炎
内科 外科	胸部X線（➡ P.72）、超音波（➡ P.120）、CT（➡ P.122）、MRI（➡ P.124）		解離性大動脈瘤
内科	CT（➡ P.122）、胸部X線（➡ P.72）、喀痰抗酸菌培養（➡ P.225）		急性肺炎 急性気管支炎
	胸部X線（➡ P.72）、CT（➡ P.122）、肺血流シンチグラフィー（➡ P.228）、		肺梗塞
内科 外科	胸部X線（➡ P.72）、CT（➡ P.122）、喀痰細胞診（➡ P.248）、腫瘍マーカー（➡ P.128）、PET-CT（➡ P.236）		肺がん
内科	喀痰抗酸菌塗抹・培養（➡ P.224・225）、喀痰抗酸菌PCR（➡ P.226）、CT（➡ P.122）、ツベルクリン反応、クォンティフェロン（➡ P.227）		肺結核
内科	胸部X線（➡ P.72）、CT（➡ P.122）、血液ガス分析（➡ P.152）		自然気胸
	胸部X線（➡ P.72）、胸水穿刺		胸膜炎
内科 外科	上部消化管X線造影（➡ P.74）、上部消化管内視鏡（➡ P.116）、腫瘍マーカー（➡ P.128）、PET-CT（➡ P.236）		食道がん
内科	上部消化管内視鏡（➡ P.116）		逆流性食道炎
	白血球数（➡ P.36）、C反応性たんぱく（➡ P.102）、超音波（➡ P.120）		胆嚢炎 胆石

自覚症状　胸痛

腹痛（上腹部痛）

		おもな症状
上腹部痛	胃・十二指腸の病気	突発的な痛み、腹部膨満感、吐き気・嘔吐など
		嘔吐、冷や汗など（ほかの病気が原因となって起こる）
		空腹時や夜間に起きることが多い痛み。胸やけ、吐き気・嘔吐、ゲップ、吐血、黒色便（血便）など
		胃部の違和感、胸やけ、吐き気・嘔吐など。ある程度進行すると、吐血、下血、倦怠感がみられるようになり、体重が減少する
	肝臓などの病気	倦怠感、食欲低下、吐き気・嘔吐、頭痛、発熱、黄疸など
		上欄と同様の症状が続くが、症状の現れ方はきわめて弱い
		黄疸、むくみ、微熱、食欲低下、腹水、意識障害など
		上欄と同様の症状のほか、貧血、体重減少など
		寒気、発熱、吐き気など。症状は繰り返し起こる
		上欄と同様の症状が続くうちに激しい上腹部痛が起き、痛みは背部などにも広がる
	膵臓の病気	発熱、吐き気・嘔吐、黄疸など。痛みは背部などにも広がる
		食欲低下、吐き気・嘔吐、黄疸、下痢など。痛みは持続的
		背部にも広がる上腹部痛、体重減少など。症状はある程度進行してから現れる

上腹部の痛みを伴うのは、胃、十二指腸、肝臓に生じる病気です。そのほか、肝臓とつながる胆嚢・胆管や、胆管の先でつながる膵臓の病気も、上腹部痛の原因になります。これらの臓器によって、検査方法が異なります。

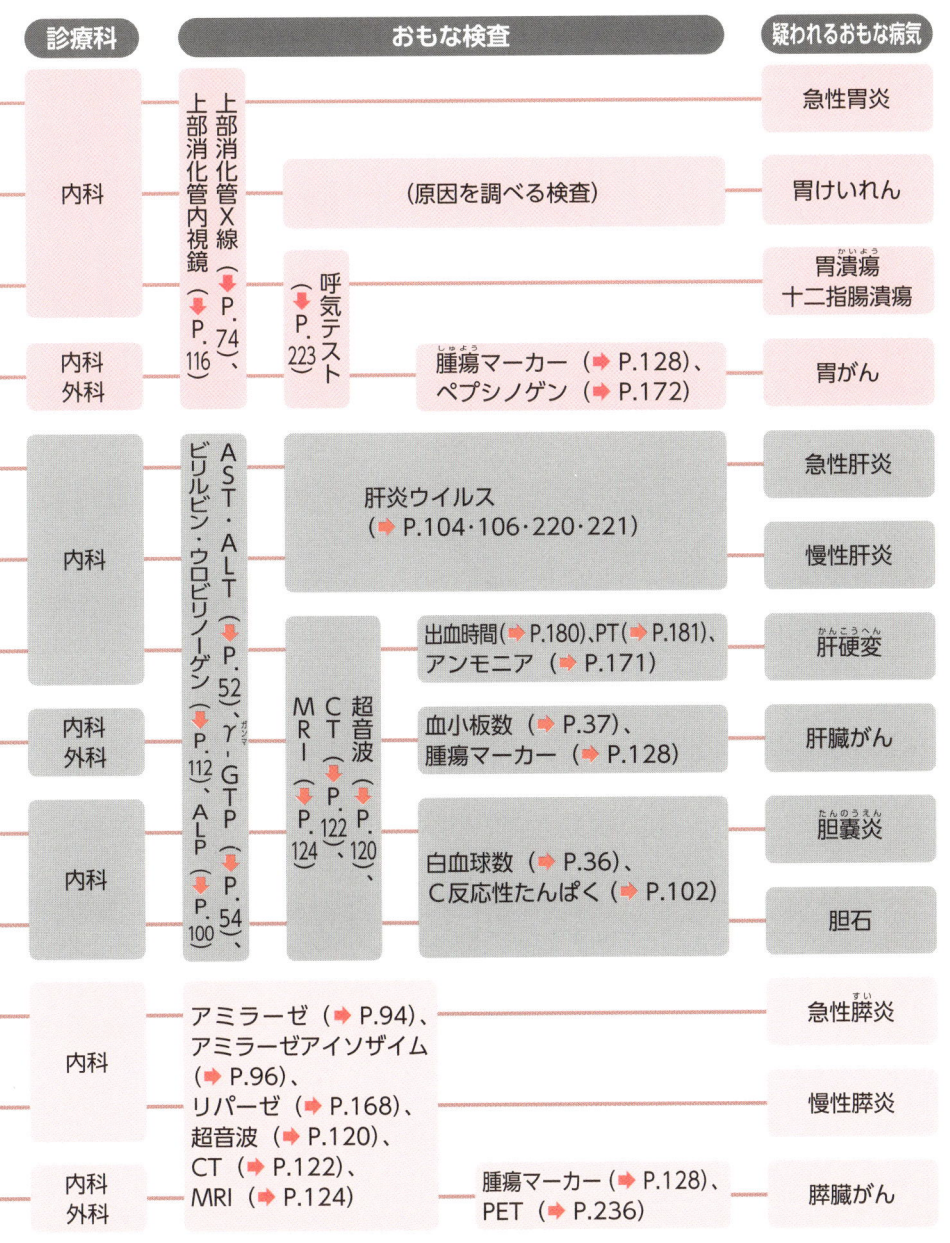

自覚症状：腹痛（上腹部痛）

診療科	おもな検査	疑われるおもな病気
内科	上部消化管X線（→P.74）、上部消化管内視鏡（→P.116）、呼気テスト（→P.223）、（原因を調べる検査）	急性胃炎
内科	同上	胃けいれん
内科	同上	胃潰瘍／十二指腸潰瘍
内科・外科	腫瘍マーカー（→P.128）、ペプシノゲン（→P.172）	胃がん
内科	AST・ALT（→P.52）、γ-GTP（→P.54）、ビリルビン・ウロビリノーゲン（→P.112）、ALP（→P.100）、MRI（→P.124）、CT（→P.122）、超音波（→P.120）、肝炎ウイルス（→P.104・106・220・221）	急性肝炎
内科	同上	慢性肝炎
内科	出血時間（→P.180）、PT（→P.181）、アンモニア（→P.171）	肝硬変
内科・外科	血小板数（→P.37）、腫瘍マーカー（→P.128）	肝臓がん
内科	白血球数（→P.36）、C反応性たんぱく（→P.102）	胆嚢炎
内科	同上	胆石
内科	アミラーゼ（→P.94）、アミラーゼアイソザイム（→P.96）、リパーゼ（→P.168）、超音波（→P.120）、CT（→P.122）、MRI（→P.124）	急性膵炎
内科	同上	慢性膵炎
内科・外科	腫瘍マーカー（→P.128）、PET（→P.236）	膵臓がん

＊ ALP：アルカリフォスファターゼ／PT：プロトロンビン時間

腹痛(下腹部痛)

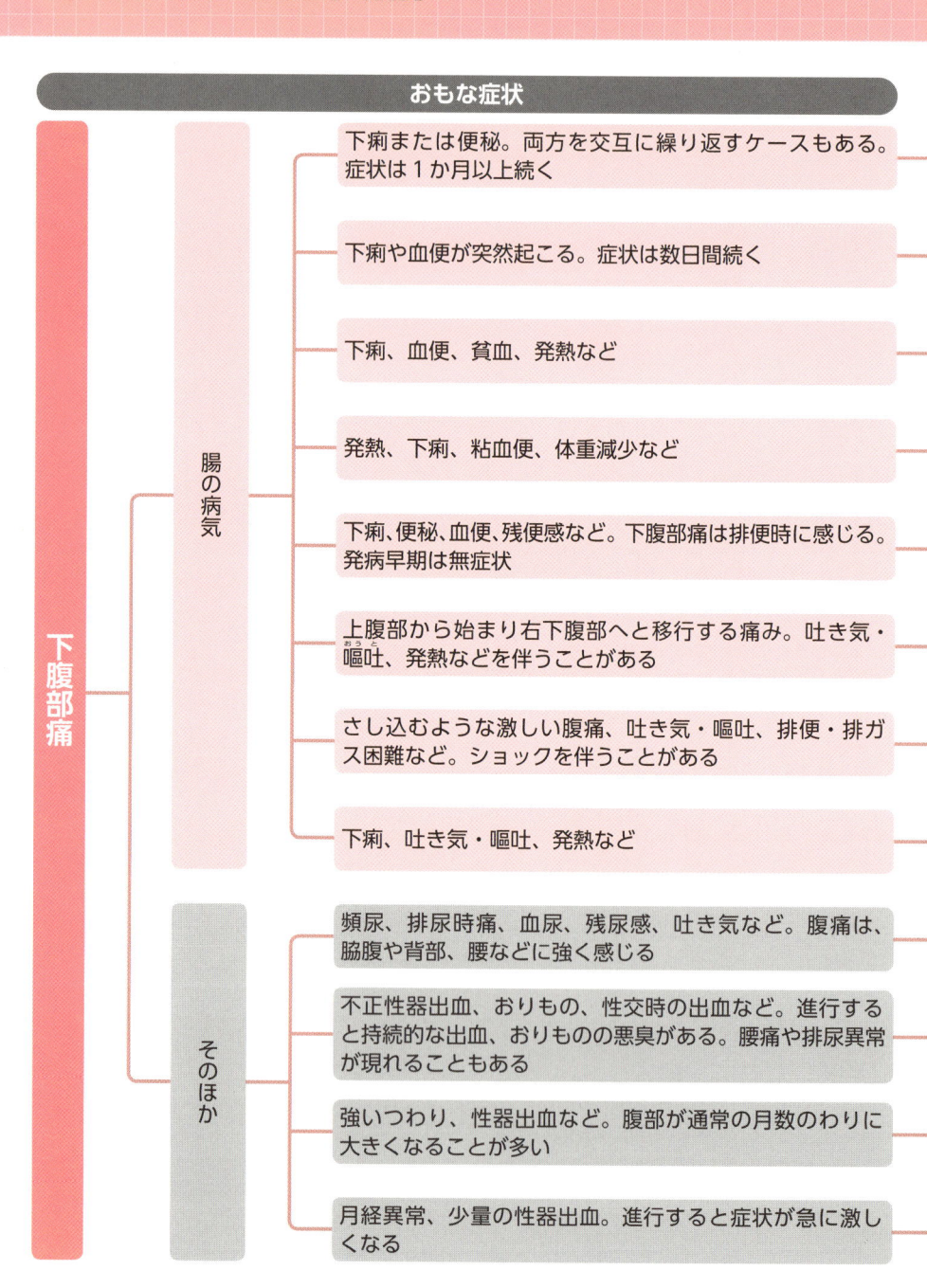

	おもな症状
下腹部痛 / 腸の病気	下痢または便秘。両方を交互に繰り返すケースもある。症状は1か月以上続く
	下痢や血便が突然起こる。症状は数日間続く
	下痢、血便、貧血、発熱など
	発熱、下痢、粘血便、体重減少など
	下痢、便秘、血便、残便感など。下腹部痛は排便時に感じる。発病早期は無症状
	上腹部から始まり右下腹部へと移行する痛み。吐き気・嘔吐、発熱などを伴うことがある
	さし込むような激しい腹痛、吐き気・嘔吐、排便・排ガス困難など。ショックを伴うことがある
	下痢、吐き気・嘔吐、発熱など
そのほか	頻尿、排尿時痛、血尿、残尿感、吐き気など。腹痛は、脇腹や背部、腰などに強く感じる
	不正性器出血、おりもの、性交時の出血など。進行すると持続的な出血、おりものの悪臭がある。腰痛や排尿異常が現れることもある
	強いつわり、性器出血など。腹部が通常の月数のわりに大きくなることが多い
	月経異常、少量の性器出血。進行すると症状が急に激しくなる

下腹部痛を伴う病気の多くは腸に起こります。また、泌尿器系や産婦人科系の病気が、下腹部痛の原因になっている場合もあります。どの科を受診したらよいか迷う場合は、まず内科で診察してもらいましょう。

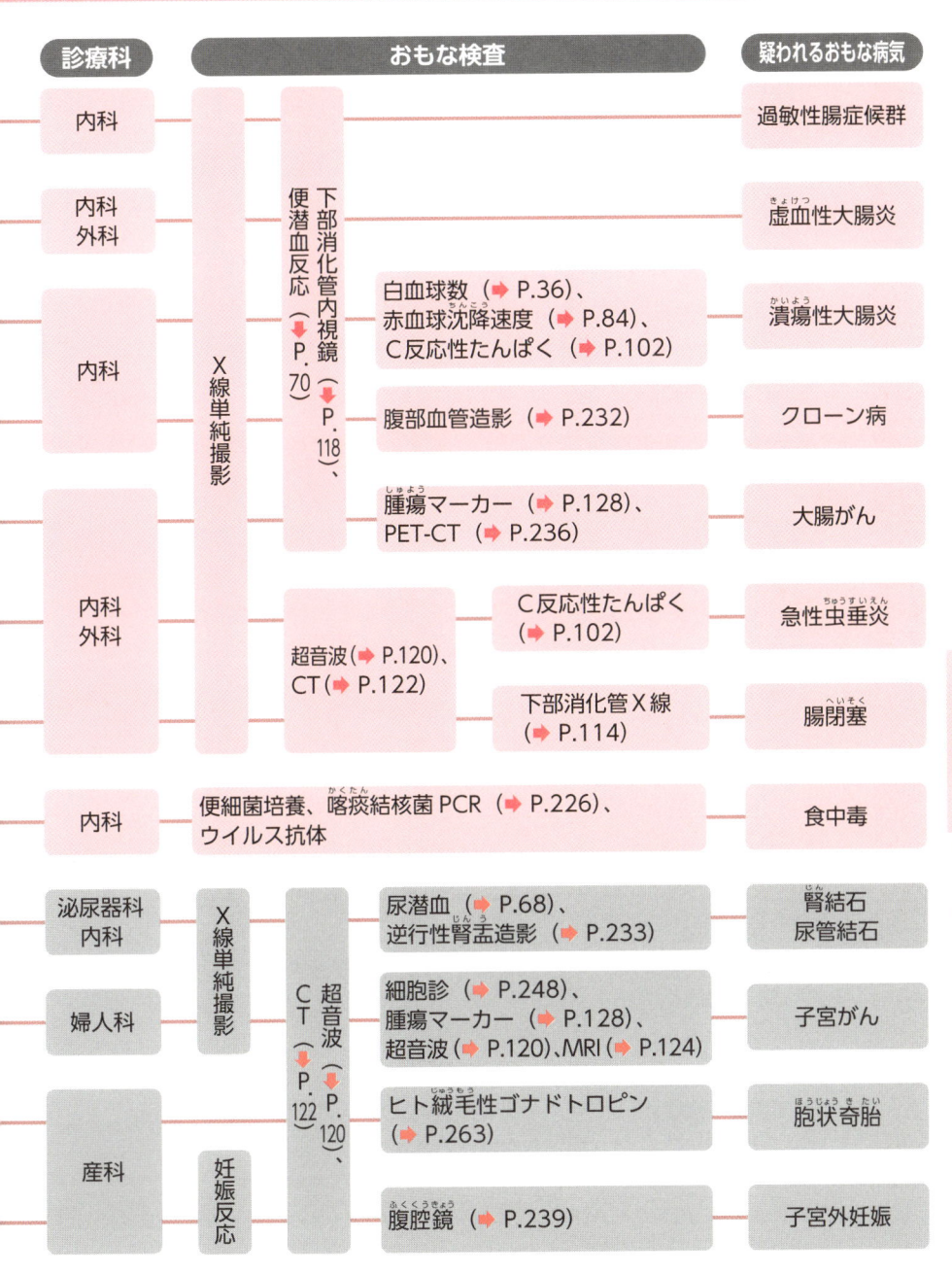

診療科	おもな検査			疑われるおもな病気	自覚症状
内科	X線単純撮影	便潜血反応（→P.70）、下部消化管内視鏡（→P.118）、		過敏性腸症候群	腹痛（下腹部痛）
内科 外科				虚血性大腸炎	
内科			白血球数（→P.36）、赤血球沈降速度（→P.84）、C反応性たんぱく（→P.102）	潰瘍性大腸炎	
			腹部血管造影（→P.232）	クローン病	
			腫瘍マーカー（→P.128）、PET-CT（→P.236）	大腸がん	
内科 外科		超音波（→P.120）、CT（→P.122）	C反応性たんぱく（→P.102）	急性虫垂炎	
			下部消化管X線（→P.114）	腸閉塞	
内科		便細菌培養、喀痰結核菌PCR（→P.226）、ウイルス抗体		食中毒	
泌尿器科 内科	X線単純撮影	CT・超音波（→P.122）（→P.120）、	尿潜血（→P.68）、逆行性腎盂造影（→P.233）	腎結石 尿管結石	
婦人科			細胞診（→P.248）、腫瘍マーカー（→P.128）、超音波（→P.120）、MRI（→P.124）	子宮がん	
			ヒト絨毛性ゴナドトロピン（→P.263）	胞状奇胎	
産科	妊娠反応		腹腔鏡（→P.239）	子宮外妊娠	

281

関節痛

関節が痛む場合、その関節の局所的な異常であると思われがちですが、膠原病が原因であることが少なくありません。膠原病は、全身の病気です。

おもな症状	おもな検査			おもな病気
顔面の蝶型紅斑、発熱など	胸部・腹部X線（➡P.72〜75）	抗核抗体（➡P.204）	尿沈渣（➡P.110）、ESR（➡P.84）、CRP（➡P.102）	全身性エリテマトーデス（膠）
寒冷刺激による皮膚硬化など			関節X線、CT（➡P.122）、皮膚生検、心電図（➡P.78）	全身性強皮症（膠）
全身の筋肉の炎症、皮膚の紫紅色皮疹など			ESR（➡P.84）、CK（➡P.154）、CRP（➡P.102）、LDH（➡P.98）、MRI（➡P.124）、筋生検	多発性筋炎（膠）
涙腺・唾液腺の炎症、口渇、筋肉痛、口臭など			涙液分泌量、唾液腺造影、涙腺・唾液腺生検	シェーグレン症候群（膠）
手指などの関節痛や朝のこわばりなどから始まり徐々に全身に		関節X線、関節液、CRP（➡P.102）、リウマトイド因子（➡P.198）、ESR（➡P.84）	抗CCP抗体（➡P.201）	関節リウマチ（膠）
片側のひじ、股、ひざなどの関節痛				変形性関節症
関節のはれ・発赤。倦怠感や発熱を伴うことも			白血球数（➡P.36）、血小板数（➡P.37）、関節穿刺・細菌塗抹・培養、CT（➡P.122）、MRI（➡P.124）	化膿性関節炎
肩関節痛。放置すると可動域が狭くなる			胸部X線（➡P.72）、肩関節造影、超音波（➡P.120）、MRI（➡P.124）	肩関節周囲炎（五十肩）

＊膠：膠原病

＊ESR：赤血球沈降速度／CRP：C反応性たんぱく／CK：クレアチンキナーゼ／LDH：乳酸脱水素酵素
＊膠原病は内科で、それ以外は整形外科で受診

腰痛

腰痛の検査では、まず問診で痛みの状態などを確認し、画像検査を行います。そして、必要に応じてそのほかの検査を実施し、診断を確定させます。

おもな症状 / おもな検査 / おもな病気

おもな症状	おもな検査	おもな病気
腰痛は下肢におよび、しびれを伴うこともある	X線単純撮影／CT（→P.122）、MRI（→P.124）／脊髄造影／神経根造影／椎間板造影	腰椎椎間板ヘルニア
歩行時に痛みが生じ、休むと収まる	X線単純撮影／CT、MRI／脊髄造影／神経根造影／筋電図（→P.242）	腰部脊柱管狭窄症
動作時に強まる腰背部痛、しびれ、筋力低下など	X線単純撮影／CT、MRI	脊髄腫瘍
腰の屈曲時痛	X線単純撮影／CT、MRI	脊椎分離症
腰の屈曲時痛、下肢の痛みなど	X線単純撮影／CT、MRI	脊椎すべり症
重い物を持ち上げたときなどに生じる激痛	腰椎シンチグラフィー（→P.228）	急性腰痛症（ぎっくり腰）
腰背部痛、叩打痛、微熱など	ツベルクリン反応、喀痰（→P.224〜226）	脊椎カリエス
慢性的な腰背部痛、骨折しやすいなど	骨密度（→P.246）、骨代謝・骨形成マーカー	骨粗鬆症
腰背部のこわばりと強い圧痛	圧痛点の確認、筋電図（→P.242）	腰筋筋膜症

自覚症状　関節痛／腰痛

＊脊椎カリエスは内科で、それ以外は整形外科で受診

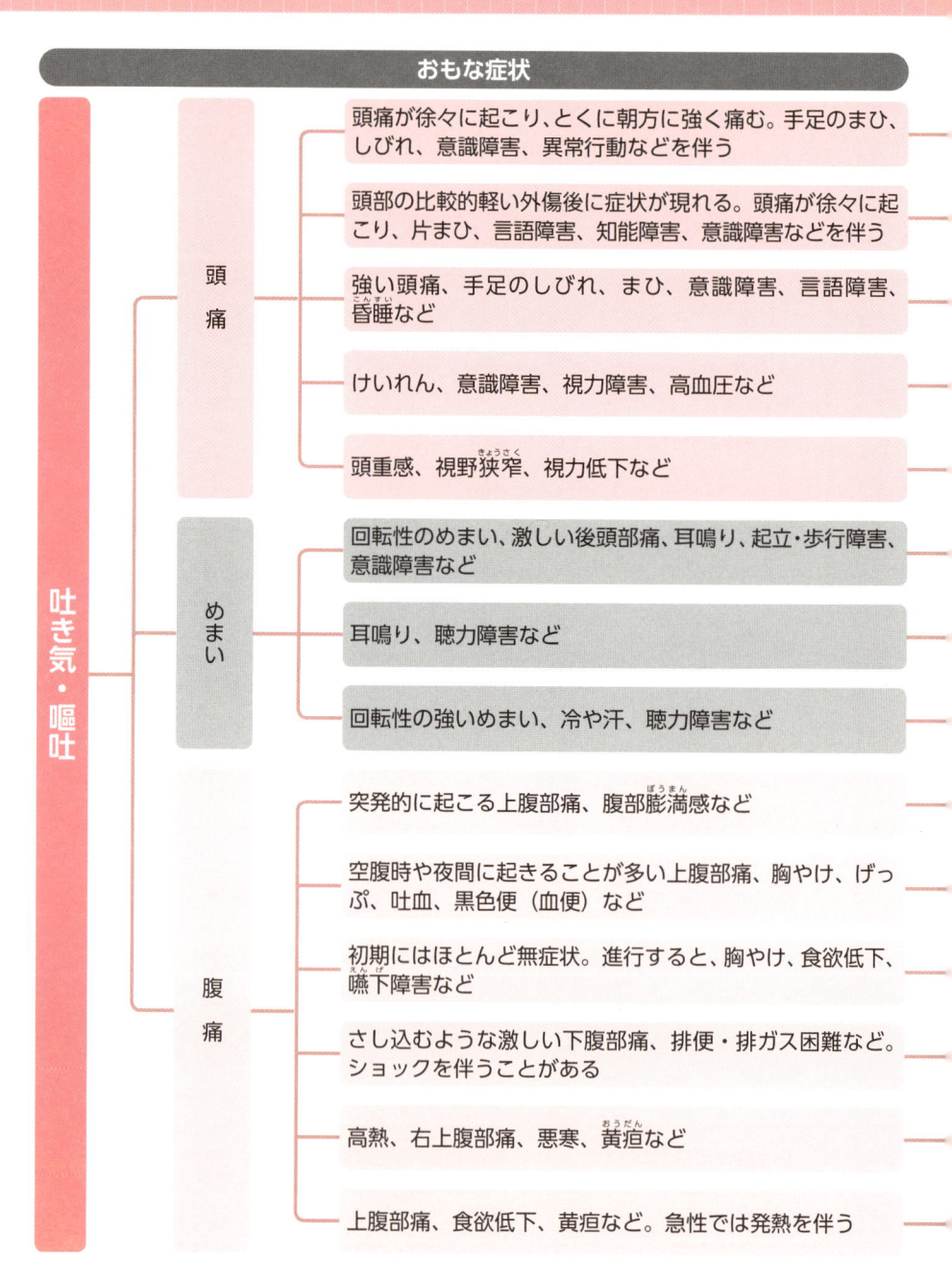

吐き気・嘔吐

おもな症状

吐き気・嘔吐

頭痛
- 頭痛が徐々に起こり、とくに朝方に強く痛む。手足のまひ、しびれ、意識障害、異常行動などを伴う
- 頭部の比較的軽い外傷後に症状が現れる。頭痛が徐々に起こり、片まひ、言語障害、知能障害、意識障害などを伴う
- 強い頭痛、手足のしびれ、まひ、意識障害、言語障害、昏睡など
- けいれん、意識障害、視力障害、高血圧など
- 頭重感、視野狭窄、視力低下など

めまい
- 回転性のめまい、激しい後頭部痛、耳鳴り、起立・歩行障害、意識障害など
- 耳鳴り、聴力障害など
- 回転性の強いめまい、冷や汗、聴力障害など

腹痛
- 突発的に起こる上腹部痛、腹部膨満感など
- 空腹時や夜間に起きることが多い上腹部痛、胸やけ、げっぷ、吐血、黒色便（血便）など
- 初期にはほとんど無症状。進行すると、胸やけ、食欲低下、嚥下障害など
- さし込むような激しい下腹部痛、排便・排ガス困難など。ショックを伴うことがある
- 高熱、右上腹部痛、悪寒、黄疸など
- 上腹部痛、食欲低下、黄疸など。急性では発熱を伴う

吐き気・嘔吐は消化器に起こる異常が原因になるケースが多いのですが、脳や神経系の異常が原因であることも、よくあります。吐き気・嘔吐以外の自覚症状も診断に役立ちますから、それらについても冷静に確認しましょう。

自覚症状：吐き気・嘔吐

診療科	おもな検査	疑われるおもな病気
脳神経外科	MRI（→P.124）、CT（→P.122）、頭部血管造影（→P.230）、PET-CT（→P.236）、眼底（→P.140）	脳腫瘍
脳神経外科	MRI（→P.124）、CT（→P.122）、頭部血管造影（→P.230）	慢性硬膜下血腫
脳神経外科・内科	MRI（→P.124）、CT（→P.122）、頭部血管造影（→P.230）、腰椎穿刺（→P.249）	脳出血／くも膜下出血／脳梗塞
内科	血圧（→P.28）	高血圧性脳症
眼科	視力（→P.30）、眼圧（→P.138）、眼底（→P.140）	急性緑内障
脳神経外科	CT（→P.122）、頭部血管造影（→P.230）	小脳出血
耳鼻咽喉科	聴力（→P.31）、X線単純撮影、眼振	突発性難聴
耳鼻咽喉科	聴力（→P.31）、平衡機能、CT（→P.122）	メニエール病
内科	上部消化管内視鏡（→P.116）、上部消化管X線（→P.74）	急性胃炎
内科	上部消化管内視鏡（→P.116）、上部消化管X線（→P.74）、組織検査（→P.248）、呼気テスト（→P.223）、ヘリコバクター・ピロリ抗体（→P.222）	胃・十二指腸潰瘍
内科	上部消化管内視鏡（→P.116）、上部消化管X線（→P.74）、腫瘍マーカー（→P.128）、PET（→P.236）	食道がん／食道炎
内科・外科	超音波（→P.120）、CT（→P.122）、下部消化管X線（→P.114）	腸閉塞
内科	白血球数（→P.36）、C反応性たんぱく（→P.102）、超音波（→P.120）	胆嚢炎／胆石
内科	アミラーゼアイソザイム（→P.96）、リパーゼ（→P.168）、超音波（→P.120）、CT（→P.122）	急性・慢性膵炎

下痢・便秘

おもな症状

- **下痢**
  - **急性**
    - 腹痛、吐き気・嘔吐など。発熱や血便を伴うこともある。感染した病原体により、症状の出方は異なる
    - 上腹部から右下腹部へ移動する腹痛、吐き気・嘔吐、発熱など
  - **慢性**
    - 下腹部痛、血便、貧血、発熱など
    - 下痢と便秘を交互に繰り返すことがある。腹痛を伴い、症状は1か月以上続く
    - 発熱、下腹部痛、粘血便、体重減少など
    - 便秘を起こすこともある。残便感、血便、排便時の下腹部痛など。発病早期は無症状
    - 便秘を起こすこともある。腹痛、腹部膨満感など。血便や発熱を伴うことがある
    - 何らかの特定の状況になると決まったように起こる下痢

- **便秘**
  - **腹痛あり**
    - 下痢を起こすこともある。残便感、血便、排便時の下腹部痛など。発病早期は無症状
    - 皮膚の色素沈着、脱力感、疲労感、食欲低下、腹痛、月経異常、血圧低下など
    - 重い月経痛、月経過多など
  - **腹痛なし**
    - 皮膚の乾燥、動作緩慢、気力低下、寒気、顔のむくみ、体重減少、生理不順、脱毛など
    - 吐き気、食欲低下、倦怠感、疲労感、口渇、多尿、骨折しやすくなるなど
    - 慢性的に続く便秘

下痢と便秘は、おもに大腸の異常によって起こります。腹痛を伴っている場合や、症状が長引いている場合、下痢と便秘を繰り返している場合は、とくに注意が必要です。売薬に頼るばかりでなく、きちんと医師の診察を受けましょう。

診療科	おもな検査	疑われるおもな病気
内科	X線単純撮影、細菌培養、喀痰結核菌PCR（⇒P.226）、ウイルス抗体	食中毒
内科 外科	白血球数（⇒P.36）、超音波（⇒P.120）	急性虫垂炎
内科	下部消化管X線（⇒P.114）、便潜血反応（⇒P.70） / 下部消化管内視鏡（⇒P.118）	
	白血球数（⇒P.36）、ESR（⇒P.84）、C反応性たんぱく（⇒P.102）	潰瘍性大腸炎
		過敏性腸症候群
	腹部血管造影（⇒P.232）	クローン病
内科 外科	腫瘍マーカー（⇒P.128）、PET-CT（⇒P.236）	大腸がん
内科	超音波（⇒P.120）、CT（⇒P.122）	大腸憩室症
内科 精神神経科		神経性下痢
内科 外科	腫瘍マーカー（⇒P.128）、PET-CT（⇒P.236）	大腸がん
内科	ESR（⇒P.84）、白血球分画（⇒P.86）、副腎皮質ホルモン（⇒P.265）、副腎皮質刺激ホルモン（⇒P.264）、心電図（⇒P.78）	アジソン病
婦人科	触診、超音波（⇒P.120）、CT（⇒P.122）、MRI（⇒P.124）、腹腔鏡（⇒P.239）	子宮内膜症
内科	甲状腺ホルモン（⇒P.184）、甲状腺刺激ホルモン（⇒P.186）、TPO抗体、抗Tg抗体、シンチグラフィー（⇒P.228）	甲状腺機能低下症
内科	超音波（⇒P.120）、CT（⇒P.122）、シンチグラフィー（⇒P.228）、血清カルシウム（⇒P.93）、副甲状腺ホルモン（⇒P.264）	副甲状腺機能亢進症
	下部消化管X線（⇒P.114）	常習便秘

自覚症状 下痢・便秘

＊ESR：赤血球沈降速度

血便

血便には、目に見えないレベルのもの（潜血）と、見た目でわかるレベルのものがあります。後者の場合、色調や性状を観察して医師に伝えましょう。

おもな症状	おもな検査	おもな病気
鮮血便、残便感、下腹部痛など	下部消化管X線（➡ P.114）、下部消化管内視鏡（➡ P.118）、便潜血反応（➡ P.70） / 腫瘍マーカー（➡ P.128）、PET-CT（➡ P.236）	大腸がん
鮮血付着便、下痢、便秘など	下部消化管X線（➡ P.114）、下部消化管内視鏡（➡ P.118）、便潜血反応（➡ P.70）	大腸ポリープ
赤黒い便、下腹部痛、発熱など	下部消化管X線（➡ P.114）、下部消化管内視鏡（➡ P.118）、便潜血反応（➡ P.70） / 超音波（➡ P.120）、CT（➡ P.122）	大腸憩室炎
粘血便、下痢、下腹部痛、発熱など	下部消化管X線（➡ P.114）、下部消化管内視鏡（➡ P.118）、便潜血反応（➡ P.70） / 白血球数（➡ P.36）、赤血球沈降速度（➡ P.84）、C反応性たんぱく（➡ P.102）	潰瘍性大腸炎
下痢性血便、下腹部痛、嘔吐など	便細菌培養 / 白血球数（➡ P.36）、赤血球沈降速度（➡ P.84）、C反応性たんぱく（➡ P.102）	感染性大腸炎
下痢性血便、下腹部痛、高熱など	便細菌培養 / 超音波（➡ P.120）、CT（➡ P.122）、下部消化管内視鏡（➡ P.118）	細菌性赤痢
黒色便、胸やけ、吐き気・嘔吐、吐血など	上部消化管X線（➡ P.74）、上部消化管内視鏡（➡ P.116） / 呼気テスト（➡ P.223）	胃・十二指腸潰瘍
黒色便、吐き気・嘔吐、吐血、体重減少など	上部消化管X線（➡ P.74）、上部消化管内視鏡（➡ P.116） / 腫瘍マーカー（➡ P.128）、ペプシノゲン（➡ P.172）	胃がん
黒色便や吐血などが突然起こる	上部消化管X線（➡ P.74）、上部消化管内視鏡（➡ P.116） / 超音波（➡ P.120）、CT（➡ P.122）	食道静脈瘤破裂
鮮血便または鮮血付着便、排便時の肛門痛など	触診、下部消化管内視鏡（➡ P.118）、便潜血反応（➡ P.70）	痔疾

＊痔疾は肛門科で、それ以外は内科で受診。がんは外科でもよい

尿量の異常

尿量は、1日の水分摂取量や発汗量などにより変化しますが、通常はほぼ一定しています。尿量が異常で一過性でなければ、検査を受けましょう。

おもな症状			おもな検査	おもな病気
尿量の異常	多い	頻尿、口渇、体重減少、倦怠感など	血糖（➡ P.46）、尿糖（➡ P.66）、経口ブドウ糖負荷試験（➡ P.156）、グリコヘモグロビン（➡ P.48）	糖尿病
		頻尿、口渇、皮膚乾燥、倦怠感など	尿量（➡ P.192）、尿・血漿浸透圧、高張食塩水負荷試験、デスモプレシン負荷試験	尿崩症
		高血圧、しびれ、意識混濁、けいれんなど	レニン活性、アルドステロン濃度、血清カリウム（➡ P.91）、副腎静脈血サンプリング、血液ガス分析（➡ P.152）、CT（➡ P.122）	原発性アルドステロン症
	少ない	むくみ、倦怠感、吐き気、頭痛など	クレアチニン（➡ P.60）、尿たんぱく（➡ P.64）、尿素窒素（➡ P.62）、尿沈渣（➡ P.110）	慢性糸球体腎炎
			ASO（➡ P.260）	急性糸球体腎炎
			血清総たんぱく（➡ P.58）、CT（➡ P.122）、MRI（➡ P.124）	ネフローゼ症候群
			血清カリウム（➡ P.91）、アミラーゼ（➡ P.94）	慢性腎不全 尿毒症
			尿比重（➡ P.108）、細菌培養、ANCA（➡ P.206）	急性腎不全
		息切れ、むくみ、胸水など	胸部X線（➡ P.72）、心電図（➡ P.78）、BNP（➡ P.173）、血液ガス分析（➡ P.152）、超音波（➡ P.120）	慢性心不全

自覚症状：血便／尿量の異常

＊ASO：抗ストレプトリジン-O ／ BNP：脳性ナトリウム利尿ペプチド ／ ANCA：抗好中球細胞質抗体
＊受診科はすべて内科

排尿の異常

排尿回数や尿の出方の異常は、尿の通り道に起こる病気の存在を知る手がかりとなります。また、そのほかの病気が原因となるケースもあります。

おもな症状	おもな検査	おもな病気
回数が多い		
多尿、口渇、皮膚乾燥、倦怠感など	尿量（→P.192）、尿・血漿浸透圧、高張食塩水負荷試験、デスモプレシン負荷試験	尿崩症
多尿、口渇、体重減少、倦怠感など	血糖（→P.46）、尿糖（→P.66）、経口ブドウ糖負荷試験（→P.156）、グリコヘモグロビン（→P.48）	糖尿病
排尿時痛、発熱など	尿沈渣（→P.110）、尿細菌培養、尿たんぱく（→P.64）	尿道炎
排尿時痛、残尿感、血尿など	尿潜血（→P.68）、尿細胞診（→P.248）、膀胱尿道鏡（→P.240）、超音波（→P.120）、CT（→P.122）、MRI（→P.124）	膀胱炎
排尿時痛、血尿、尿意切迫、残尿感など	組織検査（→P.248）	膀胱がん
残尿感、尿失禁など	腰椎穿刺（→P.249）	神経因性膀胱
出方がおかしい		
排尿時痛、尿が細い・出にくい、頻尿、残尿感など	触診、腫瘍マーカー（→P.128）、組織検査（→P.248）、X線造影、残尿測定、流量測定	前立腺肥大症
	CT（→P.122）、MRI（→P.124）、PSA（→P.131）	前立腺がん
腹・背の激痛、血尿、尿が出にくいなど	尿潜血（→P.68）、尿沈渣（→P.110）、超音波（→P.120）、腎盂造影（→P.233）	尿路結石
尿が出にくい、頻尿、尿もれなど	超音波（→P.120）、膀胱尿道鏡（→P.240）、膀胱尿道造影、腎盂造影（→P.233）	尿道狭窄

＊尿崩症と糖尿病、神経因性膀胱は内科で、それ以外は泌尿器科で受診

尿色の異常

尿の色は、正常なら淡黄色か黄褐色、透明です。体調により異常が生じても、一過性なら心配ありません。ただし、異常が持続していたら要注意です。

尿色の異常	おもな症状	おもな検査	おもな病気
無色	多尿、口渇、皮膚乾燥、倦怠感など	尿量（➡P.192）、尿・血漿浸透圧、高張食塩水負荷試験、デスモプレシン負荷試験	尿崩症
無色	多尿、口渇、体重減少、倦怠感など	血糖（➡P.46）、尿糖（➡P.66）、経口ブドウ糖負荷試験（➡P.156）、グリコヘモグロビン（➡P.48）	糖尿病
黄褐色～茶褐色	上腹部痛、食欲低下、吐き気・嘔吐、頭痛、発熱、黄疸など	ビリルビン・ウロビリノーゲン、アルカリフォスファターゼ（➡P.100・112）、AST・ALT（➡P.52）、γ-GTP（➡P.54）、MRI・CT・超音波（➡P.122・120・124）	肝炎ウイルス（➡P.104・106・220・221）	急性肝炎 慢性肝炎
黄褐色～茶褐色	黄疸、むくみ、微熱、食欲低下、腹水など	（同上）	PT（➡P.181）、アンモニア（➡P.171）	肝硬変
黄褐色～茶褐色	黄疸、むくみ、食欲低下、腹水など	（同上）	血小板数（➡P.37）、腫瘍マーカー（➡P.128）	肝臓がん
赤色～赤褐色	むくみ、倦怠感、吐き気、頭痛など	クレアチニン（➡P.60）、尿素窒素（➡P.62）、尿たんぱく（➡P.64）、尿沈渣（➡P.110）、ASO（➡P.260）	急性糸球体腎炎
赤色～赤褐色	膿尿、排尿時痛、頻尿など	尿たんぱく（➡P.64）、尿潜血（➡P.68）、尿沈渣（➡P.110）	急性膀胱炎
赤色～赤褐色	排尿時痛、頻尿など	尿潜血（➡P.68）、腹部超音波（➡P.120）、膀胱尿道鏡（➡P.240）、細胞診・組織検査（➡P.248）	膀胱がん
赤色～赤褐色	尿が細い、頻尿、排尿時痛など	触診、腫瘍マーカー（➡P.128）、組織検査（➡P.248）、超音波・CT・MRI（➡P.120～125）	前立腺がん
赤色～赤褐色	下腹部痛、排尿時痛など	尿潜血（➡P.68）、腎盂造影（➡P.233）	尿路結石

自覚症状 / 排尿の異常／尿色の異常

＊腎・尿路系は泌尿器科で、それ以外は内科で受診
＊PT：プロトロンビン時間／ASO：抗ストレプトリジン-O

動悸

動悸をしばしば感じたり、なかなかおさまらなかったり、あるいはほかの症状を伴っていたりしたら、できるだけ早く、医師の診察を受けましょう。

おもな症状		おもな検査		おもな病気
心臓の病気	脈が飛ぶ、胸部違和感など	胸部X線（➡P.72）／超音波（➡P.120）／心電図（➡P.78）	負荷心電図（➡P.250）／ホルター心電図（➡P.252）／冠動脈血管造影（➡P.231）	期外収縮
	突然始まる規則的な頻脈、めまいなど		電気生理学的検査	発作性上室性頻脈症
	息切れ、胸部違和感、下肢のむくみなど		CT（➡P.122）、MRI（➡P.124）、組織検査（➡P.248）	特発性心筋症
	息切れ、呼吸困難など			心臓弁膜症
	発熱、筋肉痛、息切れ、むくみなど		心筋トロポニンT（➡P.261）、MRI（➡P.124）	心筋炎
心臓以外の病気	窒息感、しびれ、頭痛など		負荷心電図（➡P.250）、ホルター心電図（➡P.252）	心臓神経症
	窒息感、しびれ、意識障害など		血液ガス分析（➡P.152）、心電図（➡P.78）、過換気テスト	過換気症候群
	ふるえ、発汗、脱力感など		血糖（➡P.46）、経口ブドウ糖負荷試験（➡P.156）、免疫活性インスリン（➡P.190）	低血糖症
	息切れ、倦怠感、発熱など		赤血球関連各種検査（➡P.32〜35・82・150）	各種貧血
	首前部のはれ、頻脈、暑がり、体重減少など		超音波（➡P.120）、シンチグラフィー（➡P.228）、FT₄・FT₃（➡P.184）、TSH（➡P.186）、抗TSH受容体抗体（➡P.187）	甲状腺機能亢進症

＊ FT₄・FT₃：甲状腺ホルモン／TSH：甲状腺刺激ホルモン
＊ すべて内科で受診。心臓弁膜症は外科、心臓神経症は心療内科でもよい

息切れ・呼吸困難

息切れ・呼吸困難は、呼吸器系または心臓の病気などが原因で起こります。運動や興奮とかかわりなく起きていたら、病気の存在が強く疑われます。

おもな症状			おもな検査	おもな病気
息切れ・呼吸困難	咳、胸痛	発熱：血痰、顔・首のむくみなど	腫瘍マーカー（→P.128）、PET-CT（→P.236）、細胞診（→P.248）、気管支鏡（→P.238）	肺がん
		発熱：痰、頭痛、関節痛など	喀痰抗酸菌培養（→P.225）	急性肺炎
		発熱：倦怠感など	白血球数（→P.36）、CRP（→P.102）、超音波（→P.120）、心電図（→P.78）	急性心膜炎
			胸水穿刺	胸膜炎
		チアノーゼ：動悸、血痰など	胸部X線（→P.72） CT（→P.122）、シンチグラフィー（→P.228）	肺梗塞
		チアノーゼ	CT（→P.122）、血液ガス分析（→P.152）	自然気胸
		痰など（喫煙歴がある）	CT（→P.122）、肺機能（→P.132）、血液ガス分析（→P.152）	肺気腫
	発作性の咳・喘鳴を繰り返す		肺機能（→P.132）、RAST（→P.196）、気道過敏性試験	気管支ぜんそく
	激しい胸痛、冷や汗、嘔吐など		超音波（→P.120）、冠動脈血管造影（→P.231）	急性心筋梗塞
	胸部違和感、動悸、下肢のむくみ		冠動脈血管造影（→P.231）、超音波（→P.120）、心電図（→P.78）、負荷心電図（→P.250）、ホルター心電図（→P.252）	特発性心筋症
	動悸、めまい、胸痛など			心臓弁膜症
	動悸、しびれ、意識障害など		血液ガス分析（→P.152）、心電図（→P.78）、過換気テスト	過換気症候群

自覚症状：動悸／息切れ・呼吸困難

＊CRP：C反応性たんぱく／RAST：アレルゲン特異的IgE
＊すべて内科で受診。肺がん、自然気胸、急性心筋梗塞は外科でもよい

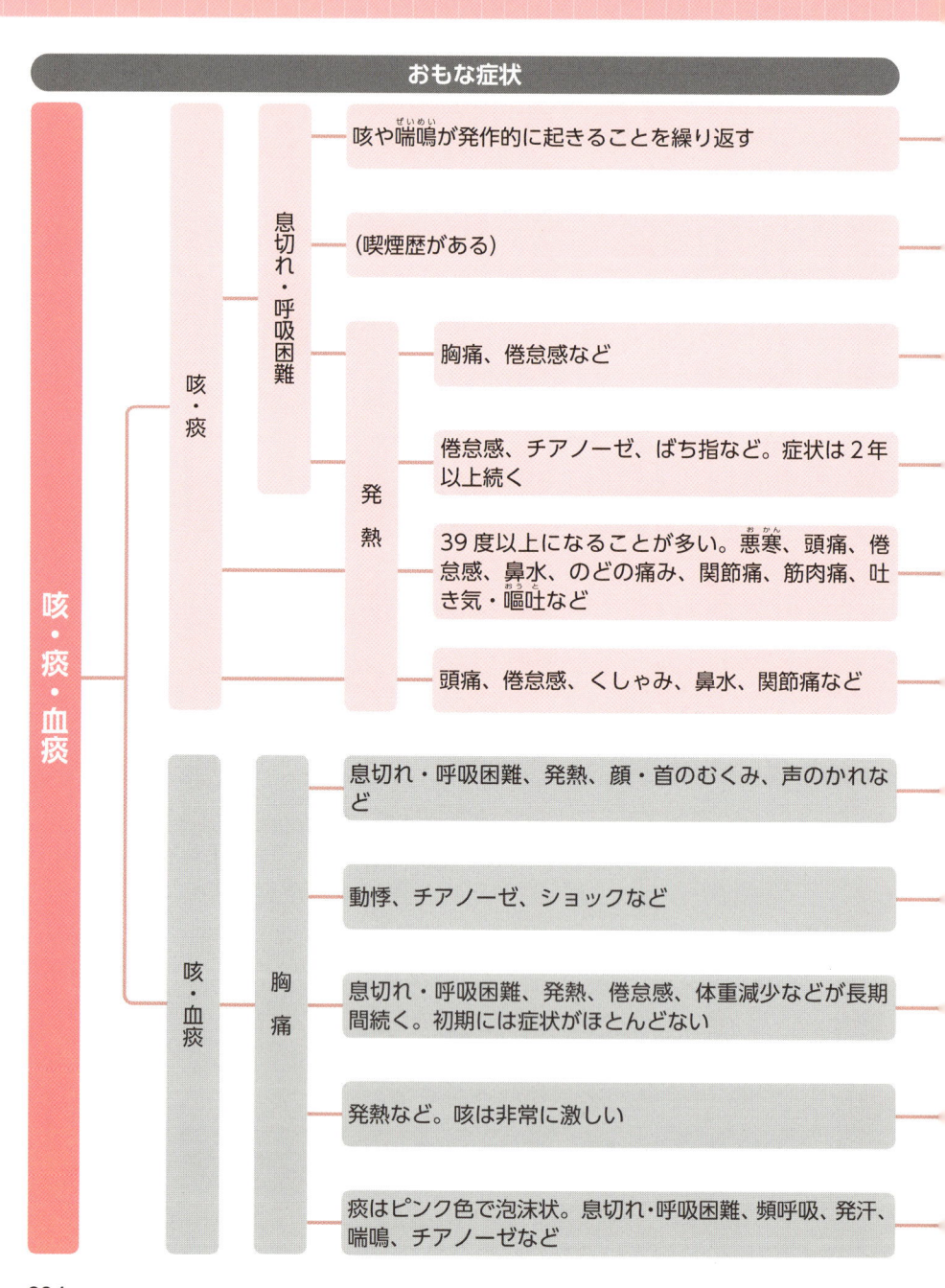

咳・痰・血痰

おもな症状

咳・痰・血痰

- 咳・痰
  - 息切れ・呼吸困難
    - 咳や喘鳴が発作的に起きることを繰り返す
    - （喫煙歴がある）
    - 胸痛、倦怠感など
    - 倦怠感、チアノーゼ、ばち指など。症状は2年以上続く
  - 発熱
    - 39度以上になることが多い。悪寒、頭痛、倦怠感、鼻水、のどの痛み、関節痛、筋肉痛、吐き気・嘔吐など
    - 頭痛、倦怠感、くしゃみ、鼻水、関節痛など
- 咳・血痰
  - 胸痛
    - 息切れ・呼吸困難、発熱、顔・首のむくみ、声のかれなど
    - 動悸、チアノーゼ、ショックなど
    - 息切れ・呼吸困難、発熱、倦怠感、体重減少などが長期間続く。初期には症状がほとんどない
    - 発熱など。咳は非常に激しい
    - 痰はピンク色で泡沫状。息切れ・呼吸困難、頻呼吸、発汗、喘鳴、チアノーゼなど

咳は、気管内の異物や分泌物などを体外へ排除するための生理現象の一種です。また痰は、気管支や肺に炎症が生じると増えてくる分泌物です。炎症がひどくなると、痰に血液や膿などが混じることがあります。

診療科	おもな検査		疑われるおもな病気
内科	胸部X線（→ P.72）	肺機能（→ P.132）、アレルゲン特異的 IgE（→ P.196）、気道過敏性試験	気管支ぜんそく
		CT（→ P.122）、肺機能（→ P.132）、血液ガス分析（→ P.152）	肺気腫
		白血球数（→ P.36）、C反応性たんぱく（→ P.102）、CT（→ P.122）、喀痰抗酸菌培養（→ P.225）	急性肺炎
		白血球数（→ P.36）、心電図（→ P.78）、C反応性たんぱく（→ P.102）、肺機能（→ P.132）、血液ガス分析（→ P.152）、喀痰抗酸菌培養（→ P.225）、気管支鏡（→ P.238）	慢性気管支炎
	インフルエンザ迅速検査（→ P.212）		インフルエンザ
			かぜ症候群
内科 外科	胸部X線（→ P.72）	腫瘍マーカー（→ P.128）、気管支鏡（→ P.238）、PET-CT（→ P.236）、細胞診（→ P.248）	肺がん
内科		CT（→ P.122）、シンチグラフィー（→ P.228）	肺梗塞
		喀痰（→ P.224～P.226）、クォンティフェロン（→ P.227）、CT（→ P.122）	肺結核
		白血球数（→ P.36）、C反応性たんぱく（→ P.102）、CT（→ P.122）、喀痰抗酸菌培養（→ P.225）	急性気管支炎
		聴診、心電図（→ P.78）、血液ガス分析（→ P.152）、CT（→ P.122）	肺水腫

自覚症状

咳・痰・血痰

めまい

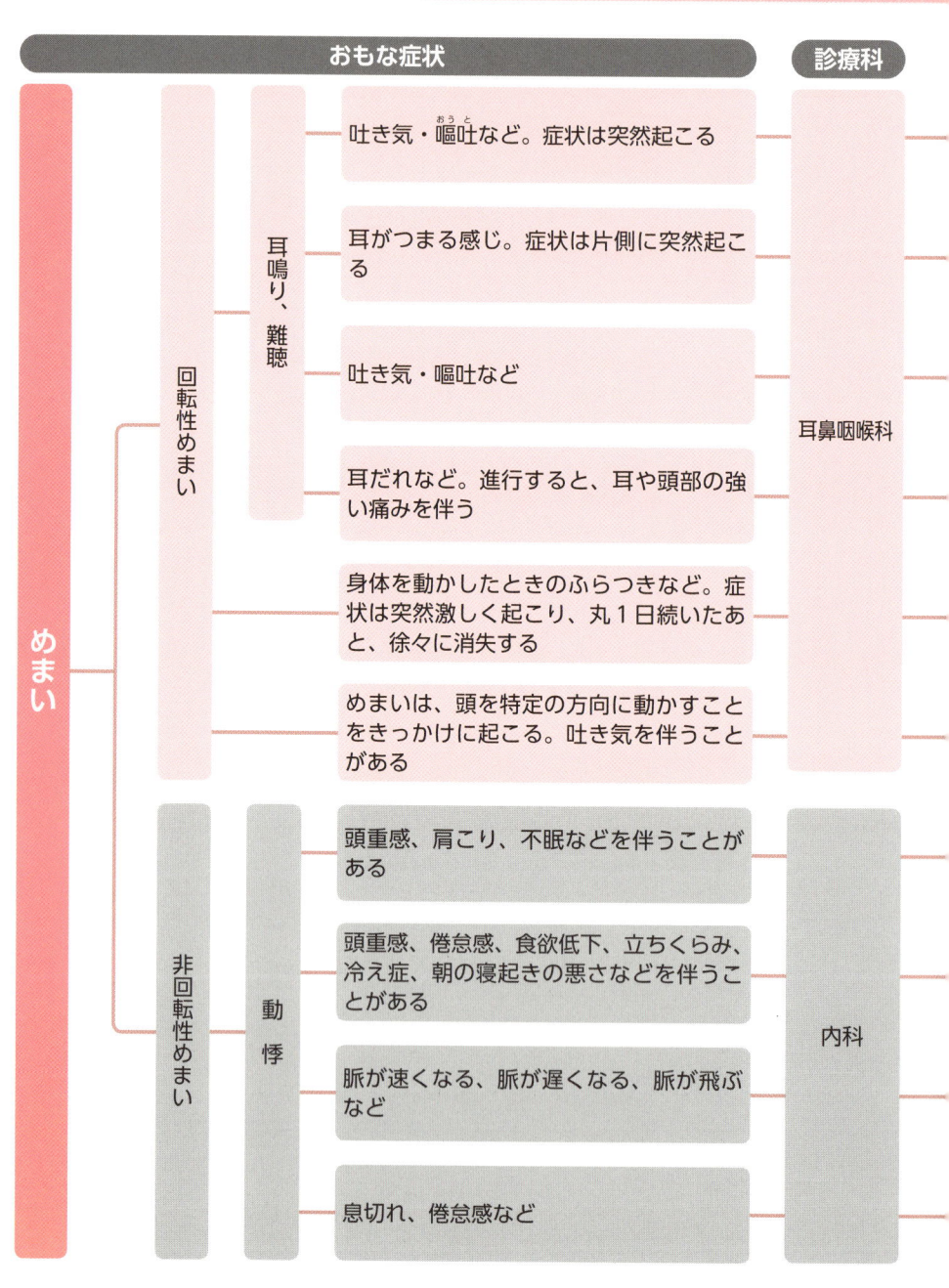

	おもな症状	診療科
めまい / 回転性めまい	耳鳴り、難聴 — 吐き気・嘔吐など。症状は突然起こる	耳鼻咽喉科
	耳鳴り、難聴 — 耳がつまる感じ。症状は片側に突然起こる	耳鼻咽喉科
	耳鳴り、難聴 — 吐き気・嘔吐など	耳鼻咽喉科
	耳鳴り、難聴 — 耳だれなど。進行すると、耳や頭部の強い痛みを伴う	耳鼻咽喉科
	身体を動かしたときのふらつきなど。症状は突然激しく起こり、丸1日続いたあと、徐々に消失する	耳鼻咽喉科
	めまいは、頭を特定の方向に動かすことをきっかけに起こる。吐き気を伴うことがある	耳鼻咽喉科
非回転性めまい	頭重感、肩こり、不眠などを伴うことがある	内科
	動悸 — 頭重感、倦怠感、食欲低下、立ちくらみ、冷え症、朝の寝起きの悪さなどを伴うことがある	内科
	動悸 — 脈が速くなる、脈が遅くなる、脈が飛ぶなど	内科
	息切れ、倦怠感など	内科

めまいには、視界がぐるぐると回るように感じる回転性めまいと、ふらふら、ぐらぐらする感じの非回転性めまいがあります。回転性めまいは耳の奥に生じた異常によるものが多く、非回転性めまいはそのほかの病気が原因となります。

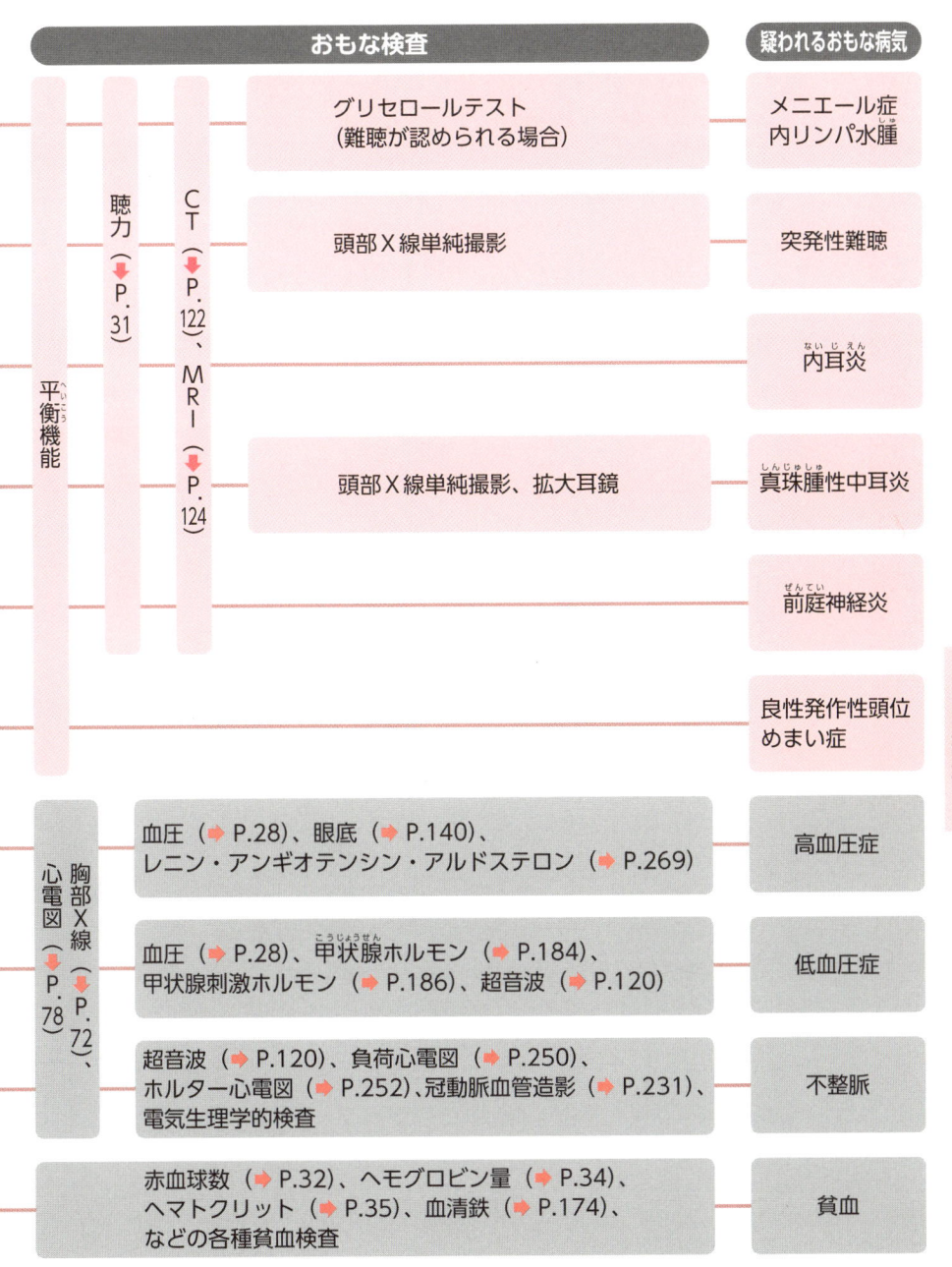

おもな検査 / 疑われるおもな病気

平衡機能	聴力（→P.31）	CT（→P.122）、MRI（→P.124）	検査	疑われるおもな病気
●	●	●	グリセロールテスト（難聴が認められる場合）	メニエール症 / 内リンパ水腫
●	●	●	頭部X線単純撮影	突発性難聴
●				内耳炎
●		●	頭部X線単純撮影、拡大耳鏡	真珠腫性中耳炎
●				前庭神経炎
●				良性発作性頭位めまい症

自覚症状：めまい

心電図（→P.78）	胸部X線（→P.72）	検査	疑われる病気
●	●	血圧（→P.28）、眼底（→P.140）、レニン・アンギオテンシン・アルドステロン（→P.269）	高血圧症
●	●	血圧（→P.28）、甲状腺ホルモン（→P.184）、甲状腺刺激ホルモン（→P.186）、超音波（→P.120）	低血圧症
●	●	超音波（→P.120）、負荷心電図（→P.250）、ホルター心電図（→P.252）、冠動脈血管造影（→P.231）、電気生理学的検査	不整脈
●	●	赤血球数（→P.32）、ヘモグロビン量（→P.34）、ヘマトクリット（→P.35）、血清鉄（→P.174）、などの各種貧血検査	貧血

貧血

貧血を発症すると、特有の症状が現れます。原因の多くは血液の病気ですが、肝臓など、そのほかの臓器の病気が原因になっている場合もあります。

	おもな症状	おもな検査	おもな病気
貧血 ─ 血液の病気	貧血症状、さじ状爪など	貧血検査、鉄関連検査、赤血球恒数（➡ P.82）	鉄欠乏性貧血
	貧血症状、出血傾向など	貧血検査、網状赤血球（➡ P.150）、骨髄穿刺	再生不良性貧血
	貧血症状、黄疸など	ビリルビン（➡ P.56）、網状赤血球（➡ P.150）	溶血性貧血
	貧血症状、舌の異常など	貧血検査、ビリルビン（➡ P.56）、LDH（➡ P.98）、骨髄穿刺	巨赤芽球性貧血
	貧血症状、発熱、出血傾向、頭痛など	貧血検査、尿酸（➡ P.50）、白血球分画（➡ P.86）、LDH（➡ P.98）、骨髄穿刺、組織検査（➡ P.248）	白血病
そのほかの病気	黄疸、むくみ、腹水など	肝機能などの検査	超音波（➡ P.120）、CT（➡ P.122）、MRI（➡ P.124） → 肝硬変
	顔の蝶形紅斑、関節痛など	赤血球沈降速度（➡ P.84）、C反応性たんぱく（➡ P.102）、尿沈渣（➡ P.110）、補体（➡ P.266）、抗核抗体（➡ P.204）	全身性エリテマトーデス

＊貧血症状：動悸、息切れ、めまい、疲労感、倦怠感、顔面蒼白など
＊貧血検査：赤血球数、ヘモグロビン量、ヘマトクリット、血小板数、白血球数
＊鉄関連検査：血清フェリチン、血清鉄、総鉄結合能、トランスフェリン
＊肝機能などの検査：AST・ALT、γ-GTP、ビリルビン、アルカリフォスファターゼ、ウロビリノーゲン
＊受診科はすべて内科
＊LDH：乳酸脱水素酵素

喀血・吐血

喀血は呼吸器からの、また吐血は上部消化管からの出血が、口に逆流して出てくるものです。症状がみられたら、すぐに診察を受けましょう。

おもな症状			おもな検査	おもな病気
喀血・吐血	喀血	咳、痰（血痰）、胸痛、息切れ、呼吸困難		
		発熱、声がれ、むくみなど	腫瘍マーカー（→ P.128）、細胞診（→ P.248）	肺がん
		発熱、倦怠感、体重減少など	喀痰（→ P.224 など）、クォンティフェロン（→ P.227）	肺結核
		頻呼吸、チアノーゼなど	心電図（→ P.78）、超音波（→ P.120）、血液ガス分析（→ P.152） 胸部X線（→ P.72）、CT（→ P.122）	肺血栓塞栓症 肺梗塞
		頻呼吸、喘鳴、発汗など	聴診、心電図（→ P.78）、血液ガス分析（→ P.152）	肺水腫
		倦怠感、脳症状など	超音波（→ P.120）、冠動脈血管造影（→ P.231）	肺動静脈瘻
		痰には膿も混じる	肺機能（→ P.132）、気管支鏡（→ P.238）	気管支拡張症
	吐血	吐き気・嘔吐、胸やけ		
		胸痛、腹痛、嚥下障害など	腫瘍マーカー（→ P.128）、PET（→ P.236）	食道炎 食道潰瘍 食道がん
		上腹部痛、体重減少など	腫瘍マーカー（→ P.128）、ペプシノゲン（→ P.172） 上部消化管X線（→ P.74）、上部消化管内視鏡（→ P.116）	胃がん
		空腹時の上腹部痛など	呼気テスト（→ P.223）	胃潰瘍 十二指腸潰瘍
		突発的な上腹部痛など		急性胃炎
		突発的な激しい胸痛、ショックなど	CT（→ P.122）、MRI（→ P.124）、門脈造影	食道静脈瘤破裂

自覚症状　貧血／喀血・吐血

＊すべて内科で受診。がん、肺動静脈瘻、食道静脈瘤破裂は外科でもよい

倦怠感

おもな症状	診療科
首前部のはれ、動悸、頻脈、食欲増進、体重減少、いらいら、暑がり、眼球突出など	内科 / 外科
気力低下、動作緩慢、顔のむくみ、便秘、皮膚の乾燥、生理不順、寒気、体重増加、脱毛など	内科
食欲低下、吐き気・嘔吐、上腹部痛、頭痛、発熱、腹水、黄疸など	内科
むくみ、意識障害など	内科
息切れ・呼吸困難、めまい、動悸、尿量減少、食欲低下、便秘、チアノーゼなど	内科
多飲多尿、頻尿、口渇、体重減少、昏睡など	内科
指先などのふるえ、脱力感、動悸、発汗、息切れ・呼吸困難、発熱、意識障害など	内科
息切れ、めまい、動悸、顔色の悪さなど	内科
出血傾向、発熱、貧血、頭痛、疲労感など	内科
咳、痰（血痰）、発熱、胸痛など	内科
尿量減少、血尿、むくみ、血圧上昇など	内科
疲労感、筋肉痛、関節痛、咽頭痛、集中力低下、睡眠障害など	内科

倦怠感は、疲れがたまってくるとだれでも感じる症状ですが、休めば解消されます。しかし、さまざまな病気の始まりや、病気の症状のひとつとして現れる倦怠感もあります。休んでも解消しないようなら、一度検査を受けてみましょう。

おもな検査	疑われるおもな病気
甲状腺ホルモン（→ P.184）、甲状腺刺激ホルモン（→ P.186）、抗 TSH 受容体抗体（→ P.187）、超音波（→ P.120）、シンチグラフィー（→ P.228）、TPO 抗体、抗 Tg 抗体	甲状腺機能亢進症 / 甲状腺機能低下症
AST・ALT（→ P.52）、γ-GTP（→ P.54）、ビリルビン・ウロビリノーゲン（→ P.112）、アルカリフォスファターゼ（→ P.100）、肝炎ウイルス（→ P.104・106・220・221） / 超音波（→ P.120）、CT（→ P.122）、MRI（→ P.124）	急性肝炎 / 肝硬変
胸部 X 線（→ P.72）、脳性ナトリウム利尿ペプチド（→ P.173）、冠動脈血管造影（→ P.231）	うっ血性心不全
血糖（→ P.46）、尿糖（→ P.66）、経口ブドウ糖負荷試験（→ P.156）、グリコヘモグロビン（→ P.48）	糖尿病
免疫活性インスリン（→ P.190）	低血糖症
赤血球数（→ P.32）、ヘモグロビン量（→ P.34）、ヘマトクリット（→ P.35） / 赤血球恒数（→ P.82）、網状赤血球（→ P.150）	各種貧血
白血球数（→ P.36）、白血球分画（→ P.86）、骨髄穿刺	白血病
胸部 X 線（→ P.72）、喀痰（→ P.224〜226）、クォンティフェロン（→ P.227）、CT（→ P.122）	肺結核
クレアチニン（→ P.60）、尿素窒素（→ P.62）、尿たんぱく（→ P.64）、尿沈渣（→ P.110）、ASO（→ P.260）	腎炎
（症状から診断する）	慢性疲労症候群

自覚症状：倦怠感

＊ ASO：抗ストレプトリジン-O

まひ

おもな症状

まひ

- **四肢まひ**
  - **筋力低下**
    - 両手足の脱力発作が1時間（場合により2、3日間）ほど続く。筋肉痛やはれを伴うことがある
    - 筋萎縮、呼吸不全など（症状は徐々に起こる）
    - 疲労感、呼吸困難など。夕方以降や運動後などに症状が悪化する（症状は徐々に起こる）
    - 関節痛、紫紅色の皮疹など（症状は徐々に起こる）

- **対まひ**
  - **急に発症**
    - かぜ様の兆候、筋力低下、筋肉・関節痛、血圧上昇、心拍数増加、顔面紅潮、立ちくらみ、呼吸不全など
    - 頭痛、頸部痛、背部痛、胸部や腹部のしめつけ感、感覚障害など
    - 筋力低下、脊椎の局所的疼痛、感覚障害、運動障害など（症状は徐々に起こる）
  - → 膀胱直腸障害

- **片まひ**
  - **急に発症**
    - 頭痛、しびれ、言語障害、昏睡など
    - なぐられたような激しい頭痛、吐き気・嘔吐など
    - めまい、筋力低下、視覚異常、感覚障害、嚥下障害、言語障害など。症状は数分から30分程度で消失
    - 筋力低下、視覚異常、痛みなどの感覚異常、嚥下障害、膀胱・直腸障害など（症状はやや急に起こることが多い）
  - → 意識障害
  - **徐々に発症**
    - 朝に強い頭痛、吐き気・嘔吐、しびれ、異常行動など
    - 頭痛、言語障害、知能障害、意識障害など（頭部打撲の既往歴）
    - 筋萎縮、筋力低下、言語障害、膀胱・直腸障害など

まひは、筋肉や脳神経などの異常により生じる症状です。まひは、現れ方によりいくつかに分類できますが、本校であげた3つが、代表的な種類です。いずれも放置できない病気が原因となって起こります。

診療科	おもな検査		疑われるおもな病気	
内科	血清カリウム（→ P.91）、甲状腺ホルモン（→ P.184）、		周期性四肢まひ	
	CK（→ P.154）、LDH（→ P.98）、AST（→ P.52）、針筋電図（→ P.242）	胸部X線 → P.72、MRI → P.124	筋ジストロフィー	
	テンシロンテスト、筋電図（→ P.242）	筋生検	重症筋無力症	
	ESR（→ P.84）、CRP（→ P.102）、CK（→ P.154）、LDH（→ P.98）、抗核抗体（→ P.204）		多発性筋炎	
脳神経外科	針筋電図・神経伝達速度（→ P.242）	腰椎穿刺（→ P.249）	ギラン・バレー症候群	自覚症状 まひ
	MRI（→ P.124）、ウイルス抗体価		急性脊髄炎	
	胸部X線（→ P.72）、CT（→ P.122）、MRI（→ P.124）、PET（→ P.236）		脊髄腫瘍	
脳神経外科	CT（→ P.122）、MRI（→ P.124）、超音波（→ P.120）、頭部血管造影（→ P.230）	心電図（→ P.78）、SPECT（→ P.235）	脳出血	
		腰椎穿刺（→ P.249）	くも膜下出血	
		SPECT（→ P.235）	一過性脳虚血発作	
内科 脳神経外科	白血球数（→ P.36）、MRI（→ P.124）、腰椎穿刺（→ P.249）		多発性硬化症	
脳神経外科	CT（→ P.122）、MRI（→ P.124）、頭部血管造影（→ P.230）	眼底（→ P.140）、PET-CT（→ P.236）	脳腫瘍	
			慢性硬膜下血腫	
内科	神経伝達速度・針筋電図（→ P.242）		筋萎縮性側索硬化症	

* CK：クレアチンキナーゼ／ LDH：乳酸脱水素酵素／ CRP：C反応性たんぱく／ ESR：赤血球沈降速度

むくみ

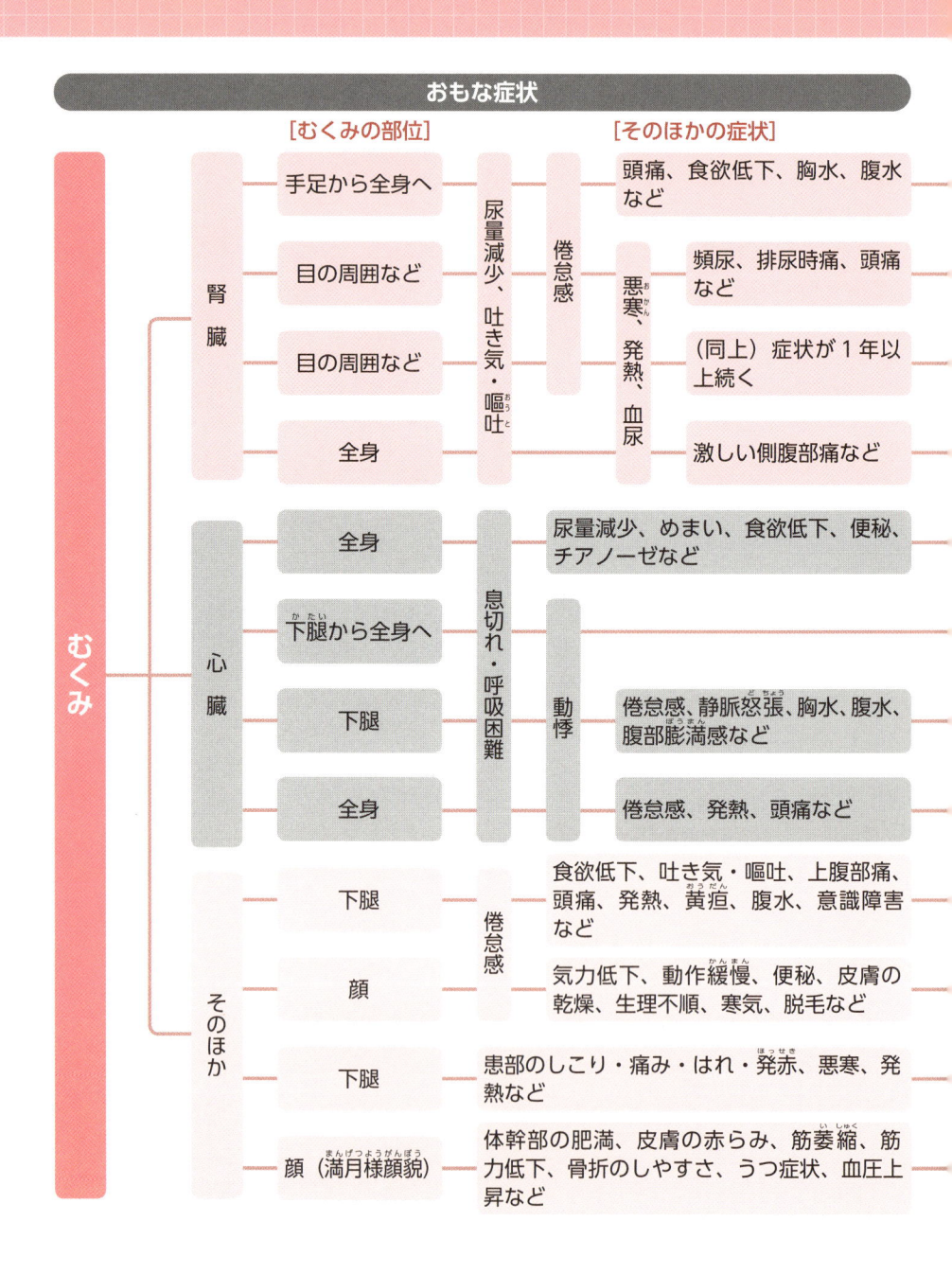

おもな症状

	[むくみの部位]			[そのほかの症状]
腎臓	手足から全身へ	尿量減少、吐き気・嘔吐	倦怠感	頭痛、食欲低下、胸水、腹水など
	目の周囲など			悪寒、発熱、血尿 / 頻尿、排尿時痛、頭痛など
	目の周囲など			（同上）症状が1年以上続く
	全身			激しい側腹部痛など
心臓	全身	息切れ・呼吸困難	動悸	尿量減少、めまい、食欲低下、便秘、チアノーゼなど
	下腿から全身へ			
	下腿			倦怠感、静脈怒張、胸水、腹水、腹部膨満感など
	全身			倦怠感、発熱、頭痛など
そのほか	下腿	倦怠感		食欲低下、吐き気・嘔吐、上腹部痛、頭痛、発熱、黄疸、腹水、意識障害など
	顔			気力低下、動作緩慢、便秘、皮膚の乾燥、生理不順、寒気、脱毛など
	下腿			患部のしこり・痛み・はれ・発赤、悪寒、発熱など
	顔（満月様顔貌）			体幹部の肥満、皮膚の赤らみ、筋萎縮、筋力低下、骨折のしやすさ、うつ症状、血圧上昇など

むくみ（浮腫）とは、静脈血やリンパ液の流れが停滞して水分がしみ出し、皮下にたまってしまう状態です。腎臓や心臓、そのほかの臓器の機能が低下することが、大きな原因となります。

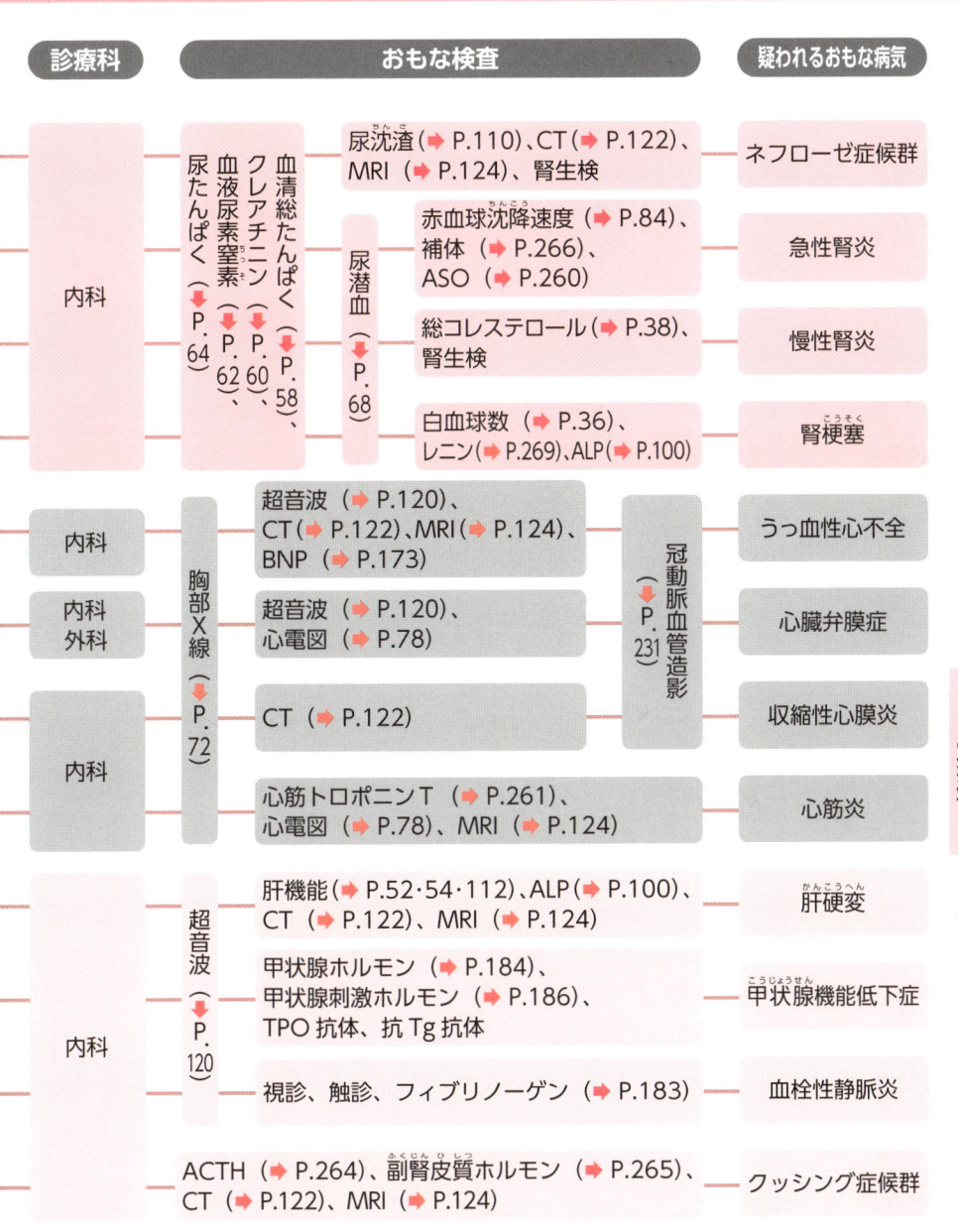

診療科	おもな検査	疑われるおもな病気
内科	血清総たんぱく（→P.58）、クレアチニン（→P.60）、血液尿素窒素（→P.62）、尿たんぱく（→P.64） / 尿沈渣（→P.110）、CT（→P.122）、MRI（→P.124）、腎生検	ネフローゼ症候群
内科	尿潜血（→P.68） / 赤血球沈降速度（→P.84）、補体（→P.266）、ASO（→P.260）	急性腎炎
内科	総コレステロール（→P.38）、腎生検	慢性腎炎
内科	白血球数（→P.36）、レニン（→P.269）、ALP（→P.100）	腎梗塞
内科	胸部X線（→P.72） / 超音波（→P.120）、CT（→P.122）、MRI（→P.124）、BNP（→P.173） / 冠動脈血管造影（→P.231）	うっ血性心不全
内科・外科	超音波（→P.120）、心電図（→P.78）	心臓弁膜症
内科	CT（→P.122）	収縮性心膜炎
内科	心筋トロポニンT（→P.261）、心電図（→P.78）、MRI（→P.124）	心筋炎
内科	超音波（→P.120） / 肝機能（→P.52・54・112）、ALP（→P.100）、CT（→P.122）、MRI（→P.124）	肝硬変
内科	甲状腺ホルモン（→P.184）、甲状腺刺激ホルモン（→P.186）、TPO抗体、抗Tg抗体	甲状腺機能低下症
内科	視診、触診、フィブリノーゲン（→P.183）	血栓性静脈炎
内科	ACTH（→P.264）、副腎皮質ホルモン（→P.265）、CT（→P.122）、MRI（→P.124）	クッシング症候群

自覚症状：むくみ

＊ ASO：抗ストレプトリジン-O ／ ALP：アルカリフォスファターゼ／ BNP：脳性ナトリウム利尿ペプチド ／ ACTH：副腎皮質刺激ホルモン

体重の異常

	おもな症状	診療科
体重の異常 — 増加	体幹部の肥満、満月様顔貌、皮膚の赤らみ、筋萎縮、筋力低下、骨折のしやすさ、うつ症状、血圧上昇など	内科
	冷や汗、動悸、頻脈、ふるえ、疲労感、めまい、集中力低下、けいれん、異常行動、失神など	
	顔のむくみ、倦怠感、気力低下、動作緩慢、便秘、皮膚の乾燥、生理不順、寒気、脱毛など	
体重の異常 — 減少	首前部のはれ、動悸、頻脈、食欲増進、倦怠感、いらいら、暑がり、眼球突出など	内科
	空腹時や夜間に起こる上腹部痛、胸やけ、吐き気・嘔吐、げっぷ、吐血、黒色便（血便）など	
	上腹部痛、胸やけ、吐き気・嘔吐など。進行すると、吐血、黒色便（血便）、倦怠感など	内科 外科
	排便時の下腹部痛、下痢、便秘、血便、残便感など	
	背部にも広がる上腹部痛など	
	微熱、上腹部痛、腹部膨満感、腹水、食欲低下、倦怠感、黄疸、意識障害など	
	多飲多尿、頻尿、口渇、倦怠感、昏睡など	内科
	倦怠感、息切れ、動悸、貧血、リンパ節のはれ、発熱、出血傾向、感染症にかかりやすいなど	
	微熱、咳・痰（血痰）、胸痛、呼吸困難など	

体重は変化するものですが、通常は一定の範囲内に収まります。日常生活に変化がないにもかかわらず、体重が一方的に増える、または減っていたら、何らかの病気が起きているサインかもしれません。すぐ医師の診察を受けましょう。

おもな検査	疑われるおもな病気
白血球数（→ P.36）、白血球分画（→ P.86）、副腎皮質刺激ホルモン（→ P.264）、CT（→ P.122）	クッシング症候群
免疫活性インスリン（→ P.190）、C-ペプチド活性（→ P.191）、絶食試験、選択的動脈内刺激物注入試験、超音波内視鏡	インスリノーマ
甲状腺ホルモン（→ P.184）、甲状腺刺激ホルモン（→ P.186）、抗TSH受容体抗体（→ P.187）、超音波（→ P.120）、シンチグラフィー（→ P.228）	甲状腺機能低下症 / 甲状腺機能亢進症
上部消化管X線（→ P.74）・上部消化管内視鏡（→ P.116）、呼気テスト（→ P.223）、ヘリコバクター・ピロリ抗体（→ P.222）	胃・十二指腸潰瘍
腫瘍マーカー（→ P.128） 上部消化管X線（→ P.74）・上部消化管内視鏡（→ P.116）、ペプシノゲン（→ P.172）、細胞診（→ P.248）	胃がん
下部消化管X線（→ P.114）・下部消化管内視鏡（→ P.118）、便潜血反応（→ P.70）、PET-CT（→ P.236）	大腸がん
アミラーゼ（→ P.94）、アミラーゼアイソザイム（→ P.96）、リパーゼ（→ P.168）、CT（→ P.122）、MRI（→ P.124）、PET（→ P.236）	膵臓がん
血小板数（→ P.37）、超音波（→ P.120）、CT（→ P.122）、MRI（→ P.124）、肝生検	肝臓がん
血糖（→ P.46）、尿糖（→ P.66）、経口ブドウ糖負荷試験（→ P.156）、グリコヘモグロビン（→ P.48）	糖尿病
赤血球数（→ P.32）、白血球数（→ P.36）、血小板数（→ P.37）、白血球分画（→ P.86）、骨髄穿刺	白血病
胸部X線（→ P.72）、喀痰（→ P.224〜226）、クォンティフェロン（→ P.227）	肺結核

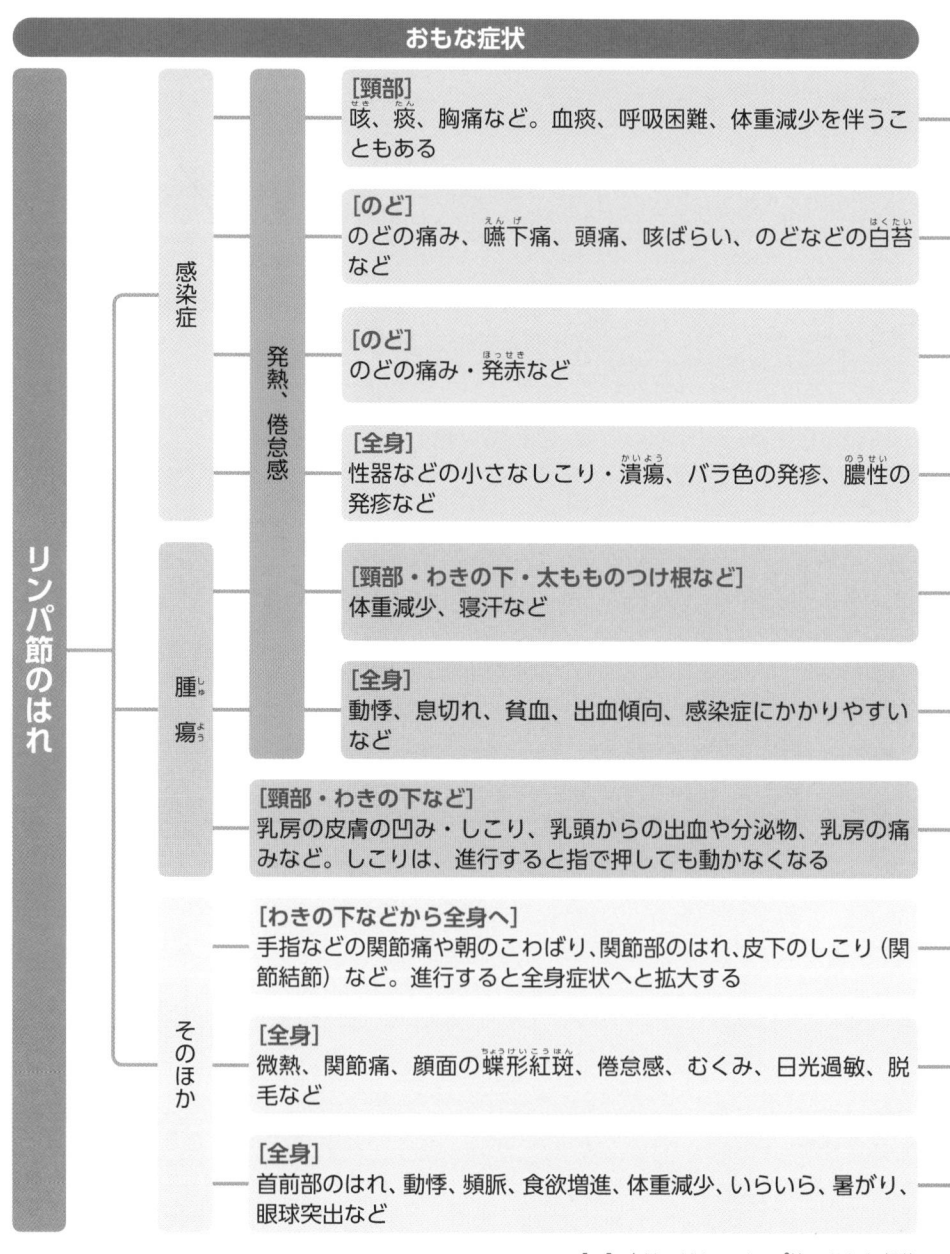

リンパ節のはれ

おもな症状

リンパ節のはれ

- 感染症
  - 発熱、倦怠感
    - [頸部]
      咳、痰、胸痛など。血痰、呼吸困難、体重減少を伴うこともある
    - [のど]
      のどの痛み、嚥下痛、頭痛、咳ばらい、のどなどの白苔など
    - [のど]
      のどの痛み・発赤など
    - [全身]
      性器などの小さなしこり・潰瘍、バラ色の発疹、膿性の発疹など
- 腫瘍
  - [頸部・わきの下・太もものつけ根など]
    体重減少、寝汗など
  - [全身]
    動悸、息切れ、貧血、出血傾向、感染症にかかりやすいなど
  - [頸部・わきの下など]
    乳房の皮膚の凹み・しこり、乳頭からの出血や分泌物、乳房の痛みなど。しこりは、進行すると指で押しても動かなくなる
- そのほか
  - [わきの下などから全身へ]
    手指などの関節痛や朝のこわばり、関節部のはれ、皮下のしこり（関節結節）など。進行すると全身症状へと拡大する
  - [全身]
    微熱、関節痛、顔面の蝶形紅斑、倦怠感、むくみ、日光過敏、脱毛など
  - [全身]
    首前部のはれ、動悸、頻脈、食欲増進、体重減少、いらいら、暑がり、眼球突出など

＊[ ] 内は、はれるリンパ節のおもな部位

リンパ節（リンパ腺）は、リンパ液が流れるリンパ管の合流点です。リンパ液は、体内の老廃物を運搬するほか、その主成分であるリンパ球（白血球の一種）の働きにより、免疫機能にも深くかかわっています。

診療科	おもな検査	疑われるおもな病気
内科	胸部X線（➡ P.72）、喀痰（➡ P.224～226）、CT（➡ P.122）、クォンティフェロン（➡ P.227）	肺結核
内科	溶連菌抗原迅速検査、細菌培養、ASO（➡ P.260）、白血球数（➡ P.36）、ESR（➡ P.84）、C反応性たんぱく（➡ P.102）、組織検査（➡ P.248）	咽頭炎
内科	白血球数（➡ P.36）、白血球分画（➡ P.86）、AST・ALT（➡ P.52）、ウイルス抗体	伝染性単核球症
内科	梅毒血清反応（➡ P.208）	梅毒
内科	触診、超音波（➡ P.120）、CT（➡ P.122）、シンチグラフィー（➡ P.228）、リンパ管造影、生検	悪性リンパ腫
内科	白血球数（➡ P.36）、白血球分画（➡ P.86）、組織検査（➡ P.248）、骨髄穿刺、CT（➡ P.122）、MRI（➡ P.124）	急性白血病
内科 婦人科 外科	視診、触診、マンモグラフィー（➡ P.76）、腫瘍マーカー（➡ P.128）、細胞診・組織検査（➡ P.248）、超音波（➡ P.120）、MRI（➡ P.124）	乳がん
内科 整形外科	胸部X線（➡ P.72）、ESR（➡ P.84）、リウマトイド因子（➡ P.198）、抗CCP抗体（➡ P.201）、C反応性たんぱく（➡ P.102）、関節X線、関節液	関節リウマチ
内科	ESR（➡ P.84）、C反応性たんぱく（➡ P.102）、抗核抗体（➡ P.204）、尿沈渣（➡ P.110）、補体（➡ P.266）	全身性エリテマトーデス
内科	超音波（➡ P.120）、シンチグラフィー（➡ P.228）、甲状腺ホルモン（➡ P.184）、甲状腺刺激ホルモン（➡ P.186）、組織検査（➡ P.248）	甲状腺機能亢進症

自覚症状 リンパ節のはれ

＊ ASO：抗ストレプトリジン-O ／ ESR：赤血球沈降速度

出血傾向

出血傾向とは、出血しやすく止血しにくい状態のこと。打撲などの覚えがないのに紫斑が現れたり、出血がなかなか止まらなかったりしたら要注意です。

おもな症状			おもな検査		おもな病気
出血傾向	血小板の異常	貧血症状	貧血検査	網状赤血球（→ P.150）、骨髄穿刺	再生不良性貧血
		リンパ節のはれなど		白血球分画（→ P.86）、骨髄穿刺	急性白血病
		紫斑、月経過多など	血小板数（→ P.37）、出血時間（→ P.180）、プロトロンビン時間（→ P.181）、活性化部分トロンボプラスチン時間（→ P.182）、フィブリノーゲン（→ P.183）、トロンボテスト（→ P.262）、フィブリン分解産物（→ P.263）、ヘパプラスチンテスト（→ P.265）		血小板無力症
		紫斑、点状出血、口腔内出血、性器出血など		白血球数（→ P.36）、白血球分画（→ P.86）	特発性血小板減少性紫斑病
	凝固因子の異常	関節内・筋肉内出血、血尿など			血友病（小児）
		紫斑、嘔吐、吐血、顔面蒼白、けいれんなど		CT（→ P.122）、PIVKA-Ⅱ（→ P.130）	新生児ビタミンK欠乏性貧血
	血管の異常	下肢の紫斑・関節痛、嘔吐、血尿、血便など		超音波（→ P.120）	血管性紫斑病（幼児・児童）
		紫斑、体重減少、倦怠感、血尿、血便、鈍痛など			壊血病（成人）
		血尿、血便、呼吸困難など			播種性血管内凝固症候群

＊貧血症状：動悸、息切れ、めまい、疲労感、倦怠感など
＊貧血検査：赤血球数、ヘモグロビン量、ヘマトクリット、白血球数など
＊診療科はすべて内科。乳幼児・児童は小児科でもよい

さくいん

あ

- アイソザイム ……… 96,99,100,155,167
- 悪性関節リウマチ ……… 200
- 悪性腫瘍 ……… 170,175,216,232, 237,248,263
- 悪性貧血 ……… 205
- 悪玉コレステロール ……… 40
- アジソン病 ……… 39,178,269
- アシドーシス ……… 153,193
- アセチルコリンエステラーゼ[AChE] ……… 170
- アセトン体 ……… 194
- アディポサイトカイン ……… 45
- アトピー性皮膚炎 ……… 197,202
- アドレナリン ……… 46,258
- アナフィラキシーショック ……… 197
- アプノモニター ……… 254
- アミノインデックス(AICS) ……… 17
- アミラーゼ ……… 94,131
- アミラーゼアイソザイム ……… 96
- アルカリ尿 ……… 193
- アルカリフォスファターゼ[ALP] ……… 100
- アルカローシス ……… 153,193
- アルコール性肝炎 ……… 53,54
- アルドステロン ……… 269
- アルドステロン症 ……… 91,178
- アルブミン ……… 58,88
- アルブミン／グロブリン比(A／G比) ……… 89
- アレルギー性鼻炎 ……… 197
- アレルゲン ……… 197,202
- アレルゲン特異的IgE[RAST] ……… 196,202
- アンギオグラフィー ……… 230
- アンギオテンシン ……… 269
- 安静時心電図検査 ……… 78,250,252
- アンモニア[NH₃] ……… 62,171
- 胃潰瘍 ……… 71,75,117,172,222,223
- 胃がん ……… 71,74,117,172

- 萎縮性胃炎 ……… 172
- 異常インスリン血症 ……… 190,191
- 1型糖尿病 ……… 47,162,163,190,191
- 1秒率 ……… 132
- 逸脱酵素 ……… 98
- 1,5アンヒドログルシトーン(1.5AG) ……… 160
- イヌリンクリアランス[Cin] ……… 256
- インスリノーマ ……… 47,49
- インスリン ……… 46,190
- インスリンの分泌状態 ……… 191
- インスリンの役割 ……… 191
- インターフェロン ……… 107,221,227
- 咽頭がん ……… 135
- インドシアニン・グリーン[ICG] ……… 164
- インフルエンザ迅速検査 ……… 212
- ウイルスの遺伝子[RNA] ……… 220
- ウイルスマーカー ……… 104
- ウェスタン・ブロット法 ……… 217
- ウェゲナー肉芽腫 ……… 206
- 腕・脚脂肪率 ……… 136
- エイズ[AIDS] ……… 216
- エイズ指標疾患 ……… 217
- エラスターゼ1 ……… 131,167
- エルゴメーター法 ……… 250
- 塩基余剰[BE] ……… 152
- 炎症性疾患 ……… 86
- オージオメーター ……… 31
- 黄体形成ホルモン[LH] ……… 256,262,267
- 黄体刺激ホルモン ……… 265
- 黄体ホルモン(プロゲステロン) ……… 257
- 黄疸 ……… 57,219
- 横紋筋融解症 ……… 154

か

- 外陰がん ……… 145
- 潰瘍性大腸炎 ……… 71,115,119
- 過換気症候群 ……… 153
- 核医学検査 ……… 228
- 核酸増幅 ……… 217,226
- 核酸増幅法 ……… 217,226

- 拡大内視鏡 ……… 116
- 喀痰結核菌PCR ……… 224,226
- 喀痰抗酸菌 ……… 224
- 喀痰抗酸菌塗抹 ……… 224,226
- 喀痰抗酸菌培養 ……… 224,225,226
- 喀痰細胞診 ……… 73,134
- 拡張期血圧(最低血圧) ……… 28
- 角膜接触法・非接触法 ……… 138
- 芽球 ……… 86
- 下垂体機能亢進症 ……… 67
- 下垂体前葉 ……… 256
- 下垂体の機能異常 ……… 184,265
- ガストリン ……… 257
- 画像強調内視鏡 ……… 116
- 仮想大腸内視鏡 ……… 71
- 家族性高LDLコレステロール血症 ……… 41
- 家族性高コレステロール血症 ……… 38
- 家族性CETP欠損症 ……… 42
- 褐色細胞腫 ……… 194
- 活性化部分トロンボプラスチン時間[APTT] ……… 182
- カテーテル ……… 253
- カテコールアミン[CA] ……… 258,259
- 下部消化管X線(注腸) ……… 114
- 下部消化管内視鏡(大腸鏡) ……… 118
- カプセル内視鏡 ……… 119
- 花粉症 ……… 197
- カラードップラー法 ……… 127
- カルシウム・イオン ……… 93
- カルジオリピン ……… 208
- がん ……… 120,124,128,176,237
- 眼圧 ……… 138
- 肝炎 ……… 54,164,182
- 寛解 ……… 199
- 換気(ガス交換) ……… 132
- がん検診の検査項目 ……… 17
- 肝硬変 ……… 37,39,54,57,63,94, 104,107,112,120,164,169,170,171, 174,179,181,182,183,198,220,239
- 肝疾患 ……… 52,89,97,98,112,268
- 環状シトルリン化ペプチド[CCP] ……… 201
- 肝生検 ……… 164
- 肝性昏睡 ……… 171,243

311

か

間接型ビリルビン[I-Bil] — 56
関節鏡 — 241
間接撮影 — 72
関節リウマチ — 102,198,200,201,204
感染症 — 36,86,183
感染性胃腸炎 — 215
感染性腸炎 — 71
肝臓がん — 63,104,107,164,183,220,239
肝臓の異常 — 56,62,98
肝臓の解毒作用低下 — 171
眼底鏡(眼底カメラ) — 140
眼底検査 — 139,140
眼底出血 — 140
冠動脈狭窄 — 231
冠動脈血管造影 — 79,231,251
がんドック — 16
ガントリー — 125
柑皮症 — 57
寒冷凝集反応[CA] — 211
キースワグナー分類[KW] — 140,141
気管支鏡[BF] — 238
気管支ぜんそく — 133,197
気胸 — 73
基準値(基準範囲) — 18
寄生虫/寄生虫卵 — 195
基礎代謝量 — 136,258
逆行性腎盂造影[RP] — 233
キャリア — 218
急性肝炎 — 112,170,181,219,220
急性骨髄性白血病 — 176
急性腎炎 — 59,61,68
急性膵炎 — 93,166,169
急性相反応物質 — 102
急性白血病 — 36,151,180
急性溶血 — 36
吸入性アレルゲン — 197
狭窄 — 75
狭心症 — 43,231,250,252,261
強皮症 — 201,204,206
胸部X線 — 72,134,227,251

虚血性疾患 — 45,88,143
虚血性心疾患 — 252
巨赤芽球 — 151
巨赤芽球性貧血(悪性貧血) — 32,151
筋萎縮性側索硬化症 — 242
近位尿細管 — 256,257
筋ジストロフィー — 52,154,206
筋電図[EMG] — 242
筋肉疾患 — 60,154
筋肉のエネルギー代謝 — 154
空腹時血糖[BG/BS] — 46,156
空腹時血糖検査の判定基準 — 46
クォンティフェロン[QFT] — 227
クスコ鏡診(クスコ診) — 146
クッシング症候群 — 90,91,190,191
屈折異常 — 30
くも膜下出血 — 230,249
クラミジア感染症 — 214
クラミジア抗原・抗体 — 214
クラミジア・トラコマティス — 214
グリコアルブミン — 158,161
グリコヘモグロビン[HbA1c] — 48,158,161
グルカゴノーマ(グルカゴン産生腫瘍) — 194,259
グルカゴン — 46,259
グルタミン酸脱炭酸酵素[GAD] — 162
クレアチニンクリアランス — 61,256
クレアチンキナーゼ[CK/CPK] — 154
クレアチンキナーゼ・アイソザイム — 155
クレチン病 — 184,186
クロブリン — 58,84,88
経口感染 — 215,219
経口ブドウ糖負荷試験[OGTT/GTT] — 46,156,190
経静脈性胆道造影[DIC] — 234
経頭蓋超音波ドップラー[TCD] — 259
頸動脈超音波 — 126
頸動脈の動脈硬化 — 126

経皮経肝胆管造影[PTC] — 234
経皮的冠動脈拡張法 — 231
経皮的冠動脈血栓溶解法 — 231
劇症肝炎 — 56,63,170,171,181
血圧 — 28
血液ガス分析[BGA] — 152
血液型 — 244
血液凝固 — 182,183,261,262,264,266
血液清掃率(ろ過率) — 61
血液尿素窒素 — 61,62
結核 — 84
結核菌 — 224,226
血管造影(アンギオグラフィー) — 230
月経異常 — 268
血小板 — 180
血小板数[Plt] — 37,86
血小板増多症 — 37
血清 — 214,218
血清亜鉛[Zn] — 179
血清アミラーゼ[AMY] — 94
血清エラスターゼ — 166
血清カリウム[K] — 91
血清カルシウム[Ca] — 93
血清クレアチニン[Cr/CRTNN] — 60,63
血清クロール[Cl] — 92
血清総たんぱく[TP] — 58
血清たんぱく分画 — 88
血清鉄[Fe] — 174
血清銅[Cu] — 259
血清トリプシン — 169
血清ナトリウム[Na] — 90
血清フェリチン — 176
血清マグネシウム[Mg] — 178
血清無機リン[IP] — 177
血清リパーゼ — 168
血清リン[P] — 177
結石 — 50,120,233
血栓 — 183,261,264
血中カルシウム濃度 — 264
血沈 — 84
血糖コントロールの状態 — 158,160
血尿 — 68,233

請 求 書

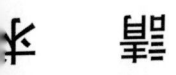

〒989-6105
宮城県大崎市古川檜沢3-7-28

(お客様コード) 909464

大和 かつこ 様

| 請求No | 1164094 | (請求日) | 2020年07月28日 |

※出荷日に*印が付いている商品は出荷予定日となります。

請求金額	消費税	値引	運賃	セル・ケール
1,000	08	0	0	0

| コード | 商品名 |

受注番号：11648428　出荷日：20/07/28　お届け先：大和

アルカリホスファターゼ ALT (106/↓22 基準

P100に 黒が腺？ ↓28バイ

フィブリノゲン Fib (170/410

P1832 700 夏怖る ち16H

(TSH) (0.35/4.94

30.00H

血便	70,288
けつゆうびょう 血友病	182
ケトン体	194
肩関節の損傷	241
健康診断の判定区分	18
検体	215
顕微鏡的血尿	68
原発性異型肺炎	210,211
原発性骨粗鬆症	246
原発性胆汁性肝硬変	38,207
原発性低コレステロール血症	38
抗IA-2抗体	162
抗RNP抗体	205
高アミラーゼ血症	95
抗胃壁細胞抗体	205
高インスリン血症	49
高HDLコレステロール血症	42
高LDLコレステロール血症	41
抗SS-A抗体／抗SS-B抗体	205
抗Sm抗体	205
抗Scl-70抗体	206
好塩基球	86,87
口蓋垂肥大	255
抗核抗体[ANA]	204,205
高カリウム血症	91
高カルシウム血症	93
抗加齢ドック	16
高眼圧症	138
交感神経抑制作用	173
高感度CRP	103
後期高齢者健康診査	15
口腔がん	135
高クロール血症	92
高血圧症	28,269
高血圧性変化[SH]	141
高血圧の判定基準	29
抗原	202
抗原検査	216,223
抗原抗体反応	267
膠原病	175,204
抗好中球細胞質抗体[ANCA]	206
好酸球	86,87
抗サイログロブリン抗体[TgAb]	189

抗CCP抗体	198,200,201
抗GAD抗体	162
抗Jo-1抗体	206
高色素性	82
甲状腺機能亢進症	39,45,67, 156,159,161,170,178,184,187
甲状腺機能低下症	38,41,159,161,185
甲状腺刺激ホルモン[TSH]	186
甲状腺刺激ホルモン放出ホルモン[TRH]	186
甲状腺ペルオキシダーゼ(TPO)	188
甲状腺ホルモン[T3／T4]	184
甲状腺ホルモンの分泌異常	184
抗ストレプトリジン-O[ASO]	260
抗セントロメア抗体[ACA]	206
拘束性呼吸障害	132
拘束性肺疾患	193
抗体価検査	211
抗体検査	216,223
高たんぱく血症	59
好中球	86,87
高中性脂肪血症	44
抗TSH受容体抗体[TRAb／TSAb]	187
抗TPO抗体	188
後天性免疫不全症候群	216
高度亢進	85
高度CRP	103
高尿酸血症	50
抗皮膚抗体	206
高ビリルビン血症	161
抗平滑筋抗体	207
抗ペルオキシダーゼ検査	189
抗ミトコンドリア抗体[AMA]	207
抗利尿ホルモン[ADH]	260
股関節の損傷	241
呼気テスト	223
国際標準化比(INR値)	181
50gブドウ糖チャレンジテスト	156

骨髄	36,150
骨髄の機能異常	37
骨髄の造血能力の異常	150
骨粗鬆症	137,246
骨軟化症	100
骨密度[BMD]	246
骨量検査／骨塩量検査	246
コリンエステラーゼ[ChE]	170
混合性呼吸障害	132
混合組織病	205
コンピュータ断層撮影[CT]	72,122

さ

サイクロトロン	236
再生不良性貧血	32,34,36, 151,174
細動脈硬化	127
細胞診／組織検査	75,77,248
サイロキシン[T4]	184
サラセミア	151
サルコイドーシス	238
酸塩基平衡	92,193
酸塩基平衡の状態	153
酸性尿	193
酸性フォスファターゼ[ACP]	260
酸素分圧[PaO$_2$]	152
酸素飽和度[SaO$_2$]	152
ジアスターゼ	94
シェーグレン症候群	204,205
耳下腺炎	31
磁気共鳴血管造影[MRA]	125
磁気共鳴断層撮影[MRI]	124
色素排泄試験	164
子宮筋腫	120
子宮頸管炎	146,214
子宮頸がん	144,145,146
子宮頸がん細胞診	144,147
子宮疾患	239
子宮体がん	146
糸球体腎炎	61
糸球体ろ過量[GFR]	256
止血作用	37,183,263

313

さ

- 耳垢塞栓 — 31
- 自己抗体 — 188,198
- 自己免疫疾患 — 198,204,208
- 自己免疫性溶血性貧血 — 211
- 脂質異常症 — 38,41
- 持続皮下インスリン注入[CSII] — 191
- 持続陽圧呼吸療法[CPAP] — 255
- 実質肺疾患 — 193
- 膝関節の損傷 — 241
- 脂肪肝 — 44,53,55,164
- 脂肪分解酵素 — 168
- 視野検査 — 139
- 収縮期血圧(最高血圧) — 28
- 重炭酸イオン濃度[HCO₃⁻] — 152
- 十二指腸潰瘍 — 71,74,117,172,222,223
- 12誘導心電図 — 78
- 粥状硬化 — 127
- 出血時間 — 180
- 出血による貧血 — 83
- 出血斑 — 37
- 腫瘍 — 233
- 腫瘍マーカー — 73,123,128,260
- 消化管出血 — 71
- 症候性腎性糖尿 — 67
- 症候性貧血 — 175
- 上部消化管X線造影(胃透視) — 74,172
- 上部消化管内視鏡(胃カメラ/GIF) — 75,116,342
- 静脈性(排泄性)腎盂造影[INP] — 233
- 食道がん — 74,117
- 食道静脈瘤 — 117
- 食物性アレルゲン — 197
- 除脂肪量 — 136
- 自律神経機能異常 — 258
- 視力 — 30
- 腎盂腎炎 — 60,84,179,193
- 腎盂造影 — 233
- 腎機能障害 — 60,62,108,142,193,256,263,266

- 心筋血流SPECT — 235
- 心筋梗塞 — 37,43,52,103,127,154,183,231,235,261,267
- 心筋症 — 173
- 針筋電図検査 — 242
- 心筋トロポニンT[TnT] — 261
- 心筋マーカー — 261
- シングルアレルゲン検査 — 196
- 神経伝達速度検査 — 242
- 心血管障害 — 142
- 進行性筋ジストロフィー — 242
- 人工透析 — 165
- 人工ペースメーカー — 253
- 腎疾患 — 65,89,91,111,263
- 心室性期外収縮 — 79
- 真性赤血球増多症 — 33
- 腎性糖尿 — 67
- 腎性尿崩症 — 260
- 腎臓がん — 68,233
- 腎臓結石 — 233
- 心臓ドック — 16
- 靭帯損傷 — 241
- 診断未確定関節炎 — 201
- シンチグラフィー — 228,235,236,251
- 心電図(安静時/ECG) — 78
- 浸透圧の異常 — 92
- 腎尿細管疾患 — 91,92
- 心肥大 — 73
- 心不全 — 61,173
- 腎不全 — 61,63,91,92,109,177,178
- 心房細動 — 78
- 髄液(脳脊髄液) — 249
- 膵炎 — 94,97,168,190,191
- 推算糸球体ろ過量(eGFR) — 165
- 膵腎炎 — 233
- 膵線維症 — 168
- 水素イオン濃度[pH] — 152,193
- 膵臓がん — 94,167,168,169,234
- 膵臓の異常 — 46,48
- 膵臓の病気 — 94,97,157
- 推定骨量 — 136
- 膵嚢胞 — 94
- 水疱性類天疱瘡 — 207

- 髄膜炎 — 249
- 睡眠時無呼吸症候群[SAS] — 254
- スクラッチテスト — 203
- スクリーニング検査 — 12,121
- スティッフマン症候群 — 162
- 生活習慣病 — 12
- 正球性正色素性 — 83
- 生検 — 117,119,240
- 性行為による感染 — 216
- 正色素性 — 82
- 正常眼圧緑内障 — 138,139
- 成人健診 — 14
- 成人T細胞白血病 — 218
- 性腺機能不全 — 268
- 精巣上体炎 — 214
- 成長ホルモン[GH] — 261
- 脊髄疾患 — 124
- 赤沈 — 84
- 赤血球恒数[MCV/MCH/MCHC] — 35,82
- 赤血球指数 — 82
- 赤血球数[RBC] — 32,34,82
- 赤血球増多症 — 33,34,35,85,179
- 赤血球沈降速度[ESR] — 84,86
- 赤血球の産生亢進 — 150
- 赤血球の産生低下 — 150
- セロトニン — 37
- 線維素原 — 181
- 穿刺吸引細胞診 — 189
- 全身性エリテマトーデス — 155,201,204,205,206,207
- 善玉コレステロール — 42
- 前立腺がん — 240,260
- 前立腺肥大症 — 192
- 造影剤 — 74,114,230,232,233
- 造影CT — 122
- 臓器出血 — 33
- 臓器腫瘍 — 122
- 総コレステロール[TC] — 38
- 総鉄結合能[TIBC] — 174
- 総ビリルビン[T-Bil] — 56,112
- 足関節上腕血圧比[ABI] — 143
- 続発性赤血球増多症 — 33
- 続発性貧血(二次性貧血) — 32
- 組織・細胞診 — 117,119

ゾリンジャー・エリソン症候群
　　　　　　　　　　　　　258

た

体格指数[BMI] 　　　　　　26
体質性黄疸 　　　　　　　　57
体脂肪率 　　　　　　　　 136
大腸がん 　　　　　70,115,119
大腸憩室 　　　　　　　115,119
大腸CT検査 　　　　　　　119
大腸ポリープ 　　　　　　115,119
大動脈解離 　　　　　　　 127
大動脈瘤 　　　　　　　120,124
多発性筋炎 　　　　　　 154,206
多発性骨髄腫 　　　　 93,181,211
単一光子放射線型コンピュータ
　　断層撮影[SPECT] 　　　 235
胆管結石 　　　　　　　　 112
単球 　　　　　　　　　 86,87
胆汁色素 　　　　　　　　　56
胆汁性肝硬変 　　　　　　　42
単純性びまん性甲状腺腫 　　189
胆道の異常 　　　　　　 56,112
胆道閉塞 　　　　　　　　 112
胆嚢がん 　　　　　　　　 244
たんぱく尿 　　　　　　　　64
たんぱく質分解酵素 　　　　169
腟拡大鏡（コルポスコープ）
　　　　　　　　　　　144,146
腟がん 　　　　　　　　145,146
腟鏡 　　　　　　　　　　 146
腟鏡診／腟拡大鏡診 　　　　146
チモール混濁反応[TTT] 　　 261
中枢性尿崩症 　　　　　　 260
中性脂肪[TG／トリグリセライド]
　　　　　　　　　　　　　 44
中膜石灰化硬化 　　　　　 127
超音波検査 　　　　　　　 189
超音波内視鏡 　　　　　　 116
超音波法 　　　　　　　　 247
聴・脳神経腫瘍 　　　　　　31
聴力 　　　　　　　　　　　31
直接型ビリルビン[D-Bil] 　　56
直接撮影 　　　　　　　　　72

直腸がん 　　　　　　　115,119
著明亢進 　　　　　　　　　85
痛風 　　　　　　　　　　　50
低カリウム血症 　　　　　　91
低カルシウム血症 　　　　　93
低眼圧性黄斑症 　　　　　 139
低クロール血症 　　　　　　92
低血圧 　　　　　　　　　　28
低色素性 　　　　　　　　　82
定性検査 　　　　　　 64,66,102
低たんぱく血症 　　　　59,159,171
低たんぱく・高カロリー・減塩
　　　　　　　　　　　　61,65
低尿酸血症 　　　　　　　　50
低リポたんぱく血症 　　　　38
定量検査 　　　　　　64,66,102
テストステロン 　　　　　 261,267
鉄芽球性貧血 　　　　　　 151
鉄欠乏性貧血 　　　　32,34,35,57,
　　　　　　　　　　 83,174,176
鉄貯蔵たんぱく 　　　　　 176
テロメラーゼ 　　　　　　 131
電解質 　　　　　　　　　　91
てんかん 　　　　　　　　 243
電子スパイロメーター 　　 132
ドーパミン 　　　　　　　 258
糖化たんぱく 　　　　　　 158
洞結節（洞房結節） 　　　　78
糖原病 　　　　　　　　　 194
糖代謝異常 　　　　　46,237,259
糖たんぱく分解酵素 　　　 256
糖尿病 　　　38,46,49,66,90,108,140,
　　　　156,159,161,190,191,192,194
糖尿病性神経障害 　　　　 157
糖尿病性腎症 　　　　　 65,157
糖尿病性網膜症 　　　　 140,157
糖尿病の三大合併症 　　　 157
糖尿病予備群 　　　　　 47,67
東浜株 　　　　　　　　　 213
頭部血管造影 　　　　　　 230
動脈血酸素分圧較差[AaDO$_2$]
　　　　　　　　　　　　　152
動脈硬化 　　　　　38,40,42,45,
　　　　　　　　 126,140,142,143
動脈硬化性変化[SS] 　　　 141

動脈の石灰化 　　　　　　 143
特定健康診査（特定健診） 　14
特発性血小板減少性紫斑病
　　　　　　　　　　　 37,180
特発性腎出血 　　　　　　　69
特発性粘液水腫 　　　　　 186
塗抹標本の目算 　　　　　　86
トランスフェリン 　　　　 174
トリヨードサイロニン[T3] 　184
トレッドミル法 　　　　　 250
トレポネーマ・パリドム[TP] 208
トロンビン 　　　　　　　 181
トロンボテスト[TT] 　　 262,266
トロンボプラスチン 　　　 262
貪食作用 　　　　　　　　 206

な

内視鏡での生体検査 　　　 223
内視鏡的逆行性
　　胆道膵管造影[ERCP] 　 244
内視鏡的粘膜切除術 　　　 119
内臓脂肪型肥満 　　　　　　44
軟X線 　　　　　　　　　　 76
軟骨損傷 　　　　　　　　 241
軟骨代謝 　　　　　　　　 200
難聴 　　　　　　　　　　　31
2型糖尿病 　　　　　 47,163,191
肉眼的血尿 　　　　　　　　68
二酸化炭素分圧[PaCO$_2$] 　152
二次検査 　　　　　　　 12,94
二次性高血圧 　　　　　　　29
24時間畜尿 　　　　　　　　61
乳がん 　　　　　　　　　　76
乳がんの自己チェック法 　　77
乳酸脱水素酵素[LDH] 　　　98
乳腺症 　　　　　　　　　　76
乳腺線維腺腫 　　　　　　　76
乳腺超音波 　　　　　　　　76
乳頭腫（パピローマ） 　　 145
乳房X線検査 　　　　　　　76
尿ウロビリノーゲン 　　　 112
尿ケトン体 　　　　　　　 194
尿検査 　　　　　　　　　 191
尿細管 　　　　　　　　255,256

な

尿酸[UA] ― 50
尿潜血 ― 68,110,233
尿素サイクル ― 171
尿素窒素 ― 62
尿たんぱく(U-Pro) ― 64
尿中BTA ― 129
尿中微量アルブミン検査 ― 65
尿中ポリアミン ― 131
尿沈渣 ― 69,109,110
尿糖 ― 66
尿道炎 ― 214
尿道狭窄 ― 240
尿糖試験紙 ― 67
尿の水素イオン濃度[pH] ― 193
尿比重 ― 108
尿ビリルビン ― 57,112
尿pH ― 193
尿閉 ― 192
尿崩症 ― 90,109,192,260
尿量 ― 192,289
尿路悪性腫瘍 ― 192
尿路疾患 ― 111
人間ドック ― 12,16
人間ドックの検査項目 ― 17
妊娠性疱瘡 ― 207
妊娠中毒症 ― 65
妊娠糖尿病 ― 47
妊娠の診断 ― 263
認知症 ― 243
ネフローゼ症候群 ― 59,65,88,90,108,111
脳炎 ― 243,249
脳血管疾患 ― 122,124,140,142,243
脳血流SPECT ― 235
脳梗塞 ― 37,43,127,155,230,235,312
脳出血 ― 41,230,243
脳腫瘍 ― 124,230,235,243
脳性ナトリウム利尿ペプチド[BNP] ― 173
脳動脈血管疾患 ― 143
脳ドック ― 16
脳波[EEG] ― 243

は

脈波伝達速度[PWV] ― 142
ノルアドレナリン ― 258
ノロウイルス ― 215

肺炎 ― 73,84,92
肺がん ― 73,134,238
肺気腫 ― 73
肺機能[PFT] ― 132,262
肺結核 ― 73,224,225,226,227
敗血症 ― 36,192
肺線維症 ― 73,132
梅毒血清反応[STS/TPHA] ― 208
肺年齢 ― 262
白内障 ― 30
橋本病(慢性甲状腺炎) ― 185,186,187,188,189
播種性血管内凝固症候群 ― 37,180,181,182,183,264
バセドウ病 ― 184,185,186,187,188,189
バソプレシン[AVP] ― 260
白血球数[WBC] ― 36
白血球分画(白血球像/血液像) ― 86
パッチテスト ― 203
パパニコロウ分類 ― 135,248
半月板損傷 ― 241
皮下脂肪型肥満 ― 44
非結核性抗酸菌 ― 224
非結核性抗酸菌症 ― 224,225,226
ヒストン ― 205
ビタミンK ― 182
非特異的コリンエステラーゼ[ChE] ― 170
ヒト絨毛性ゴナドトロピン[hCG] ― 263
ヒトT細胞白血病ウイルス[HTLV-1] ― 218
ヒトパピローマウイルス[HPV] ― 145
ヒト免疫不全ウイルス[HIV] ― 216
被曝量 ― 72

皮膚筋炎 ― 206
皮膚テスト ― 202
肥満 ― 38,55
びまん性甲状腺腫 ― 188
肥満度[BMI] ― 26
百日咳菌抗体 ― 213
百日咳菌抗体検査(細菌凝集法) ― 213
百日咳菌抗体精密検査[EIA法] ― 213
病理組織検査 ― 144
日和見感染 ― 218
貧血 ― 32,82,150,174,211,298
フィッシュバーグ濃縮試験 ― 263
フィブリノーゲン ― 84,181,183
フィブリン ― 181
フィブリン分解産物[FDP] ― 261,263
フェリチン ― 131
負荷心電図 ― 78,250
腹腔鏡 ― 239
副甲状腺機能異常 ― 93,177
副甲状腺ホルモン[PTH] ― 264
副腎皮質機能異常 ― 92
副腎皮質刺激ホルモン[ACTH] ― 264
副腎皮質ステロイド外用薬 ― 203
副腎皮質ホルモン ― 264,265
腹部血管造影 ― 232
腹部大動脈瘤 ― 232
腹部超音波(腹部エコー) ― 120
不顕性感染 ― 215
不整脈 ― 78,91,251,252
ブドウ糖 ― 46,66
ブドウ糖代謝異常 ― 194
不妊症 ― 256,268
不飽和鉄結合能[UIBC] ― 174
プランマー病 ― 184,186
フルクトサミン ― 158
プロトロンビン ― 37
プロトロンビン時間[PT] ― 181
ブロムサルファレイン ― 164
プロラクチン[PRL] ― 265
分画 ― 86
ペア血清 ― 210,211,213

平均赤血球ヘモグロビン濃度
　　　[MCHC] ─── 82
平均赤血球ヘモグロビン量
　　　[MCH] ─── 82
平均赤血球容積[MCV] ─── 82
閉塞性黄疸 ─── 38
閉塞性呼吸障害 ─── 132
閉塞性尿路疾患 ─── 63
閉塞性肺疾患 ─── 193
ヘパプラスチンテスト[HPT] ─── 265
ペプシノゲン[PG] ─── 172
ペプシノゲンⅠ[PGⅠ] ─── 172
ペプシノゲンⅡ[PGⅡ] ─── 172
ヘマトクリット[Ht] ─── 34,35,82,150
ヘムたんぱく ─── 56
ヘモグロビン ─── 32,34
ヘモグロビンA1C ─── 48,161
ヘモグロビン量[Hb／血色素量]
　　　　　　　　─── 34,82
ヘリカルCT ─── 122
ヘリコバクター・ピロリ菌
　　　　　　　　─── 117,222,223
ヘリコバクター・ピロリ抗体 ─── 222
ヘルパーT細胞 ─── 216
便潜血反応[OB] ─── 70
膀胱炎 ─── 68
膀胱がん ─── 240
膀胱鏡検査 ─── 69
膀胱尿道鏡(膀胱鏡) ─── 240
放射性同位元素
　　　[ラジオアイソトープ／RI] ─── 228
放射線被曝 ─── 120,229
膨疹 ─── 202
房水 ─── 138
法定健康診断 ─── 14
飽和濃度 ─── 50
ポジトロン ─── 237
補体 ─── 266
骨ドック ─── 16
ポリソムノグラフィー
　　　[終夜睡眠呼吸モニター:PSG]
　　　　　　　　─── 255
ポリメラーゼ連鎖反応[PCR] ─── 226
ホルター心電図 ─── 78,251,252
本態性高血圧 ─── 28

ま

マイクログロブリン[MG] ─── 266
マイコプラズマ抗体価 ─── 210
マイコプラズマ肺炎 ─── 210,211
マルチアレルゲン検査 ─── 196
マルチスライスCT ─── 122
慢性肝炎 ─── 53,54,59,112,220,261
慢性肝疾患 ─── 45
慢性気管支炎 ─── 238
慢性甲状腺炎 ─── 185
慢性骨髄性白血病 ─── 36
慢性腎炎 ─── 61,68,109
慢性腎臓病 ─── 165
慢性腎不全 ─── 93,192
慢性膵炎 ─── 169
慢性閉塞性肺疾患[COPD]
　　　　　　　　─── 132,152,262
マンモグラフィー ─── 72,76
ミオグロビン[Mb] ─── 266
脈波伝達速度(PWV) ─── 142
メタボ健診 ─── 14
メタボリック症候群 ─── 26,45,137
メタボリックシンドローム ─── 14
メタロプロテイナーゼ-3[MMP-3]
　　　　　　　　─── 198,200
免疫活性インスリン[IRI] ─── 190
免疫グロブリン[Ig]
　　　　　　　　─── 196,198,266,267
免疫グロブリンE[IgE] ─── 196
網状赤血球 ─── 150
網膜黄斑変性 ─── 30
網膜剥離 ─── 139,140

や

薬剤感受性検査 ─── 225
薬剤性肝障害 ─── 55
薬物性アレルゲン ─── 197
山口株 ─── 213
有害物質の解毒 ─── 113
遊離サイロキシン[FT₄] ─── 184
遊離トリヨードサイロニン[FT₃]
　　　　　　　　─── 184

溶血性貧血 ─── 32,83,112,
　　　　　　　　150,175,179
溶血性連鎖球菌 ─── 260
幼若赤血球 ─── 150
腰椎穿刺 ─── 249
陽電子放射型コンピュータ
　　　断層撮影[PET] ─── 236

ら

落葉状天疱瘡 ─── 207
ランゲルハンス島A細胞 ─── 259
ランゲルハンス島α細胞 ─── 194
ランゲルハンス島β細胞 ─── 162,190
卵巣疾患 ─── 239
卵巣嚢腫 ─── 120
卵胞刺激ホルモン[FSH] ─── 267
卵胞ホルモン(エストロゲン)
　　　　　　　　─── 267,268
リアルタイムPCR法 ─── 215
リウマトイド因子[RF] ─── 198,200
リポたんぱく ─── 40,42,44
流行性耳下腺炎(おたふくかぜ)
　　　　　　　　─── 94,96
硫酸亜鉛混濁反応[ZTT] ─── 268
良性反復性血尿 ─── 69
緑内障 ─── 30,138,140
リン酸代謝の調整 ─── 264
リンパ球 ─── 86,87
ループスアンチコアグラント[LA] ─── 207
ルポイド肝炎 ─── 207
レニン ─── 269
ロイシンアミノペプチダーゼ[LAP] ─── 269

英字など

A型肝炎 ─── 219
A型肝炎ウイルス(HAV)抗体 ─── 219
AAA ─── 204,205
AaDO₂ ─── 152
ABI ─── 143
ABO式 ─── 244
ACA ─── 206
AChE ─── 170
ACP ─── 260

英字など

ACTH	264
A／G比	89
ADH	260
AFP（α-フェトプロテイン）	129
AGC	144
AIDS	216
AIS	144
ALP	100
ALT(GPT)	52
AMA	207
AMY	94
ANA	204
ANCA	206
APTT	182
ASC-H	144
ASC-US	144
ASO	260
AST(GOT)	52
AST／ALT比	52
AVP	260
B型肝炎	104
B型肝炎ウイルス[HBV]マーカー	104
BCA225	129
BE	152
BF	238
BFP（塩基性フェトプロテイン）	129
BG／BG	46
BGA	152
BJP	129
BMD	246
BMI	26
BNP	173
BSP検査	164
BUN	61,62
C型肝炎	106,220,221
C型肝炎ウイルスグルーピング	221
C型肝炎ウイルス(HCV)抗体	106,220
C型肝炎ウイルスRNA定量（HCV-RNA定量）	220
C反応性たんぱく[CRP]	85,102,200
C-ペプチド活性	190,191
CA	258

Ca	93
CA15-3	129
CA19-9	129
CA50	129
CA54／61[CA546]	129
CA72-4	129
CA125	129
CA130	129
CA602	130
CCP	201
CEA	130
CF法	210
CH$_{50}$	266
ChE	170
Cin	256
CK／CPK	154
CK-BB(CK1)	155
CK-MB(CK2)	155
CK-MM(CK3)	155
CLIA法	189
Cl	92
Class Ⅰ～Ⅴ	248
CSLEX	130
COPD	133,262
CPAP	255
Cr／CRTNN	60
CRP	85,102
CSII	191
CT	122,235
CYFRA21-1	130
Dダイマー	261
D-Bil	56
DIC	234,264
DNP	205
D-pyr	130
DUPAN-2	130
ECG	78
EEG	243
eGFR	165
EMG	242
ERCP	234
ESR	84
FDP	261,263
Fe	174
FGD	237

Fib	183
FSH	267
FT3／FT4	184
FTA-ABS	209
GAD	162
GFR	165
GH	261
GIF	116
Hb	34
HbA1c	48,161
HBc	104
HBc抗原	105
HBc抗体	105
HBe	104
HBe抗原	104
HBe抗体	105
HBs	104
HBs抗原	104
HBV	104
hCG	130,263
HCO$_3^-$	152
HCV-RNA定量	220
HDLコレステロール[HDL-C]	39,42
HIV	216
HPT	265
HPV	144,145
HSIL	144
Ht	34,35
HTLV-1	218
IAP	130
I-Bil	56
ICG	164
ICTP	130
Ig	196,266,267
IgA	267
IgD	267
IgE	196,207
IgG型抗体	219,267
IgG-HBc抗体	105
IgM型抗体	219,267
IgM-HBc抗体	105
INR値	181
INP	233
IP	177
IRI	190

Ivy法	180	
JDS	48	
JSCC標準化対応法	101	
JSCC法	101	
K	91	
KMO-1	130	
KW	140,141	
LA	207	
LAP	269	
LDH	98	
LDLコレステロール[LDL-C]	40	
LE因子	205	
LEテスト	205	
LH	256	
LSIL	144	
Mb	266	
MCH	82	
MCHC	82	
MCV	82	
MD法	247	
MG	266	
Mg	178	
MMP-3	198,200	
MRA	125	
MRI	124	
N-アセチル-β-D-グルコサミニダーゼ[NAG]	256	
Na	90	
NCC-ST-439	130	
NGSP	48	
NH₃	171	
NILM	144	
non-HDLコレステロール	39	
NSE	130	
NT-proBNP	173	
OB	70	
OGTT／GTT	156	
P	177	
P波	79	
PA法	189,210	
PaCO₂	152	
PaO₂	152	
PAP	130	
PET	236	
PET-CT	236	
PFT	132	
PG	172	
PGⅠ／PGⅡ	172	
pH	152	
PTH	177	
PT活性	181	
PIVKA-Ⅱ	130	
Plt	37	
POA	131	
PRL	265	
ProGRP	131	
PSA	131	
PSG	255	
PT	181	
PTC	234	
PTH	264	
PWV	142	
Q波	79	
QFT	227	
R波	79	
RAST	196	
RBC	32	
RF	198	
Rh式	244	
RI検査	228	
RNA	220	
RP	233	
S波	79	
SaO₂	152	
SAS	254	
SCC	144	
SCC抗原	131	
Scott分類	141	
SH	141	
SLX抗原	131	
SPAN-1抗原	131	
SPECT	235	
SS	141	
SSCC法	101	
STN抗原	131	
STS(RPR法)	208	
T細胞型悪性リンパ腫	218	
T3／T4	184	
T波	79	
TC	38	
TCD	259	
TG	44	
TgAb	189	
TIBC	174	
TnT	261	
TP	58,208	
TPA	131	
TPHA	208	
TP抗体検査	208	
TRAb／TSAb	187	
TRH	186	
TSH	186	
TSH受容体	187	
TT	262	
TTT	261	
UA	50	
UIBC	174	
U-Pro	64	
WBC	36	
Zn	179	
ZTT	268	
$\alpha_1 \cdot \alpha_2$-グロブリン	88	
γ-グロブリン	88	
γ-GTP	54	
γ-Sm(γ-セミノプロテイン)	130	
γ線	236	
β_2-m(BMG)	129	
βグロブリン	88	
％肺活量	132	

〈監 修〉
祝田 靖(いわいた やすし)

昭和 61 年、慶應義塾大学医学部卒業。日本鋼管病院副院長、ドック・健診センター長。専門は腎臓内科、透析、糖尿病など、人間ドック診療にも携わっている。
「高血圧や糖尿病などの生活習慣病では、病気とじっくり向き合っていくという心がまえが大切。病気についての理解を深め、焦らず、根気よくつき合っていくのが人生を長続きさせる秘訣。そのためのお手伝いができれば」という考えのもと、診療にあたっている。

編集制作	：株式会社文研ユニオン（間瀬直道）
画像提供	：日本鋼管病院
イラスト	：岡田真一・坂上七瀬
執筆協力	：石内和平
デザインDTP	：HOP BOX
企画・編集	：成美堂出版編集部（駒見宗唯直）

病院で受ける検査と数値がわかる事典
2019年4月20日発行

監 修	祝田 靖（いわいた やすし）
発行者	深見公子
発行所	成美堂出版
	〒162-8445　東京都新宿区新小川町1-7
	電話(03)5206-8151　FAX(03)5206-8159
印 刷	広研印刷株式会社

©SEIBIDO SHUPPAN 2013　PRINTED IN JAPAN
ISBN978-4-415-31436-5

落丁・乱丁などの不良本はお取り替えします
定価はカバーに表示してあります

• 本書および本書の付属物を無断で複写、複製(コピー)、引用することは著作権法上での例外を除き禁じられています。また代行業者等の第三者に依頼してスキャンやデジタル化することは、たとえ個人や家庭内の利用であっても一切認められておりません。